christine kaufmann beauty guide

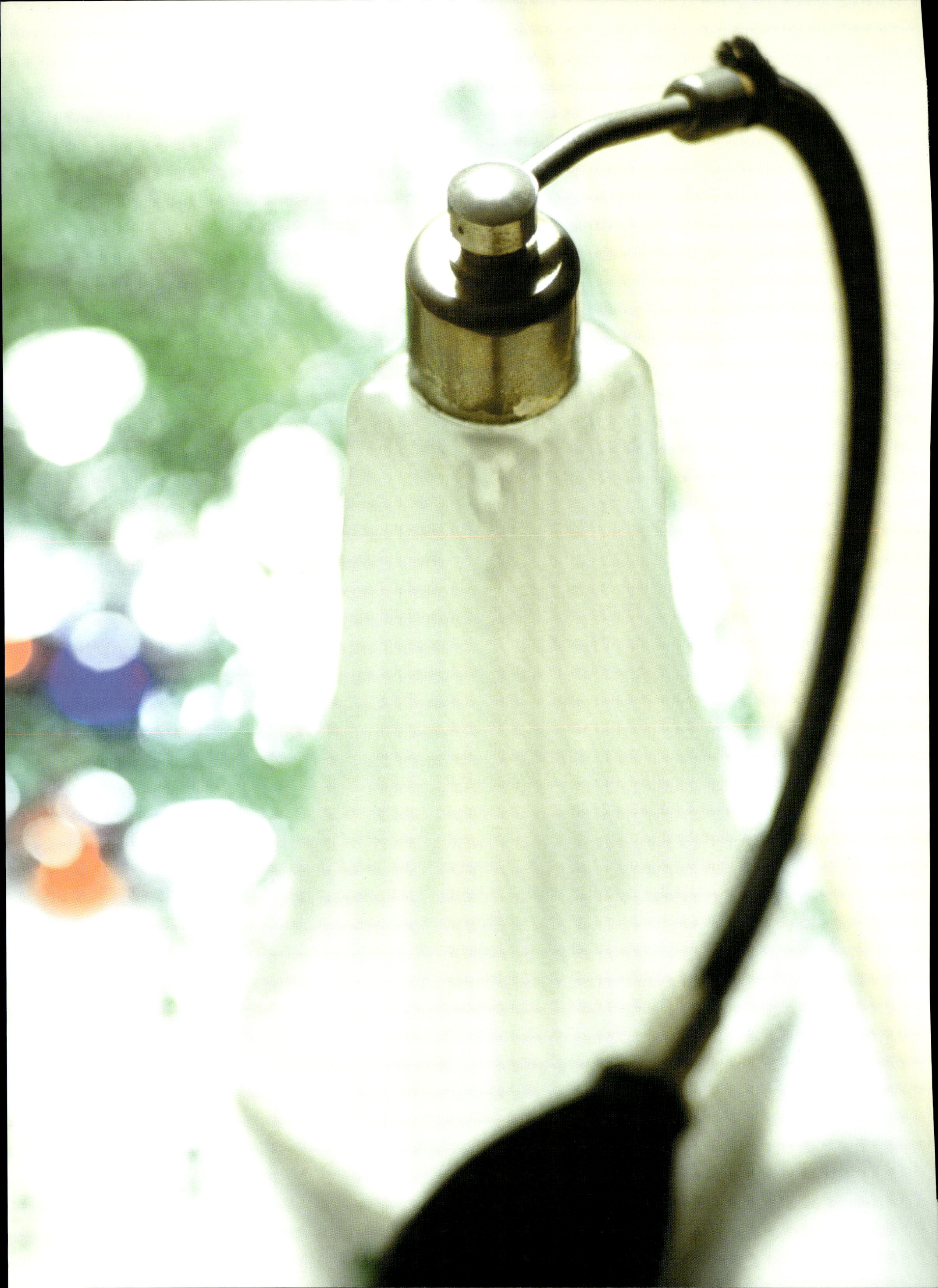

christine
kaufmann

beauty guide

Die Kunst der natürlichen Verjüngung

Marion von Schröder

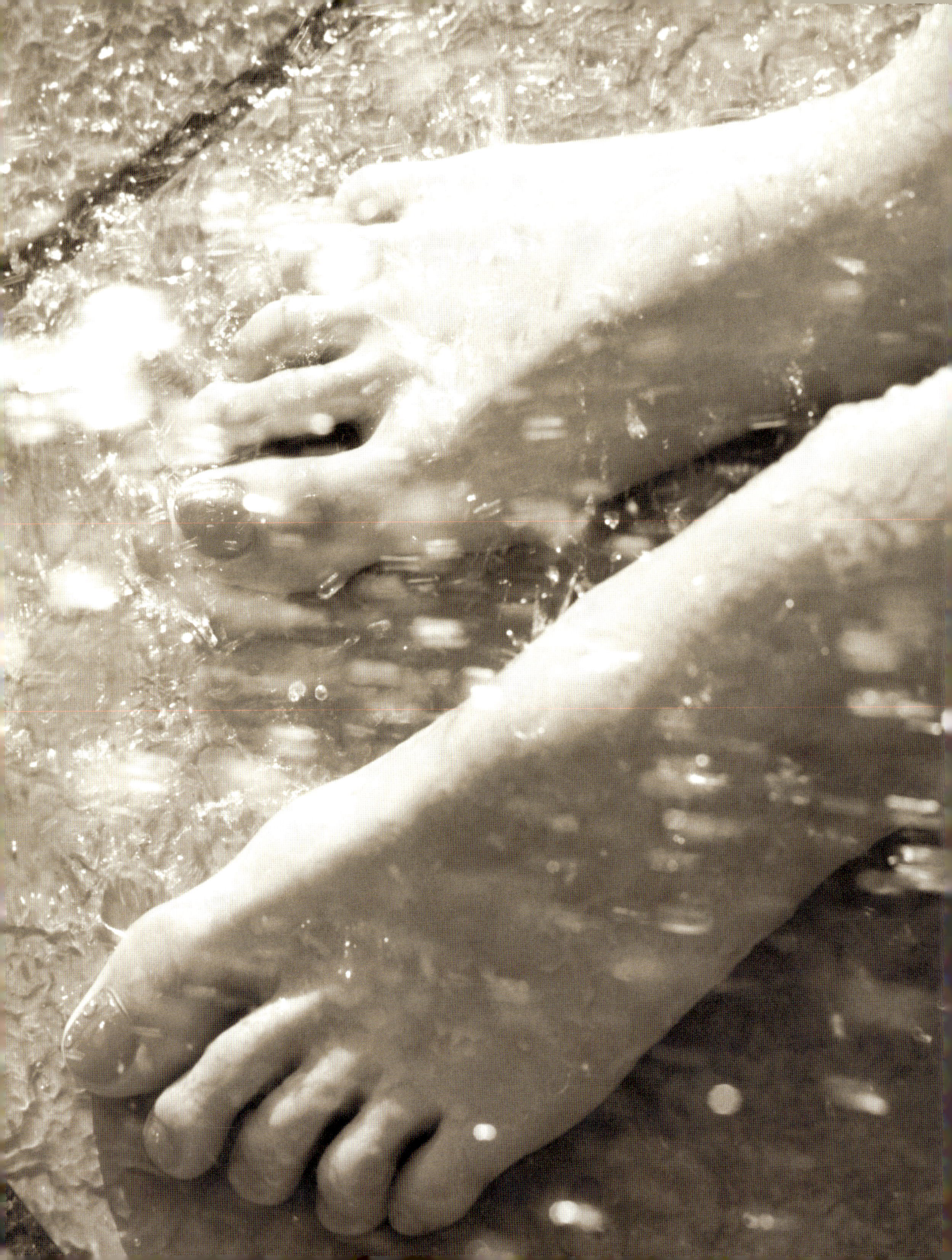

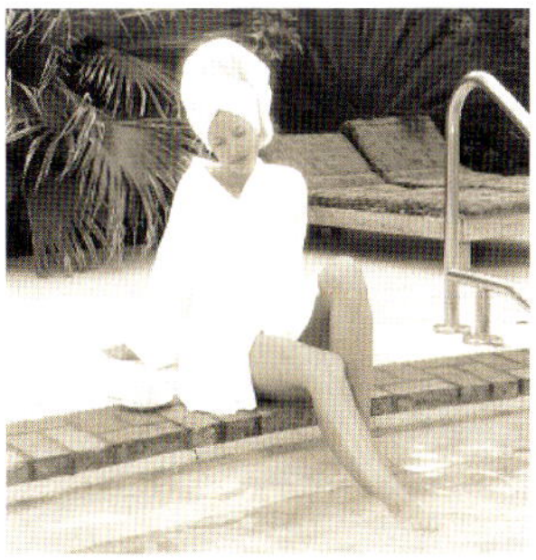

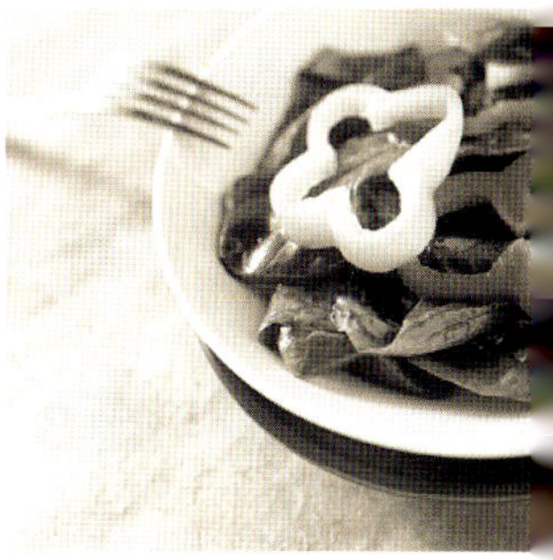

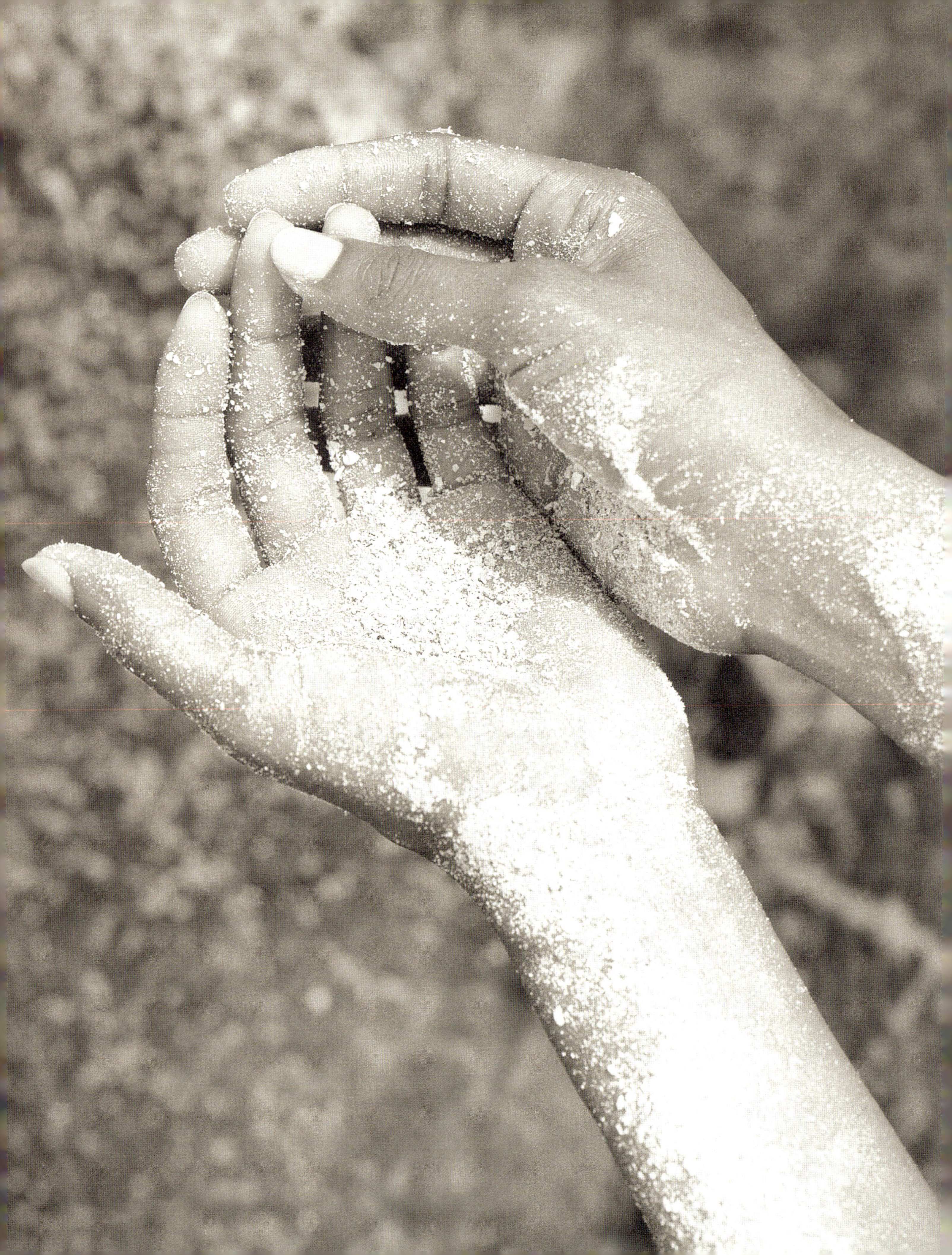

Young again

»Kluge Menschen verstehen es, den Abschied von der Jugend auf mehrere Jahrzehnte zu verteilen.«

FRANCOISE ROSAY

Die immer wieder junge Zelle

Jedes Wesen auf diesem Planeten ist eine biochemische, biophysische Einheit und Teil eines Netzwerkes. Eine Vielfalt bekannter und sicher eine weitaus größere Anzahl unbekannter Einflüsse wirken auf jede dieser Einheiten, auf jeden Organismus ein. Wir werden befruchtet, bestrahlt, belebt, befeuchtet, verwirrt oder ausgedörrt; ganz nüchtern gesehen ist ein Mensch samt Charme, Aussehen und Geruch lediglich das Ergebnis seiner Stoffwechselprozesse.

Stoffwechsel ist der Austausch von Materie und Energie, wobei aus dem einen das andere wird. Dies Wunderwerk bedeutet, dass aus einem weichgekochten Ei Haare und Nägel »gebaut« werden und aus einer Liebesnacht ein ganzes, süsses Baby.

Pflanzen haben es scheinbar leichter als Menschen. Licht, Luft, Wasser und Erde et voilà – schon ist man eine Orchidee oder ein Baobab. Und den Sex, den lassen sie von »windigen« Boten erledigen. Tja, schwerer dagegen hat es der Mensch. Ausgestattet mit einer an sich wunderbaren Phantasie, leidet er auch gern an Wahnvorstellungen, vor allem die ewige Jugend betreffend! Derzeit grassiert die Anti-Aging-Verheißung – sie hat meine Zeitgenossen gepackt wie ein Fieber. Alles, was unter diesem Motto verkauft wird, läuft so gut, dass sich scheinbar kaum jemand Gedanken darüber macht, was es eigentlich bedeutet. »Gegen das Altern« – der Denkansatz ist vermessen und ein wenig töricht. Wer lange leben will, wird altern. Doch es wird vor allem übersehen, dass das »Ensemble« Mensch vielleicht im Lauf der Zeit an Frische verliert, die einzelnen Zellen jedoch, aus denen wir bestehen, vollziehen eine Wiedergeburt nach der anderen, arbeiten fortwährend an der Verjüngung. Daher ist »jung bleiben« unmöglich. Nichts auf der Welt oder, wenn wir schon dabei sind, nichts im Universum bleibt, wie es ist; doch der Mensch besteht, solange er lebt, aus immer wieder jungen Zellen. Warum, fragt sich

Vergegenwärtigen Sie sich allein die Tatsache, dass die meisten Zellen, mit denen das Innere des Mundes ausgekleidet ist, sich nach jeder Mahlzeit reparieren oder erneuern! Weiterhin regeneriert sich innerhalb von 28 Tagen unsere Haut. Die meisten unserer lebenswichtigen Organe erneuern sich bzw. werden praktisch im Dreimonatsrhythmus ersetzt, so auch beispielsweise die Zellwände unserer Gedärme. Der gesunde Mensch thront quasi ahnungslos über einem Heer von Zellsoldaten, die ihm oder ihr eine Wiedergeburt nach der anderen bescheren. Die Zellen sind immer jung – keine je älter als zehn Jahre.

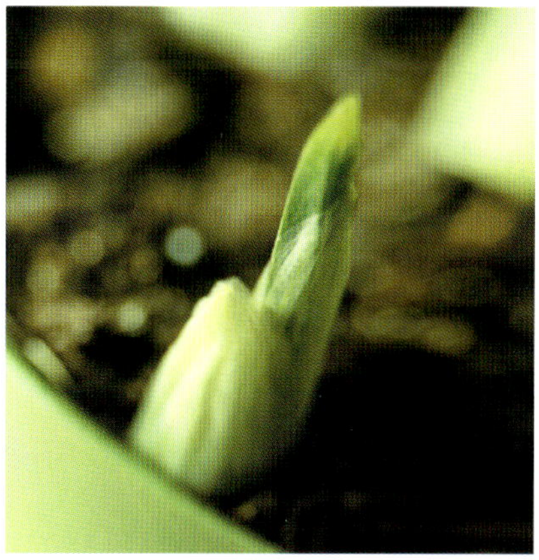

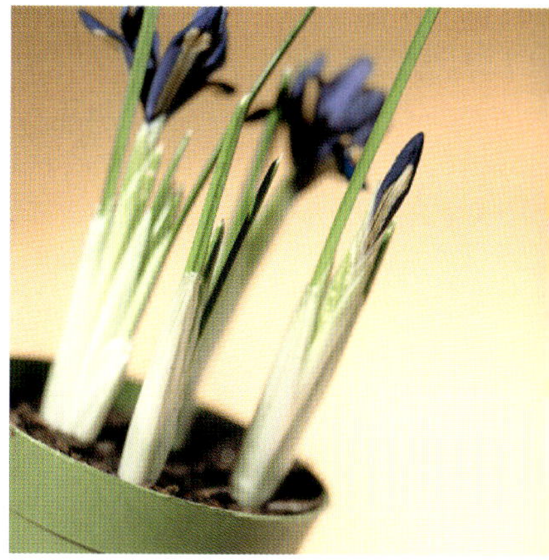

so mancher, sieht man nicht sein Leben lang so frisch und appetitlich aus wie mit zehn Jahren? Eine Vielzahl von Einflüssen hindert die Körperzellen daran, schöne, exakte Kopien der Mutterzellen zu produzieren. Dennoch gelingt es manchen über lange Zeit, verdammt gute Kopien zu bilden. Ein gängiges Kompliment ist: »Sie haben sich ja gar nicht verändert.« Streng genommen müsste es heißen: »Also, Ihre Zellen haben das Original erstaunlich gut kopiert.« Diese Möglichkeit der natürlichen Verjüngung besteht, denn der Körper verjüngt sich ohnehin. Und so wie man Krankheiten heilen kann, lässt sich auch das schlechte Aussehen »heilen«.

Es gilt, günstige Bedingungen für die natürliche Zellregeneration zu schaffen, den nachwachsenden, jungen Zellen gewissermaßen eine gute Hebamme zu sein – und dafür ist Know-how vonnöten. Um es gleich vorab zu sagen, das von mir angesprochene Know-how hat eine lange Tradition. Es gab schon immer Frauen, die sich sinnvoll pflegten, lange bevor es Lifting und Anti-Aging gab.

Eine der Frauen, die ihre legendäre Schönheit über die übliche Zeitspanne hinaus bewahrten, war Diane de Poitier. 1499 geboren, wurde sie mit 37 Jahren die Geliebte des Königs und schaffte es, trotz reichlicher Konkurrenz, bis zu seinem Tod auch seine Favoritin zu bleiben. Zahlreiche Gemälde zeugen von ihrem Know-how. Sie hatte ein interessantes Schönheitsritual (natürlich sagte man ihr Hexerei nach, so wie man heute jeder gut aussehenden älteren Frau Lifting nachsagt). Jeden Morgen ritt sie ganz früh durch die Wälder. Abgesehen von der üblichen Reitkleidung trug sie eine Maske aus schwarzem feinem Leder und Handschuhe aus dem gleichen Material. Die Ausritte waren lang und ausgiebig. Wie gesagt, die Freude an dieser exzessiven Sportlichkeit trug ihr den schlechten Ruf ein. Betrachtet man dieses »Fitnesstraining« im Licht neuester Erkenntnisse, konturiert sich das Bild einer bemerkenswerten Zellpflege (siehe rechte

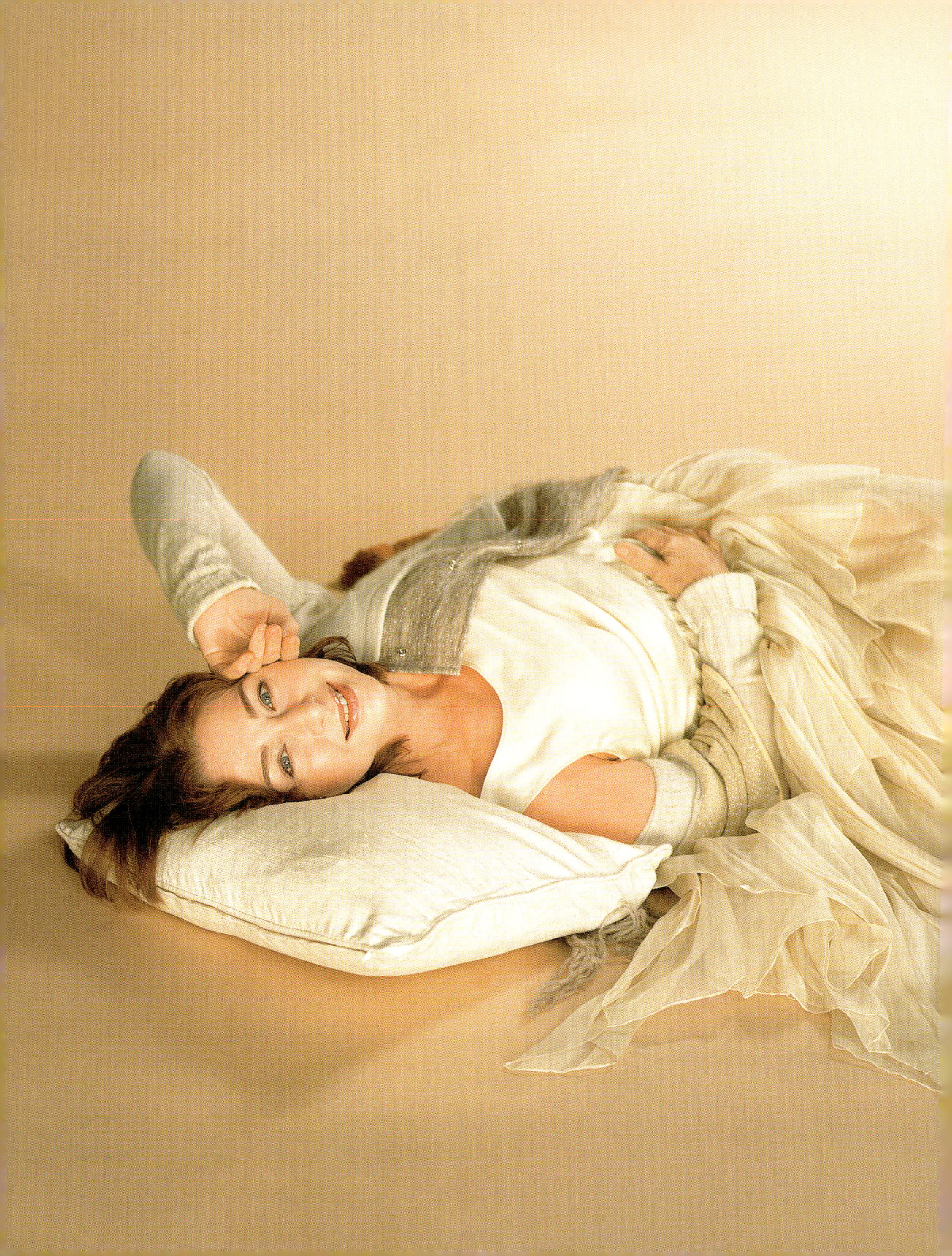

DAS GEHEIME WISSEN DER DIANE DE POITIER

- Körperliche Aktivität in der frischen, gehaltvollen Morgenluft reichert das Blut mit Sauerstoff an, nährt damit auch die Zellen der Haut
- Die schwarze Ledermaske schützt vor Sonnenstrahlen und somit vor freien Radikalen
- Das Schwitzen unter der Maske erhöht die Zellaktivität und fördert die Entgiftung und Entschlackung
- Die Handschuhe wirken feuchtigkeitsbindend, schützen vor der Sonne und somit vor Altersflecken
- Das Reiten strafft nicht nur die äußere Muskulatur, sondern ist auch eine Art Beckenbodentraining, wodurch das Vergnügen an der Sexualität erhöht wird
- Körperliche Aktivität und geistige Konzentration sind wichtig für die geistige Beweglichkeit. Bei Frischluftaktivität erhöht sich der Serotoninspiegel. Serotonin wird auch »Glückshormon« genannt

Spalte). Diane kam sicherlich immer gut gelaunt von ihren Ausritten zurück, und es ist anzunehmen, dass sie und der König viel Spaß miteinander hatten. Könnten wir, wie Diane, die morgendlichen Ausritte zum Teil unseres Regenerationsprogramms machen, so wäre es allerdings nicht das Gleiche. Denn obwohl die Menschheit zu Dianes Zeiten mit vielen Krankheiten, mit Pest und Cholera und mit widrigen hygienischen Bedingungen zu kämpfen hatte, war doch die Qualität des Wassers besser, und die Atmosphäre war noch nicht erfüllt mit der modernen Pest, dem Übermaß an freien Radikalen.

Die Begriffe »freies Radikal«, »freier Radikalfänger« und »Antioxidant« sind heutzutage beliebte Schlagworte beim Verkauf von Pflegemitteln, vom Haarwuchsmittel bis hin zur Enthaarungscreme. Sie gehören zum guten Ton der Gesundheits- und Schönheitspflege. Dabei entsteht ein falscher Eindruck, der jedoch typisch menschlich ist: Es reicht, dieses oder jenes zu schlucken, sich mit diesem oder jenem einzuschmieren, und schon bleiben wir *forever young*! Höchstens ein Tod aus Langeweile oder eine Abwanderung vom Planeten Erde »wegen Überfüllung« liegen in der Zukunft. Doch die Wahrnehmung stimmt nicht. Wir werden nicht ewig jung bleiben, weil wir Antioxidantien entdeckt haben und so den Lebensfluss ändern. Es ist umgekehrt. Der Mensch konnte sich nur entwickeln und fortbestehen, weil die Natur in Pflanzen, Wasser und Luft optimale Bedingungen bot. *Burgersteins Handbuch – Nährstoffe* beschreibt die Wirkung der freien Radikalen wie folgt: »Wenn unsere Zellen Sauerstoff zur Energieproduktion benützen, entsteht eine kleine Anzahl von veränderten Sauerstoffverbindungen als Nebenprodukt, von denen viele freie Radikale enthalten. Freie Radikale sind unvollständige Moleküle, weil sie ein partnerloses freies Elektron enthalten. Die meisten Moleküle sind stabil, weil ihre Elektronen paarweise vorkommen. Freie Radikale sind instabil und reagieren leicht mit benachbarten

Molekülen, indem sie ein Elektron stehlen. Das bestohlene Molekül seinerseits wird dadurch selbst ein freies Radikal und stiehlt beim nächsten Molekül.« Es ist, als würde ein freies Radikal, wie eine attraktive Singleblondine auf Jagd, auf einer Party unter lauter verheirateten Paaren auftreten und sich einen Ehemann schnappen. Die verlassene Ehefrau wird ihrerseits selbst zum Luder und schnappt sich den Nächsten usw., bis das ganze bürgerliche Gebäude einstürzt. Ja und nein, denn es gibt noch einen anderen Aspekt der freien Radikalen: »Unser Immunsystem produziert freie Radikale und gebraucht sie, um Bakterien und Viren zu zerstören. Auch Entzündungen und Reaktionen auf Allergene erhöhen die Produktion von freien Radikalen. Unter diesen Umständen ist es lebenswichtig, den Fluss der freien Radikale zu kontrollieren, um benachbartes, gesundes Gewebe zu schützen.«

Also sind die freien Radikale nicht Feinde, sondern Soldaten im »Körperstaat«, die sich unter gewissen Umständen in Marodeure verwandeln – aus Rittern werden Raubritter. Die freien Radikale werden auch Oxidantien genannt, und ich möchte ein alltägliches Beispiel aus der Küche anbieten, mit dessen Hilfe sich dieser ach so komplizierte Prozess leicht verstehen lässt. Schneiden wir einen Apfel an und lassen ihn an der Luft liegen, so oxidiert er, er wird braun. Beträufeln wir diesen nun nach dem Anschneiden reichlich mit frischem Zitronensaft (Vitamin C, ein potentes Antioxidans), so verzögert sich die Oxidation, also das Braunwerden des Apfels. Es ist einfacher, diesen Prozess unmittelbar zu beobachten, als sich in graue Theorie zu vertiefen.

Grundlage jeder Pflege und der damit verbundenen natürlichen Verjüngung ist es, sich die Reihenfolge dieser Vorgänge einzuprägen. Aus den Zellen konnten sich nur kompliziertere Wesen wie wir entwickeln, weil es in der Natur schon Nahrung gab, die unsere Energieabfälle unschädlich machen konnte. Pflanzen sind voller Antioxidantien. Warum? Weil sie sonst nicht überlebt hätten. Sie bildeten Schutzschilde gegen Sauerstoff und Sonnenlicht. Vor allem in den Samen und Schalen sind viele bekannte und auch unbekannte Antioxidantien. Also werden die freien Radikale, die bei Energieprozessen entstehen (zum Beispiel beim Atmen), von Radikalfängern in Schach gehalten.

Nur wo ein Gleichgewicht herrscht, entsteht Harmonie und Schönheit. Das gilt sowohl für den Menschen als auch für Landschaften. Die negativen Einflüsse auf uns sind allgegenwärtig, und so kann sich schnell ein Gefühl der Ohnmacht einstellen. Doch mit einer Veränderung des Bewusstseins lassen sich die Einflüsse zunächst im Kleinen und dann durchaus auch im Großen verstehen und in der Folge im eigenen Umfeld verändern.

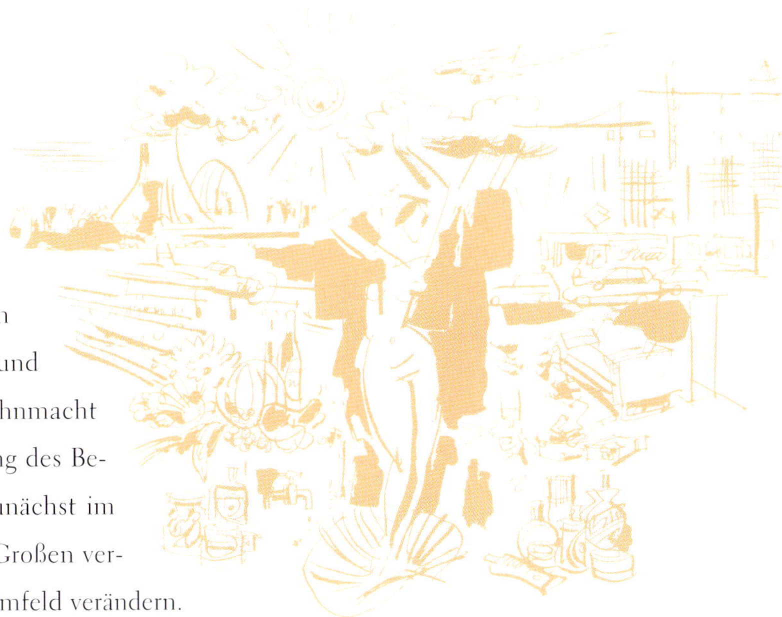

So scheinbar unverrückbare Tatsachen wie die schlechte trockene Luft in den winterlichen Monaten, die Erkältungen, die Einnahme von Antibiotika, das folglich geschwächte Immunsystem und die schwarzen Ringe unter den Augen – all das haben wir tatsächlich in der Hand. Ändern wir einfach die Voraussetzungen: Drehen wir die Heizung niedriger und ziehen uns dafür einen warmen Wollpulli und warme Hausschuhe an; lüften wir die Wohnung täglich mehrmals und besprühen wir die Luft mit aromatisiertem Wasser; stellen wir eine Pflanze mit großen Blättern auf – sie verbessert die Luftqualität. Darüber hinaus können wir täglich spazieren gehen, um zu jeder Jahreszeit Sauerstoff in die Zellen zu kriegen. Wir können unser Wasser filtern und beleben und die richtige Menge trinken. Wir können lernen, uns gegen negativen Stress zu wehren. Schließlich liegt es in unserer Macht, unsere Waschrituale einzuhalten, eine optimale Gesichts- und Körperbehandlung für uns zu entwickeln und zusätzlich auf eine intelligente Nahrung nebst gezielter Nahrungsergänzung zu achten. Richten wir einen wöchentlichen SPAtag mit Freundinnen oder Mann ein, schon sorgen wir vorbeugend für die Regeneration der Zellen.

Dieses Buch möchte Ihnen alle Informationen und Kenntnisse für Ihr ganz persönliches *young again*-Programm vermitteln. Nutzen Sie Ihre Möglichkeiten und pflegen Sie Ihren Körper mit Dankbarkeit, Demut und Liebe!

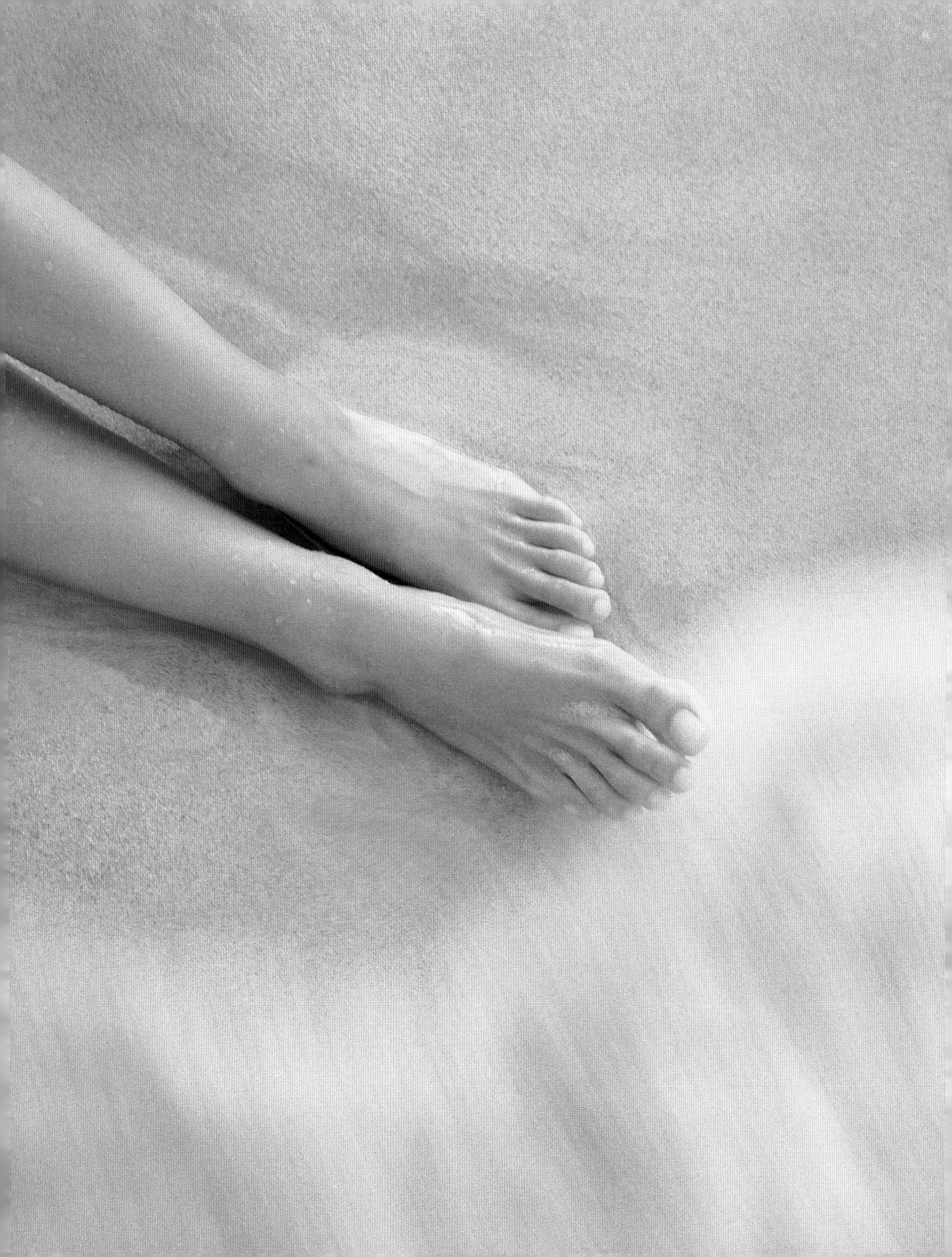

Elementare Pflege

»Wahrscheinlich gibt es eine Menge Dinge, die nicht mit einem heißen Bad zu kurieren sind. Aber ich kenne nicht viele davon.«

SYLVIA PLATH

Luft, Ozon, Sauerstoff

Stephen R. Krauss, der Autor des Buches *Oxygen*, bezeichnet den Sauerstoff als wichtigstes »Nahrungsmittel der Welt«. In der Tat kann jeder Organismus auf Erden wesentlich länger auf Nahrung und Wasser verzichten als auf Luft bzw. Sauerstoff. Auch Yogis, die sich zu unserer Verblüffung tagelang eingraben lassen, haben lediglich gelernt, ihren Sauerstoffbedarf zu senken, doch auch sie können keinesfalls ganz ohne dieses feinstoffliche Element überleben.

Jener Teil der Menschheit, dem es nicht an Geld und Muße fehlt, sich der Anti-Aging-Bewegung anzuschließen, scheint sich dieser offensichtlichen Lebensquelle jedoch kaum bewusst zu sein. Man bemerkt die Luft ja erst, wenn sie weg ist oder schlecht wird. Kurioserweise finden fast alle Geselligkeiten, bei denen man sich mit den Anti-Aging-Effekten »brüstet«, grundsätzlich an Orten statt, wo ein Mangel an guter Luft und ein Übermaß an freien Radikalen herrschen. Rauch, Stress, synthetische Düfte und jede Menge Missgunst schaffen den Rahmen für die meisten Veranstaltungen im Geiste ewiger Jugend. Dennoch fühlen sich ihre Teilnehmer auf Grund des energetischen Austausches lustig und angeregt; doch nach ein paar Jahren ist die Wirkung einer ständigen Sauerstoffunterversorgung und eines Dauerbombardements durch freie Radikale nicht mehr zu übersehen. Die Haut wird grau, entfernt sich immer mehr von der ursprünglichen Gesichtsform, die Stimmung wird immer schlechter, und dann wird das Ganze eines Tages als »normales Altern« bezeichnet.

Die Luft, die wir aus unserer Atmosphäre einatmen, enthält rund 21% Sauerstoff. Die ausgeatmete Luft enthält nur 16%. 5% werden also über die Lunge aufgenommen und über den Körper genutzt. Von diesen 5 % leben alle Zellen unseres Körpers. Sauerstoffmangel zieht den Tod einzelner Zellen oder das Nichtfunktionieren von Organen nach sich. In anderen Worten: Ohne ausreichende Sauerstoffversorgung sind eigentlich alle Arten der Schönheits-, Wellness- und Fitnesspflege für die Katz.

Man könnte auf viele Cremes, Ampullen und andere Anti-Aging-Mittel verzichten, wenn man wie früher Feste im Freien feierte und sich schon während der Feier dank des Sauerstoffs wieder verjüngte. Doch nicht nur Feste bedeuten häufig Sauerstoffmangel und den unkontrollierten Angriff freier Radikale, auch unsere Arbeitsplätze, Einkaufzentren, Transportmittel – all das reduziert unser leichtes »Lebensmittel«. Daher ist eine systematische Behandlung damit, wie Zähneputzen und Haarewaschen, unverzichtbar.

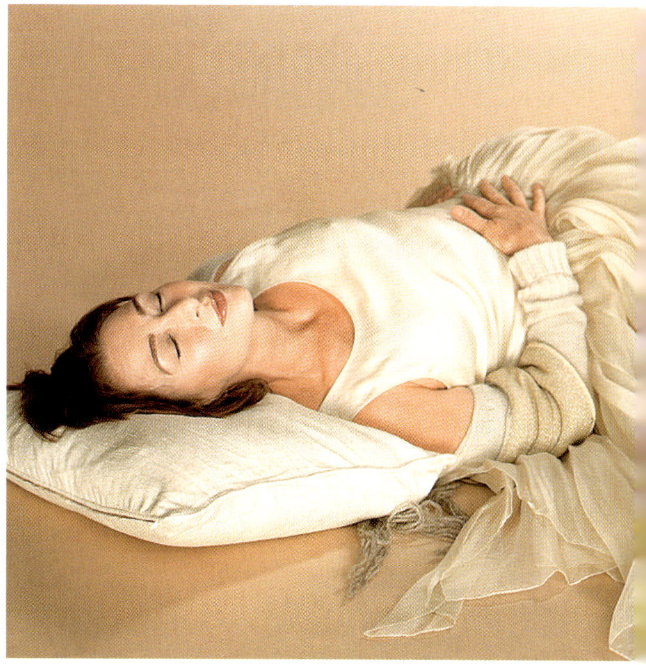

Wie genau aber wirkt das feine Element in unserem Körper und weshalb ist die Pflege damit so ungemein wichtig? Die Autoren Michèle Markus und Alexander Hoffmann beschreiben es in ihrem wunderbaren Buch *Heilen mit Sauerstoff* so: »Kein Stoffwechselvorgang in unserem Körper kann eigentlich ohne Sauerstoff ablaufen. Wachstum, Regeneration (also Erneuerung von Zellen oder Geweben), die zu jedem Zeitpunkt stattfinden; Vorgänge, die die Zellen und damit den ganzen Organismus am Leben halten, jede Zelle, jedes Gewebe, jedes Organ ist auf die Anwesenheit von Sauerstoff für den Ablauf seiner lebenserhaltenden Prozesse angewiesen.«

Wie man sich mit Luft und Sauerstoff pflegt, ist eine Frage der Zeit und des Portemonnaies. Die verschiedenen Therapieformen werden hier detailliert vorgestellt.

Jeden Tag mindestens vierzig Minuten spazieren gehen

Dies ist eine Behandlungsform, die allen vertraut sein dürfte. Dabei empfiehlt es sich jedoch, auf einige Einzelheiten zu achten. Behandeln Sie die Haut vor dem Spaziergang mit einer Vitaminampulle oder mit Creme. Vermeiden Sie Stöckelschuhe, Asphalttreterei und eine Route entlang von befahrenen Straßen. Auch im Sommer sollte man auf solides Schuhwerk mit Fußbett und auf atmungsaktive Kleidung achten. Vor direkter Sonneneinstrahlung sind vor allem die empfindlichen Hautpartien, Gesicht, Dekolleté und Hände zu schützen – Handschuhe und Sonnenschirm eignen sich hierfür optimal. (Man wird zwar zur Zeit noch ausgelacht – nicht so in Asien –, doch auch hier ist der Trend unaufhaltsam. Wer zuletzt lacht, lacht in diesem Fall mit den wenigsten Falten.) Sonnencremes sind meistens nicht ausreichend, denn Studien haben ergeben, dass der

Für den Winter bietet sich eine reizvolle Luftbadvariante an, die mit Vorsicht zu praktizieren ist: *Die Venus im Pelz*. In Europa entstammt sie einer erotischen Phantasie, für die Eskimos ist sie Alltag: nackt unterm Pelz. Es empfiehlt sich, diese winterliche Sauerstofftherapie möglichst im Wald und mit einer wachsamen Begleitperson auszuführen. Bekleidet mit Pelzstiefeln, Handschuhen und einer warmen Mütze, sollte der Körper in Pelz oder einen wattierten Mantel gehüllt sein. Optimal ist es, mindestens zwei Stunden lang zu laufen und im Wechsel den Mantel zu öffnen, *überall* das herrliche kalte Luftbad zu genießen und den Mantel dann zu schließen, bis man wieder aufgewärmt ist. Das Ganzkörper-Luftbad hat eine starke Wirkung. Es bringt den Stoffwechsel und den Kreislauf richtig gut in Schwung. Übrigens hassen Bakterien die Kälte. Zudem sei gesagt, wird auf diese Weise ein langweiliger Spaziergang zu einem aufregenden Gesundheitsritual. In Schweden, wo Nacktsein eine entspannte Geselligkeitsform ist, springen die Menschen direkt von der Sauna in den Schnee. Auch das ist eine zellaktivierende Tätigkeit, doch ich finde die Venus im Pelz irgendwie verlockender.

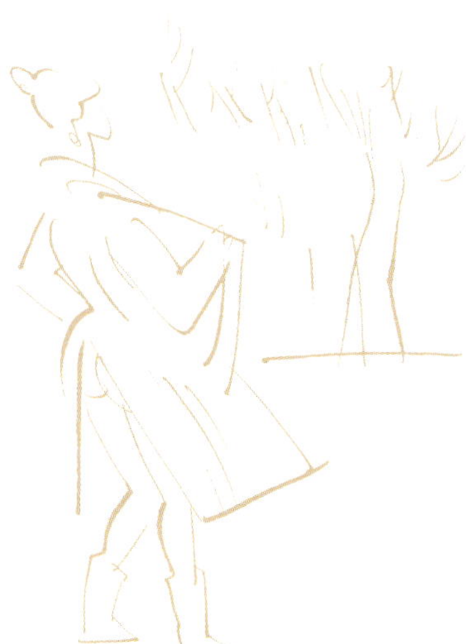

Verbraucher nicht abschätzen kann, wie lange der Schutz hält. Dadurch bleibt er zu lange in der Sonne, und die Schäden sind häufiger denn je. Die schönste Landschaft für das Sauerstoff-Beauty-Luftbad ist ein rauschender Bach mitten im Wald. Dabei sollte man möglichst leicht bekleidet sein und nicht auf den geraden Wegen laufen, sondern im Bachbett, denn unsere Füße sind Energieschaltzentralen. Auch sie lieben Stimulation und leiten die Lebensfreude durch den ganzen Körper.

Tanzen und Turnen in guter Luft

Seit einiger Zeit wird diskutiert, ob unsere herkömmlichen Fitnessstudios wirklich fit machen. Meine persönliche Erfahrung dazu ist, dass Tanzen und Turnen im Freien belebt, das Gleiche in geschlossenen Räumen sich jedoch negativ auswirkt. Meine Finger schwellen zum Beispiel an. Im Übrigen habe ich beobachtet, dass viele Lehrer zwar dünn sind, doch ihr Gesicht oft von Stress gezeichnet ist. Da beim heftigen Atmen auch viele freie Radikale entstehen, ist es kein Wunder, wenn sich die schlechte Luft in den Turnräumen negativ auswirkt. Daher habe ich schon länger auf sanfte Gymnastik umgeschwenkt. (Ohnehin gehören superharte Muskeln nicht zu meinen Zielen, es reicht mir, wenn das Gewebe nicht schwabbelt.)

Milde, beschwingende Tanz- oder Turnübungen in einem vorbereiteten Raum sind eine gute Behandlung und sinnvolle Stärkung für die oft so unbekömmliche

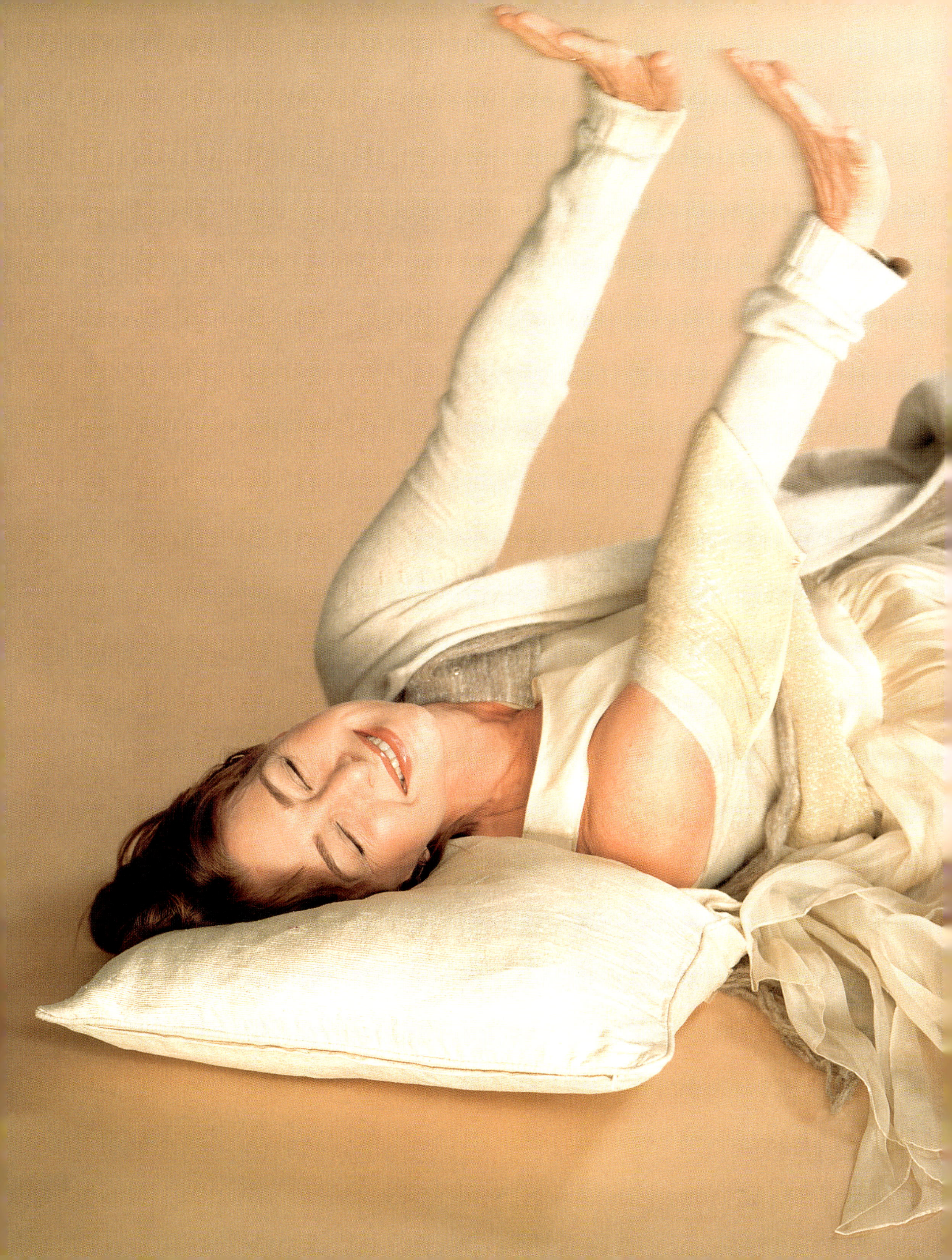

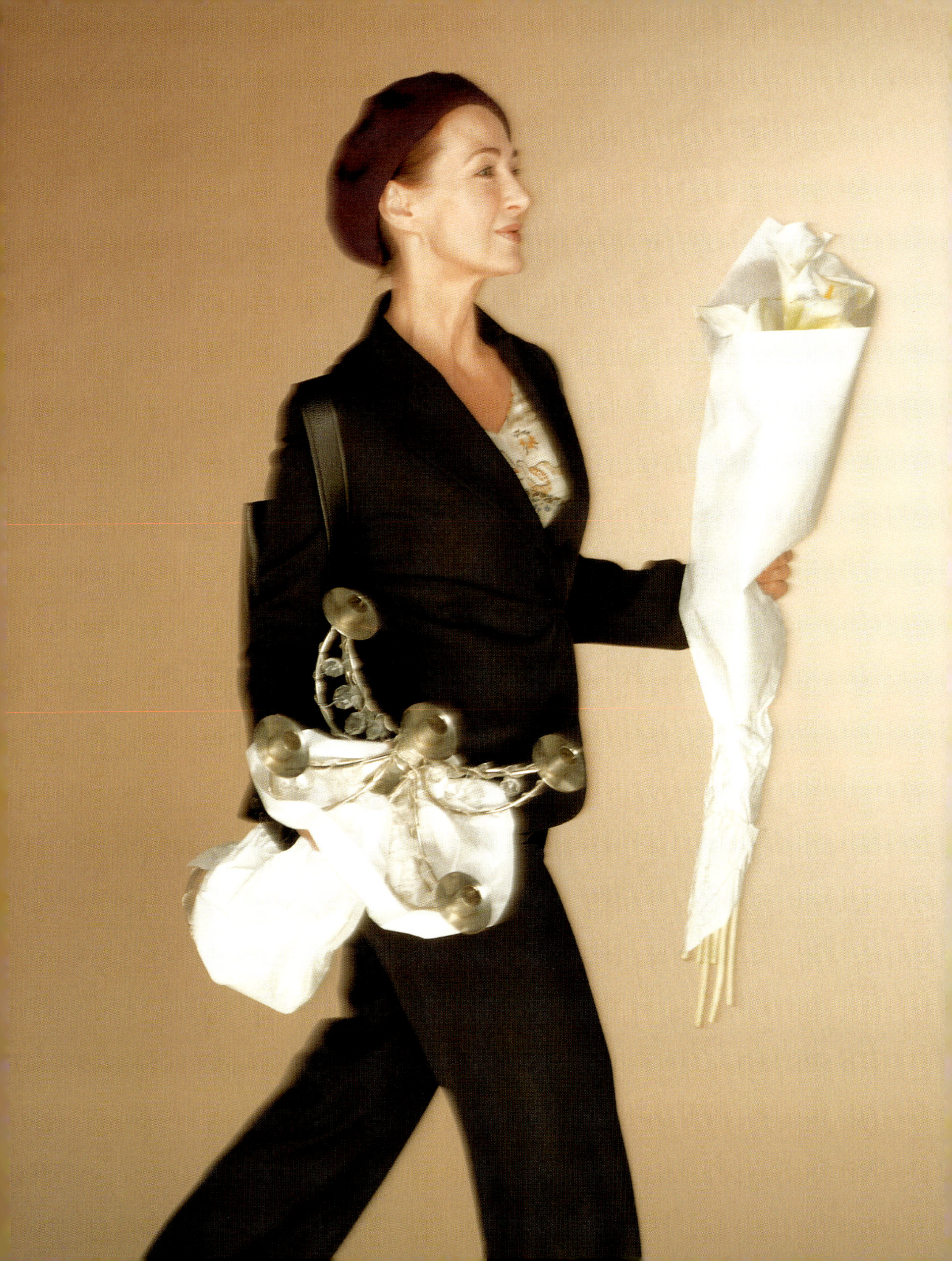

Die wenigsten Frauen ahnen, dass viele Aktivitäten im Sinne der Schönheit ab einem gewissen Alter das Gegenteil bewirken. Allen voran das heftige Turnen. Dazu gehören auch die allseits empfohlenen Hormone sowie überhöht und willkürlich geschluckte Antioxidantien. Bei jeder Sauerstoffbehandlung ist grundsätzlich zu beachten: Nehmen Sie nicht gleichzeitig Antioxidantien ein, da diese einen Teil des therapeutischen Effekts aufheben.

Umgebung bei der Arbeit. Unter der Vorbereitung des Raumes verstehe ich gründliches Lüften sowie das Aufstellen von Pflanzen. Sie schaffen eine gesunde Raumluft, indem sie bis zu 30% Formaldehyd und Benzol und Staub aus der Luft filtern. Per Fotosynthese produzieren sie auch Sauerstoff. Je größer die Blätter, desto besser. Blühende Pflanzen sind nicht so brauchbar, da sie wenig aufnehmen können. Darüber hinaus können Sie den Raum mit Duftwasser besprühen; geeignet sind Zirbelkiefer, Lavendel, Grapefruit, Rose, Weißtanne (sehr gut für die Atemwege), Wacholder und Zimt (siehe auch S. 40 f).

Ebenso wichtig wie der richtige Duft sind die passende Bekleidung und die Musik. Tragen Sie grundsätzlich nur leichte Naturfasern; besonders gut ist es, in Höschen und BH zu tanzen, denn auch die Haut atmet mit. Die Musik sollte möglichst ohne Gesang sein, die Worte blockieren häufig den Weg zur eigenen Inspiration. Ansonsten ist alles richtig, was Sie in Schwung und ins Schwingen bringt, vom Walzer bis zu indischer Musik. Aber Achtung, bleiben Sie nicht an festgelegten Tanzschritten hängen, einfaches Schaukeln und Schwingen entwickeln sich von allein zum inspirierten Tanz. Im Kapitel »Emotion Dance« finden Sie noch mehr Anregungen zu Bewegungen, Übungen, Musik und Kleidung. Selbst wenn Sie ein Gymnastikmuffel sind, zehn Minuten Luft, Musik und Duftbad sind ein Lebenselixier. Versuchen Sie es ...

Das Sauerstoffbad

Ein altbewährtes, doch etwas in Vergessenheit geratenes Mittel, das in den meisten Apotheken oder gut sortierten Drogerien erhältlich ist. Es ist ziemlich erschwinglich, und ich empfehle gerade im Winter jede zweite Woche eine Anwendung. Man gibt das Pulver ins Wasser und hat etwa 25 Minuten lang das Vergnügen, von Sauerstoffperlchen gestreichelt zu werden. Eine Therapie, die bei Erschöpfung Wunder wirkt. Eine Dosis Aromaessenzen dazu macht es noch wonniger (siehe S. 40 f). Übrigens ist es auch

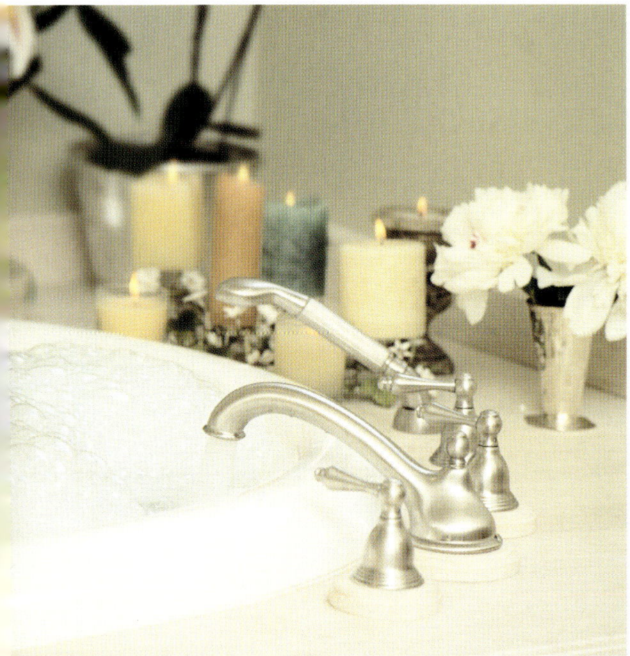

möglich, nur eine halbe Packung pro Anwendung ins Bad zu geben; die Sauerstoffkonzentration ist dadurch schwächer, aber immer noch belebend. Man sollte das Bad dann aber trotzdem 25 Minuten wirken lassen.

Sauerstoffbehandlung im Kosmetiksalon

Die geläufigste Form der Behandlung heißt Vapozon. Sie besteht aus einer Mischung aus Dampf und Ozon. Bei dem Wort Ozon wird man hellhörig, denn es gilt ja als schädliches Gas zum einen und als durchlöcherter Schutzschild zum anderen.

Wie soll also Ozon als Behandlung für die Schönheit funktionieren? Sehr ausführlich wird dies in dem bereits früher zitierten Buch *Heilen mit Sauerstoff* von Michèle Markus und Alexander Hoffmann erklärt, vereinfacht lässt sich dazu jedoch sagen, dass Ozon, fachkundig aufbereitet, ein wirkungsvolles Heilmittel ist. Der Leipziger Chirurg Peyr beschäftigte sich in den 30er-Jahren mit Ozon, und es gelang ihm, Ozon nicht aus der Luft, sondern aus Sauerstoff herzustellen. Dieses hat den Vorteil, dass es nicht giftig ist, weil es keine giftigen Stickoxyde enthält. Daher muss das Ozon für jede Behandlung frisch in einem Ozongenerator hergestellt werden. In der Verbindung mit dem Dampf reinigt es die Haut, macht sie weich und rosig und aufnahmefähiger für etwaige Folgeprodukte.

Ein weiteres Gerät kommt aus Amerika: Dabei filtert ein System Sauerstoff aus der Luft, trennt ihn vom Stickstoff und wird mittels eines Applikators mit Wirkstoffen direkt auf die Haut appliziert. Dies ist eine sehr teure Behandlungsmethode, aber immerhin macht sie die Haut rosig und in gewisser Weise wie aufgepumpt – wie nach einem langen Spaziergang durch den Wald.

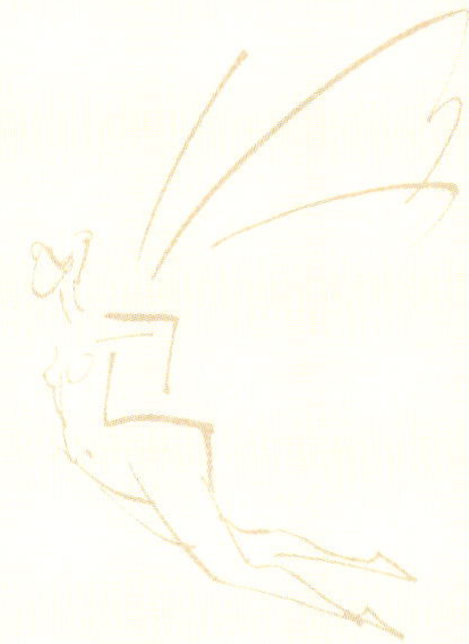

Sauerstoffbehandlung beim Arzt

Sauerstofftherapien gehören grundsätzlich in fachkundige Hände, mit Sauerstoff ist nicht zu spaßen. Daher sind die jetzt immer schicker werdenden »Sauerstoffbars« mit Vorsicht zu genießen. Die Vorgänge sind sehr komplex, und der Versuch meinerseits, als Nichtwissenschaftlerin dieselben zu beschreiben, würde wie eine grobe, möglicherweise unzulässige Vereinfachung ausfallen. Wovon ich aber sprechen kann, sind meine eigenen Erfahrungen. Die Sauerstoffbehandlung, bei der Blut abgenommen, mit Sauerstoff angereichert und dann wieder in den Körper zurückgeführt wird, ist eine wunderbare und sofort spürbare Therapieform. Man kommt als Mehlsack rein und fliegt als Elfe raus. Nein, das ist übertrieben, ich gebe es zu. Doch eine längere Behandlung, sei es im Blut oder durch Inhalation, wirkt vitalisierend und regenerierend.

Die Verjüngung durch Auffrischung des Blutes ist übrigens ein alter Gedanke, der so manche unschöne Vorgeschichte hat. Elisabeth Barthory, eine ungarische Adelige, ließ in der Renaissance etwa 500 Jungfrauen umbringen, um ihr Blut zu trinken. Auch der Vampirmythos wurzelt in diesem Gedanken.

Da ist das moderne Leben doch ein Beweis für die Entwicklung der Menschheit. Die Reinigung des Blutes in den verschiedenen Methoden bewirkt auf jeden Fall eine gute Zellbildung. Das heißt, die Regeneration ist formschön.

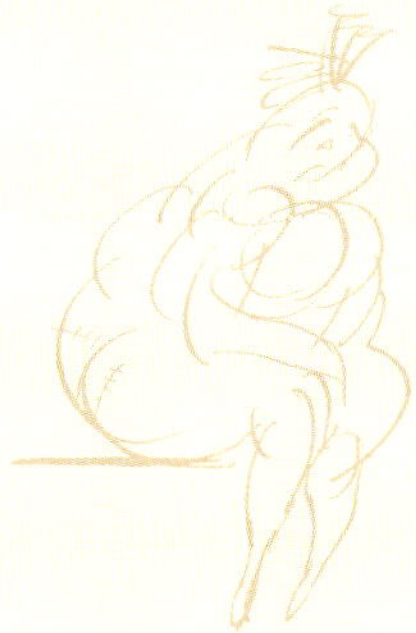

Wasser

Da wir, wie der Planet, auf dem wir leben, zu etwa 70% aus Wasser bestehen, ist es nur allzu logisch, dass die Qualität des Wassers, das wir trinken und in dem wir baden, in direktem Zusammenhang mit unserem Wohlbefinden und Aussehen steht. Dieser Zusammenhang ist so offensichtlich, dass ich mich nur darüber wundern kann, zum einen mit welcher Unachtsamkeit das Element behandelt wird, und zum anderen, mit welchen Ammenmärchen verbrämt es häufig kommerziell ausgeschlachtet wird.

Im Wasser steckt ein großes Geheimnis verborgen und dieser Umstand wurde seit jeher in Sprache und Zeichnungen festgehalten. Man suchte nach der Quelle des ewigen Lebens, und ein Brunnen, in den man alt hineinsteigt und jung herauskommt, ist das immer wiederkehrende Motiv der Schönheitspflege. Nun ist die Behandlung mit Wasser, dem richtigen Wasser, gar nicht so weit weg vom Mythos seiner Wunderkraft. Nur sind wir eben noch weit davon entfernt, die wirklich sinnvollen Behandlungsformen mit Wasser so geläufig anzuwenden, wie wir etwa Zahnseide benutzen.

Wasser wird schon lange studiert. So lockte zum Beispiel das Bergvolk der Hunzas viele Forscher an, denn die Hunzas wurden in großer Lebendigkeit alt. Man hat lange rumgerätselt und fand schließlich heraus, dass eben das Gletscherwasser Substanzen enthält, die antioxidativ wirken. Wasser hat wie Luft und Nahrung, vereinfacht ausgedrückt, lebensfördernde, reinigende Substanzen ebenso wie schädliche, verschlackende, lebensmindernde Substanzen. Man kann getrost sagen, dass die Lebendigkeit, Klarheit und natürlich auch die Schönheit (im Sinne von Ausstrahlung und Vitalität) eines Menschen direkt mit der Qualität des Wassers zusammenhängt, aus dem er besteht.

In Mitteleuropa sind wir in manchen Regionen mit sehr gutem Wasser versorgt. Leider trifft dieser hohe Standard aber kaum auf die Transportwege zu. Das ur-

Natürlich bietet die Idee des Wassers als Schönheitsmittel auch wunderbare Möglichkeiten für die Bauernfängerei. Das Trinken von Mineralwasser aus Plastikflaschen ist so katastrophal, dass der WWF vor dem Verbrauch warnt. Mehr als 1,5 Milliarden Kilo Kunststoff werden jährlich für diese Wegwerfware verbraucht. Abgesehen davon bestreiten Wasserforscher, dass Wasser, in Plastik aufbewahrt, irgendwelche wohltuenden oder nährenden Substanzen für den Körper enthalten kann. Das ist jedoch nur eine der Absonderlichkeiten im Umgang mit unserem Lebenselixier.

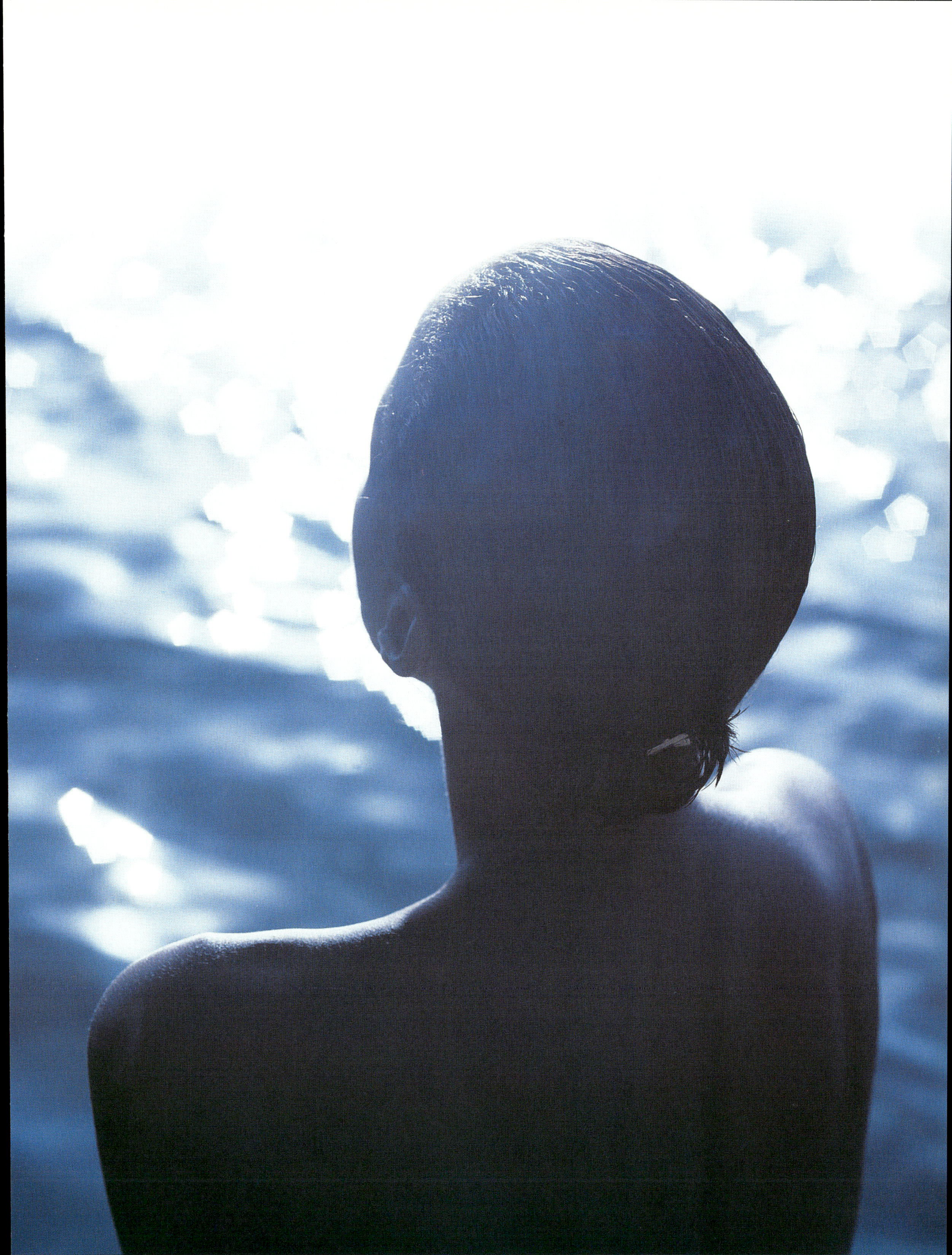

sprünglich vitale Hochquellwasser fließt durch Rohre und Verteilersysteme, an denen Mikroorganismen und winzige Pilze nisten. Das trinkt man mit. Bei vielen Menschen sind allergische Reaktionen die Folge, die von Halsschmerzen über Atemprobleme bis hin zu Hautausschlägen reichen. Sauber ist nicht gleich sauber, und nicht jedes Wasser kann reinigen und die Neubildung von Zellen unterstützen.

Die öffentliche Trinkwasserversorgung erfordert eine Reihe von Maßnahmen. Ein weiteres Problem stellt beispielsweise die starke Strömung in den Versorgungsleitungen dar. Der hohe Druck in den Leitungen verursacht eine Reduzierung der im Wasser vorhandenen Hohlräume und damit eine Veränderung der strukturellen Dynamik. Das heute verfügbare Wasser ist für seine Aufgabe bei den Stoffwechselprozessen zu träge geworden. Die Fähigkeit des Wassers, in das Gewebe einzudringen, ist eine der vornehmlichsten Aufgaben des kostbaren Elements. Es ist die Voraussetzung für die Entgiftung des Körpers. Reaktionsträges Wasser jedoch fließt an den Ablagerungen vorbei, ohne die Stoffwechselschlacken aufzunehmen. Vielleicht spüren die Menschen, auch ohne es zu verstehen, dass das Leitungswasser nicht das leistet, was sie benötigen – daher trinken sie Mineralwasser. Ja, nicht nur die Sauberkeit, auch die Lebendigkeit des Wassers ist maßgeblich. Auf jeden Fall stehen die komplizierten Fragen, welches Wasser nun tatsächlich für die Zellregeneration in Frage kommt, welches wohltuend und entschlackend wirkt und wie damit zu behandeln ist, im krassen Widerspruch zum weitverbreiteten plumpen Aberglauben, dass der tägliche Genuss von drei Litern Mineralwasser den Menschen für immer schön und glatt erhält. In *Wasser & Salz. Urquelle des Lebens* von Barbara Hendel und Peter Fereira heißt es ausdrücklich: »Mineral- oder kohlensäurehaltiges Wasser kann keine Giftstoffe aufnehmen, da es bereits gesättigt ist.« Damit ist Mineralwasser also dem Entschlackungs- und Entgiftungsprozess im Körper in keiner Weise dienlich. Schon lange wird daher Quellwasser statt Mineralwasser empfohlen. Doch auch hier ist unser Verhalten

Erhitztes Wasser reinigt besser als kaltes, es löst und nimmt andere Substanzen auf. Hierfür ist insbesondere seine wärmebedingte offenere Struktur verantwortlich. Um Wasser vollständiger und schneller reagieren zu lassen, es zum effektiven Informationsträger zu machen, rührt man es um, dadurch wird seine spezifische Oberfläche vergrößert und seine Reaktionsgeschwindigkeit erhöht.

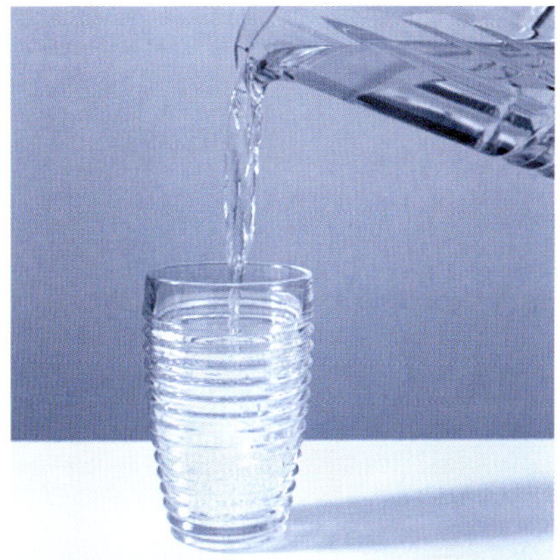

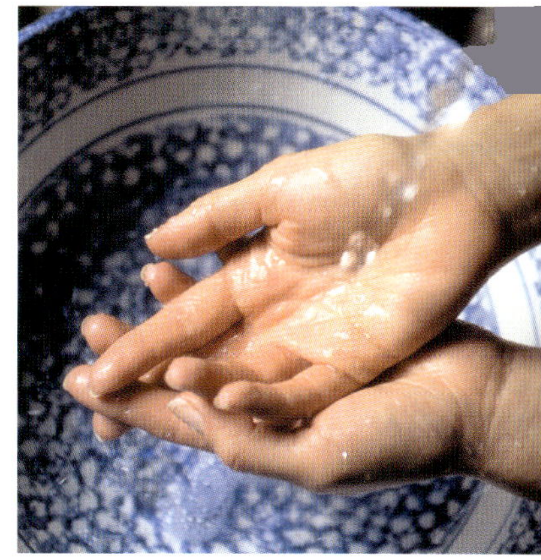

häufig mehr durch Moden als durch sinnvolle Überlegung und gründliche Information geprägt.

Aus den alten Märchen und Mythen stammt der Gedanke vom Wasser als Träger des Wissens. Der oder die Heldin fragt, und das Wasser antwortet. Tja, dieses Märchen scheint sich immer mehr als Wahrheit zu entpuppen. Dennoch, der Nachweis dieser Vorstellung ist außerordentlich komplex, und ich möchte mich hier damit begnügen, einige grundlegende Informationen zu diesem Aspekt von Wasser zu nennen. Vielleicht können sie dazu beitragen, dem Einzelnen einen verantwortlichen Umgang mit dem Element Wasser und auch mit der eigenen Wasserversorgung nahe zu bringen.

Für die Aufnahme und Abgabe von Informationen ist die Größe der Wasseroberfläche von erheblicher Bedeutung, denn es sind gerade die Wassermoleküle der Grenzflächen, die den Informationsfluss gewährleisten. Wir erleben, da wir aus Wasser gemacht sind, öfter am Tag, was Schwingung bedeutet. Ein lauter Ton verursacht Herzklopfen, ein elektrischer Schlag kann uns bis ins Mark erschüttern. Diese Informationen prägen sich ein; keiner wird den Schraubenzieher zweimal in die Steckdose stecken, nicht wahr? Schwingerfahrungen bleiben.

Ähnliches gilt offensichtlich für Chemikalien. Man weiß, dass manche Menschen drogensüchtig werden, weil sich der Körper des Rausches, Schwingungen gewissermaßen, erinnert. Nicht für jeden Körper ist die Erinnerung an Trunkenheit angenehm, daher werden manche Menschen süchtig und andere nicht. Untersuchungen haben ergeben, dass sich dieser Effekt auch auf Wasser und seine Verunreinigung durch Chemikalien übertragen lässt. Es sieht so aus, als würde sich verunreinigtes Wasser, das geklärt und gesäubert wird, dennoch an die giftigen Stoffe, die es einmal enthalten hat, erinnern. Man sollte sich klar machen, dass Wasser immer nur seine Form verändert. Es ist auf diesem Planeten immer das gleiche Wasser. Was wir hineintun, kommt irgendwann wieder zu uns zurück. Unter diesem Aspekt empfiehlt es sich auch, gelegentlich darüber nachzudenken, ob das billige T-Shirt oder das Wechseln der Haarfarbe mit giftigen Chemikalien so unbedingt nötig ist. Wasser erinnert sich. Wasser nimmt Schwingungen auf, Wasser leitet. Daher ist die Reinigung und Belebung des Wassers ein immer wichtigeres Thema, und die Menschen, die sich damit beschäftigen, werden immer weniger verlacht. Ich bin keine Wissenschaftlerin und kann dieses Thema daher längst nicht mit der gebotenen Ausführlichkeit und Differenziertheit darstellen. Der Aufenthalt in vielen Ländern hat mich jedoch aufmerksam gemacht. Jeder Mensch kann zumindest seine sinnliche Klugheit schärfen und den Zusammenhang zwischen Wasser und Befindlichkeit nachfühlen. Geschmack ist immer noch ohne Maschinen überprüfbar: Schmeckt ein Kräutertee? Ist er leicht, entfaltet er sein Aroma? Wird die Haut rosig – oder schwellen meine Füße an? Wir müssen lernen, auf unsere Befindlichkeiten zu hören und nicht einfach alles zu glauben, nur weil es in der Zeitung steht.

Pflege mit Wasser

Fast jeder Mensch macht die Erfahrung eines absoluten Hochgefühls, nachdem er längere Zeit in einem sauberen Wasserfall gestanden hat. Grundsätzlich gilt, die Qualität des Wassers kann man auch in der Großstadt erhöhen, die Behandlung mit Wasser optimieren. Allerdings scheinen diesen Möglichkeiten natürliche Grenzen gesetzt zu sein.

Bevor die verschiedenen Methoden und Behandlungsformen beschrieben werden, möchte ich noch auf neuere wissenschaftliche Erkenntnisse eingehen, die jedoch nichts für Skeptiker sind. Es geht dabei noch einmal um das Erinnerungspotential des Wassers, seine Schwingung. Dem Wasser sieht man nicht an, was es weiß, doch offensichtlich hat Wasser, das von Schwermetallen gereinigt wurde, immer noch eine magnetische Erinnerung an diese Substanzen und gibt diese an das Wasser in uns weiter. So wie die Idee einer Pflanzenpflege mit Musik und freundlichen Worten heute nicht mehr als »Tipp aus dem Irrenhaus« gilt, so werden auch die Studien eines japanischen Wasser-

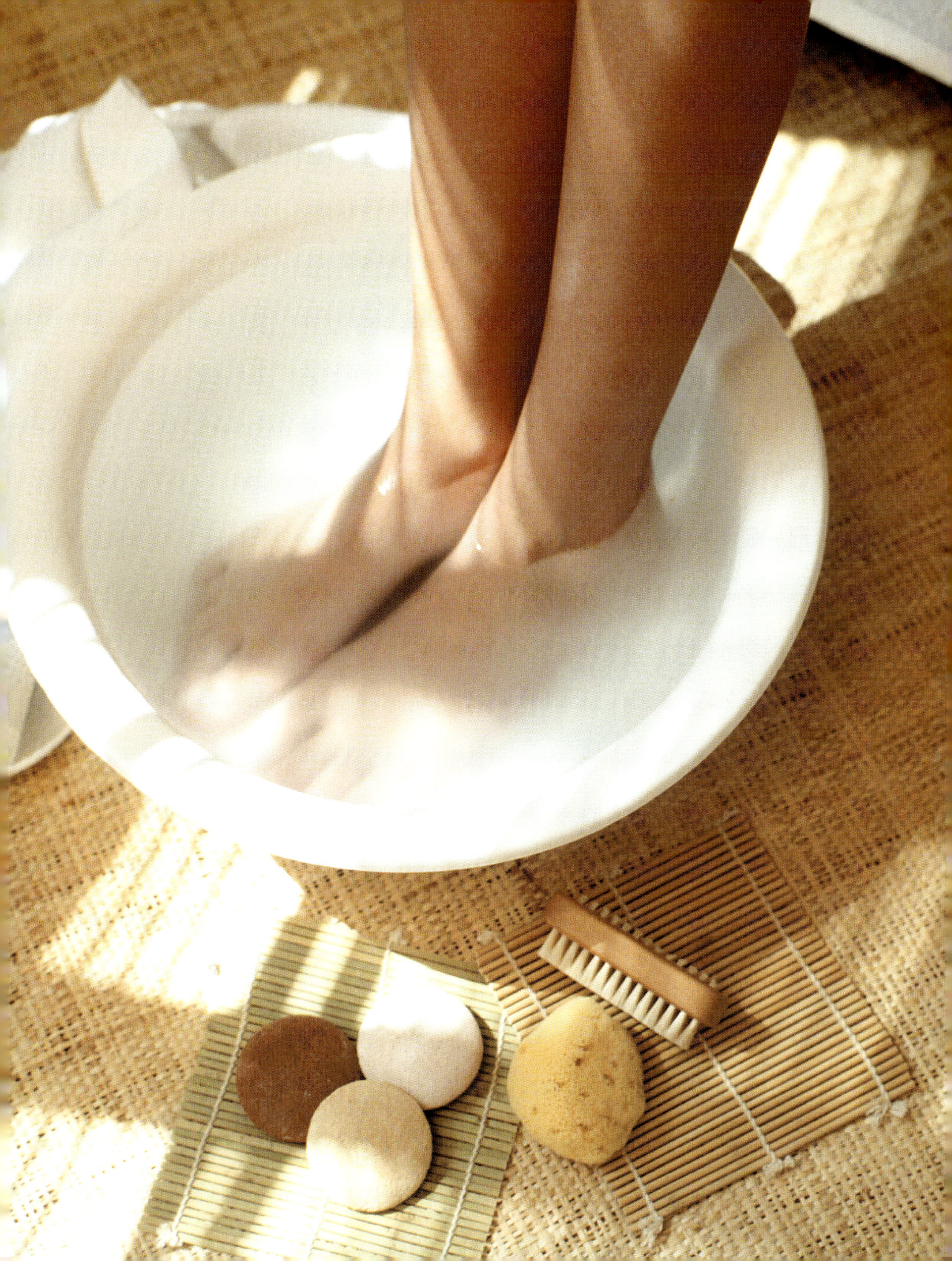

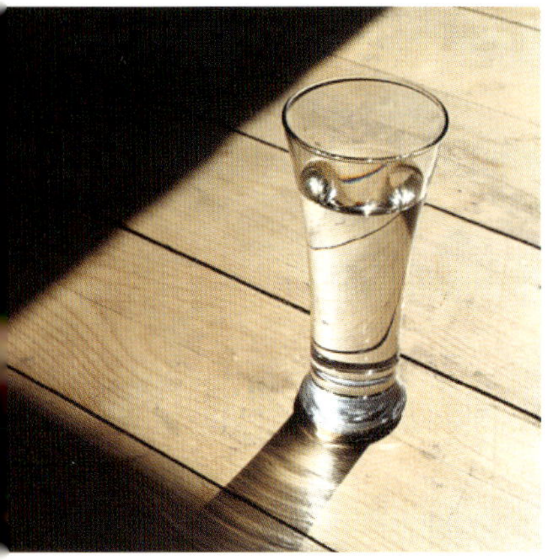 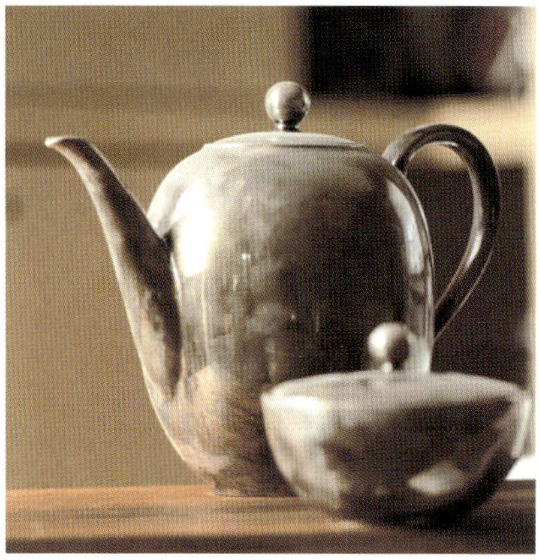

forschers zunehmend beachtet und beobachtet. Dr. Masaru Emoto hat Wasser mit verschiedenen Inhalten besprochen. Dieses Wasser hat er nach vielen verschiedenen Versuchen bei minus fünf Grad Celsius fotografiert. Während Wasser, mit dem Wort Liebe besprochen, im gefrorenen Zustand eine perfekte geometrische Struktur, einen Kristall, darstellte, ergab die Form des mit negativen Aussprüchen wie »Du machst mich krank« besprochenen Wassers eine chaotische Struktur, ähnlich wie Krebsgeschwüre im Körper. Wem die Idee, dass Wasser sich auf Grund energetischer Schwingungen verändert, absurd vorkommt, der sollte sich erinnern, wie anders man sich fühlt, wenn man angeschrien oder liebevoll angesprochen wird.

Wie können wir nun das Wasser, unseren Schwingungskameraden, optimal aufbereiten, ohne deshalb in den Himalaja zu ziehen?

Wasserfilter

Wasserfilter sind vor allem eine Frage des Geldes. Im Allgemeinen empfehlen Sachbuchautoren Osmosegeräte. Es gibt verschiedene Möglichkeiten zu filtern; einige Systeme kann man in der Küche aufstellen, andere werden an den Wasserhahn angeschlossen. Die teuerste Variante wird direkt im Keller angebracht. Je nachdem, in welchem Umfeld Sie wohnen, wäre es eine gute Idee, sich mit Ihren Mitbewohnern über eine solche Wasserfilteranlage abzusprechen. Wenn es vernünftige Nachbarn sind, kann man u. U. Geld sparen und gute Voraussetzungen für die Gesundheit schaffen. Es gibt sehr viele verschiedene Geräte; manche sind sehr erschwinglich, andere eine echte Investition. Wichtig ist es, sich ausführlich zu informieren. Das kann man in Biokosmetikläden, in gut sortierten Haushaltsfachgeschäften, bei den Wasserwerken und, vermutlich am besten, auf Öko-Messen.

Wasser beleben

Das Beleben von Wasser ist ebenfalls eine Frage des Geldes und, das ist das Wichtigste, der eigenen Empfindung. Für einige Menschen reicht es, einen Kristall ins Wasser zu legen, für andere geht nur Quellwasser aus der Flasche. Auch hier gilt es, sich zu informieren und alles genau auszuprobieren. Wie gesagt, am besten sind dafür Messen geeignet, hier kann man eine umfangreiche Palette von Produkten in Augenschein nehmen und testen. Ich habe über eine Bekannte ein Produkt kennen gelernt, das man in der Handtasche mitnehmen kann. Es heißt Crystal Energy und wird dem Wasser einfach beigefügt. Dieses Mittel birgt die so genannten Microcluster, über die in jedem Buch über Wasser berichtet wird. Damit verbessert es die Strukturen des Wassers, welches dann optimaler mit den Körperflüssigkeiten korrespondiert. Die Übersäuerung der Stoffwechselprodukte wird gehemmt und die Nährstoffaufnahme der Zellen verbessert. Das »aktuelle« naturwissenschaftliche Modell der Wasserstruktur geht von einer dynamischen Wechselwirkung zwischen den Wassermolekülen aus. So bilden Wassermoleküle Gruppen, so genannte Cluster. Diese unterliegen einem ständigen Verfall und einer ständigen Neubildung. Man ist in jüngsten Forschungsberichten zu der Auffassung gekommen, dass die strukturelle Ordnung des Wassers in der Vergangenheit weit unterschätzt worden ist. Wasser muss mehr als sauber sein – es braucht Energie.

Die Erklärungen zum Thema Wasser, Energie, Kristalle und Salz sind Inhalt zahlloser Bücher, darum möchte ich nur einen Vergleich als Eselsbrücke anbieten: Ebenso wie naturbelassene Nahrungsmittel, zum Beispiel eine reife Aprikose, auf Grund ihrer Nährstoffe antioxidative Substanzen in sich tragen, hat Wasser mit negativ geladenen Wasserstoff-Ionen antioxidative Eigenschaften.

Behandlung des Körpers mit fließendem Wasser

Folgende Methode bietet sich an, um die Haut zu beleben und ihrer Austrocknung vorzubeugen. Mit einem faserigen Waschlappen aus synthetischem Material – es lässt sich leichter reinigen als Naturfaser, einfach in die Waschmaschine damit – den Körper zum

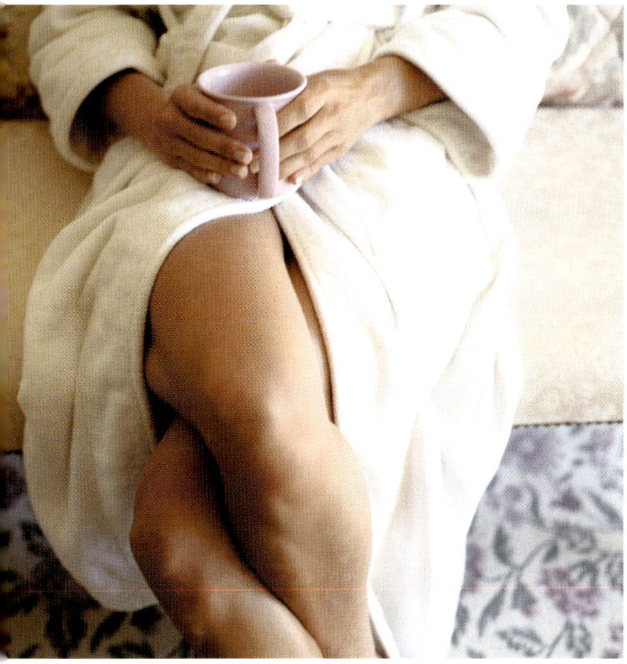

Herzen hin in kreisenden Bewegungen massieren. Danach die Haut mit einer Mischung aus Öl und Aromaessenz einreiben. Die beiden Substanzen im Verhältnis 10 Tropfen Essenz auf 3 Esslöffel Öl mischen. Je nach persönlicher Vorliebe entweder leichteres oder schwereres Öl verwenden. Leichte Öle sind Traubenkernöl und Mandelöl, mittelschwer ist Jojobaöl, und schwer Sesamöl. Vergessen Sie beim Einölen auch den Rücken nicht. Aromaessenzen dringen in den Körper ein und wirken sehr schnell, am Rücken gibt es zudem viele Akupunkturpunkte.

Nach dem Einölen das Wasser kräftig, aber nicht zu heiß aufdrehen. Die Düfte der Essenzen gut einatmen. Den Körper, abgesehen von den im Englischen mit »smelly parts« bezeichneten Stellen, nicht mit Seife waschen, und auch besagte intime Stellen nur mit einer milden, möglichst schwach parfümierten Seife. Das Wasser erst warm und dann langsam nach und nach kalt über den Nacken laufen lassen – das belebt, ohne zu schockieren. Schließlich den Körper sanft abtupfen, eventuell noch ein bisschen nachölen, vor allem die Füße.

Basisches Salzbad, Schlammpackung und Salze

Der Körper sammelt erschreckend viele verschiedene Säuren als Schlacken: Harnsäure aus dem Zellverfall, Harnsäure aus dem Fleischkonsum, Essigsäure aus Fett und Süßwarenkonsum, Milchsäure aus Muskeltätigkeit, Schwefelsäure aus zurückgehaltenen Winden. Das sind nur einige der Säureverursacher.

Für uns, die wir einfach den Zellen ein optimales Regenerationsmilieu schaffen wollen, ist es zunächst einmal wichtig zu wissen, dass Männer anders »verstoffwechseln« als Frauen – daher haben sie zumeist keine Zellulitis an den Schenkeln. Ihre Probleme zeigen sich an anderen Orten, aber das ist nicht Thema dieses Buches. Hier sei vor allem festgehalten, wie und warum eine Behandlung mit basischen Bädern entsäuert. Das Prinzip dieser ausgiebigen Bäder ist es, Säuren und Schlacken über die Haut auszulaugen. Ein Bad kann bis zu 150 Minuten dauern, Mindestdauer sind jedoch 45 Minuten. Sicherlich muss man zwischendrin ein paar Mal aus der Wanne steigen, um auf der Toilette Wasser zu lassen. Wichtig ist es, zu der Behandlung mit dem Bad aus gutem Wasser zubereitete Kräutertees zu trinken. Außerdem empfiehlt es sich, die Ernährung für einige Tage auf basische Kost umzustellen (siehe S. 118). Der Körper regeneriert sich von selbst, wenn man entsäuert.

Rufen Sie sich in Erinnerung, dass die Haut ein Organ, ein Schutz- und Entgiftungsorgan ist. Daher spielt die Gesundung im Wasser, und dabei besonders im eigenen Wasser in der eigenen Wanne, eine wichtige Rolle. Sie werden sehen, für eine Frau im dritten Lebensalter – aber auch für jüngere Frauen – ist die Klärung nach so einem Bad deutlich zu spüren. Sie werden die Zellulitisdepots schon viel »weicher« finden, das Angespannte ist stark reduziert.

Eine zusätzlich glättende Wirkung lässt sich dann noch durch eine spezielle Schlammpackung erzielen. Schlammpackungen enthalten die Durchblutung fördernde Wirkstoffe: Mineralien. Es gibt jede Menge Packungen mit Algen, die sehr gut sind. Der Geruch ist jedoch wirklich gewöhnungsbedürftig, daher bevorzuge ich eine Packung, die extra für mich entwickelt wurde. Sie enthält eine spezielle Heilpflanze, »Bupleurum chinensis«, kombiniert mit Babassuöl, eine Verbindung, die sehr effektiv hartnäckige Stellen entschlackt. Ich trage die Schlammpackung auch über den Nieren auf, was eine sehr gute entwässernde Wirkung hat.

Etwa vom dreißigsten Lebensjahr an leiden viele Frauen unter der so genannten Zellulitis, einer Schwäche des Entschlackungssystems. Zellulitis kann hormonell bedingt sein, als Folge eines allgemeinen Staus im Stoffwechsel auftreten oder von einer Tendenz zu verstärkter Fettablagerung herrühren. Plastisch ausgedrückt: Die Zellen blasen sich wie Luftballons auf und geben nichts mehr frei, was sie einmal »an sich gerissen« haben. Dieses Problem muss von innen und außen gleichzeitig behandelt werden. Probate Gegenmittel sind neben den basischen Bädern eine mehrwöchige Entschlackungskur durch gezielte Ernährung (siehe S. 118), die Kolon-Hydro-Therapie (S. 98 f), aber auch zum Beispiel eine gute Akupunktur. Fachleute dieser Disziplin sind sich darüber einig, dass zuallererst sämtliche Energien von Körper und Geist wieder in Fluss gebracht werden müssen.

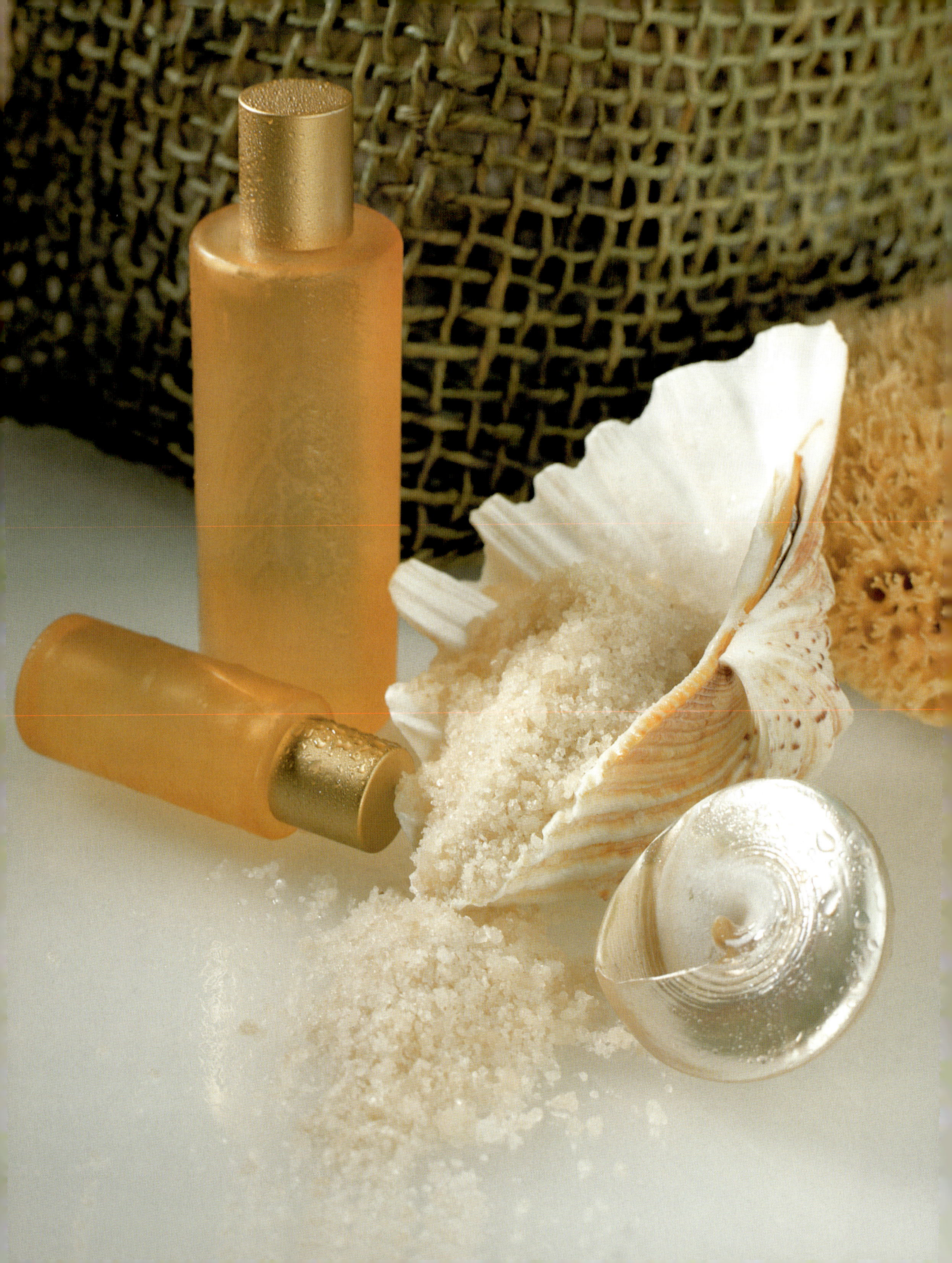

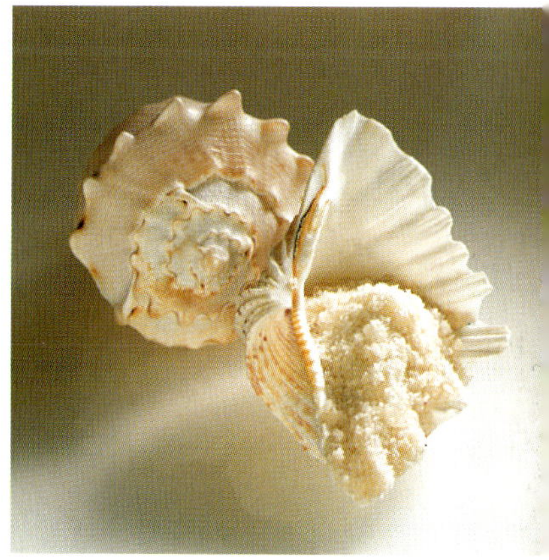

Alle drei Mittel, sowohl der Tee als auch das Bad und die Packung, wirken entsäuernd. Der Körper – das ist logisch – versucht, Säuren zu neutralisieren, indem er sie »wässert«, so wie bei einem Insektenstich, wenn man so will (Bezugsquellen finden sich im Anhang).

In den meisten Naturkosmetikläden werden außerdem Badesalze angeboten. Am schönsten sind die »Roch Salts« aus Pakistan. Rosa schimmernd lösen sie sich im Wasser auf und verändern das »Gefühl« des Wassers. Das müssen Sie allerdings selbst ausprobieren. Wer es nicht gefühlt hat, weiß nicht, wovon ich spreche.

Das Waschritual

Ich habe diese Behandlung, die hauptsächlich auf Wasser, Öl und Seife basiert, das Waschritual genannt, weil sie unbedingt täglich angewendet werden sollte und vor allem sehr viel Hingabe und Sorgfalt verlangt. Dafür ist sie in ihrer Wirkung nahezu unübertroffen. Persönlich pflege ich mich seit 30 Jahren mit diesem System.

Die Basisprodukte Öl und Seife (oder eine Waschcreme) saugen den Schmutz auf, der dann mit dem Wasser abfließt. Wichtige Voraussetzung ist, dass das Wasser frisch und nicht konserviert ist; bei schlechter Wasserqualität empfiehlt es sich unbedingt zu filtern. Die Wärme und Dauer der Wasserbehandlung haben eine Tiefenwirkung. Die Durchblutung fördert die Verjüngung des Gesichtes, durch die abschließende Behandlung mit der Creme, vor allem an den Partien, die dünn und ohne reichlich Fett und Talg sind, wird die Haut genährt und versiegelt. Am besten ist es, wenn Sie dieses Ritual, wie das Zähneputzen, zwei Mal täglich ausführen.

Füllen Sie das Waschbecken mit warmem, fast heißem Wasser. Erfühlen sie die richtige Temperatur. Achtung: Wenn Sie unter Couperose (geplatzten Äderchen) leiden, sollten sie mit sehr heißem ebenso wie mit kaltem Wasser vorsichtig sein.

Ölen Sie nun Gesicht, Hals und Hände ein bzw. reiben Sie sie mit der Waschcreme sorgfältig ein. Massieren Sie Ihr Gesicht, ohne die Haut allzu sehr in Mitleidenschaft

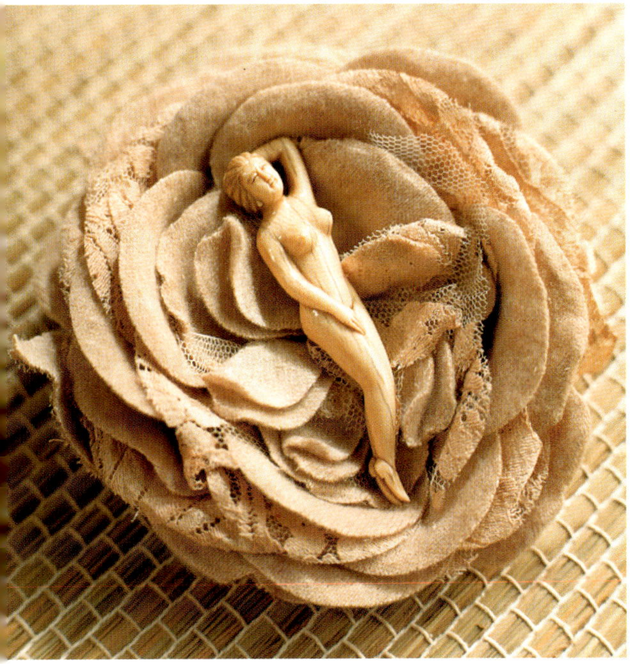

zu ziehen. Gehen Sie liebevoll mit Ihrer Haut um, so wie bei einem Kind. Die Haut darf unter keinen Umständen verzerrt werden. Wer dies tut, kann genauso gut geschminkt ins Bett gehen. Machen Sie gerade hier keinen Fehler; es würde sich übel rächen. Beugen Sie sich nun über das Waschbecken. Wenn Sie eine Waschcreme benutzen, arbeiten Sie ohne Seife weiter; wer Öl nimmt, verwendet nun eine sanfte, möglichst natürliche, rückfettende Seife wie Meerschlammseife, Olivenölseife etc. Damit bzw. nur mit dem Wasser beginnen Sie nun das Gesicht sanft einzuschäumen, auch hier sind sanft massierende Bewegungen geboten. Der Seifenschaum verbindet sich dabei mit dem Öl.

Nun beginnt die eigentliche Waschung: Spülen Sie Ihr Gesicht und den Hals mit dem warmen bis heißen Wasser 30 bis 90 mal ab. Warum so oft? Testen Sie selbst. Beobachten Sie den Schimmer Ihres Gesichtes nach 10 Malen, dann nach 30 Malen und schließlich noch nach 90 Malen. Muss ich noch mehr sagen? Die Durchfeuchtung und Entschlackung durch die Behandlung mit unserem »Mutterelement« ist eine der elementarsten Regenerationsarbeiten. Denn in Cremes muss Wasser konserviert werden, doch gutes, klares, fließendes Wasser lebt und belebt. Die wärmebedingte offene Struktur des Wassers tut ein Übriges.

Danach, das heißt, wenn das Gesicht sanft abgetupft ist, wird schwerpunktmäßig um die Augen und den Mund, am Hals, Dekolleté und, wer will, ganz leicht auf der Stirn eingecremt. Eine Creme hat die Aufgabe, von außen zu nähren und möglichst vor freien Radikalen aus der Atmosphäre zu schützen. Außerdem versiegelt sie die Haut, so wie Wachs das bei Holz macht.

Gleich nach dem Waschen kommt das Klopfritual. Dies mache ich nicht täglich (leider vergesse ich es hin und wieder oder ich bin tatsächlich zu faul), doch das Aufklopfen der Wangenpartie ist immens wichtig. Denn die Muskeln jedes Gesichtes verhärten sich im Laufe der Zeit. Jeder von uns hat ein Spiegelgesicht. Kennen Sie das? Ein Spiegel hängt an der Wand, man geht vorbei und schwupps, da erscheint es: »Ach du Schreck, das Spiegelgesicht!«. Die Eintönigkeit jeder Mimik kommt von den so genannten Mimikfalten. Das Gesicht bzw. die Muskulatur verhärtet sich, nimmt dadurch eine gewisse Form an, die Wangen hängen wie Lefzen bei einem Hund. Das ist es, womit Liften sofort aufräumt, aber Liften bedeutet eben nur eine Teilstraffung – und die natürliche Möglichkeit, durch regenerationsfördernde Maßnahmen das ganze Gesicht zu festigen, ist eine echte Alternative dazu.

Täglich mit dem Waschritual wird die Zellerneuerung und Durchfeuchtung stimuliert und gefördert. Die Muskeln der Wangen brauchen jedoch ein Klopfen. Das haben schon die Urgroßmütter gewusst. Also nach dem Waschen und Eincremen mit Hilfe von feuchten Schwämmchen die Wangen klopfen, bis sie gut durchblutet sind. Ganz zum Schluss mache ich den Löwen: Ich strecke meinem Spiegelbild die Zunge ganz weit entgegen und wende den Kopf in einer geraden Linie abwechselnd nach rechts und links. Das trainiert die Kinnmuskulatur.

Dies sind die täglichen Maßnahmen, die auf jeden Fall mehr erreichen als bloßes Eincremen, gepaart mit der Hoffnung, quasi von selbst so auszusehen wie die schönen jungen Dinger, mit deren Bildern die meisten Cremes verkauft werden.

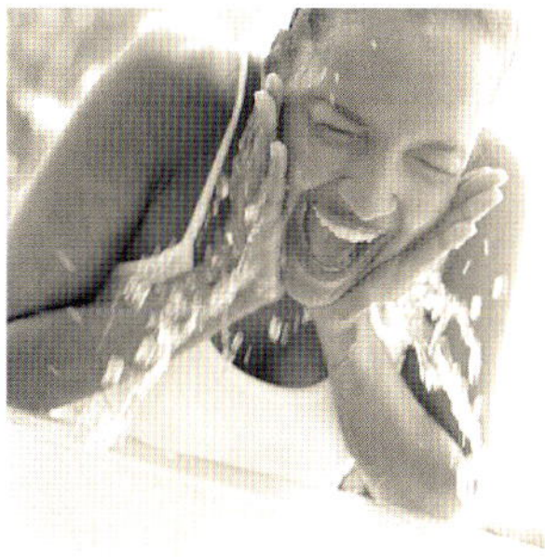

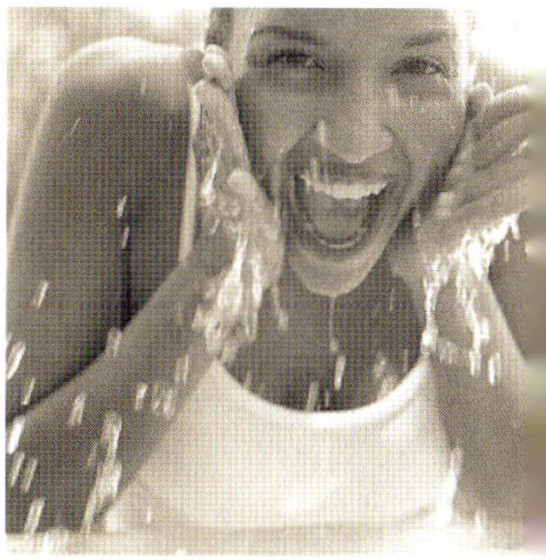

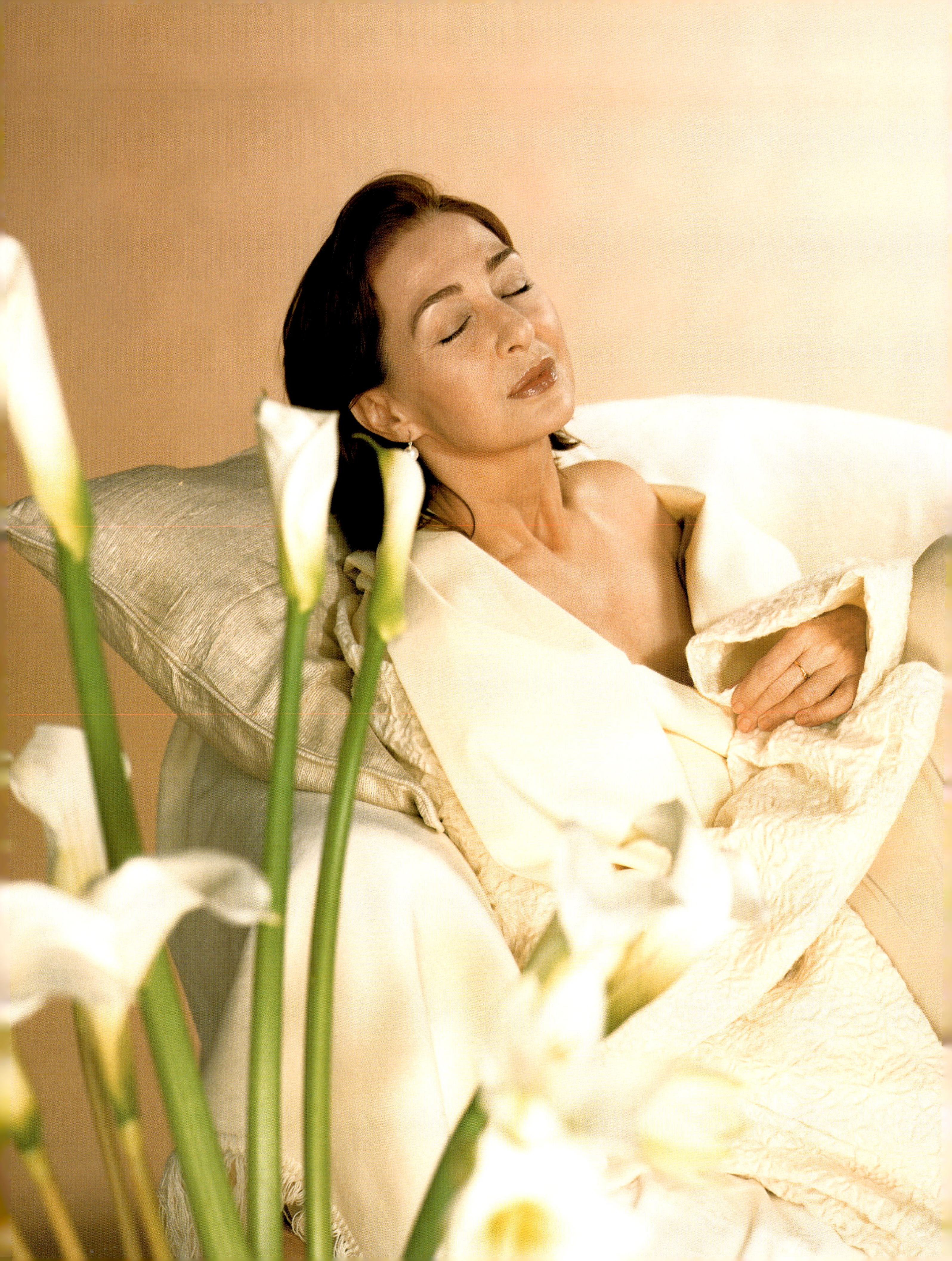

Aroma Care

Mit der allmählich ins Unermessliche wachsenden Anzahl von Parfums sind wir geradewegs drauf und dran, unseren elementarsten Sinn, die Fähigkeit, über das Schnuppern zu bestimmen, was gut für uns ist oder nicht, k.o. zu schlagen. Ja, so ist es! Der Geruchssinn hat uns als Wegweiser zu einer beachtlichen Evolution geführt. Er ist enorm wichtig, und allein die Tatsache, dass er sowohl die Nahrung als auch die Sexualität beeinflusst, beweist, dass er unbedingt gehütet werden muss. Aber die arme Nase soll alles hinnehmen. Während sich viele Menschen mit Walkman und Sonnenbrille eine Steuerung ihrer Wahrnehmung im Alltag erlauben, geht es dem Geruchssinn schlecht. Er muss die synthetischen Düfte akzeptieren. Während kein Mensch auf die Idee käme, Käse mit Plastikfolie zu essen, ist Vergleichbares für den Geruchssinn, etwa das Einatmen von synthetischen Gerüchen jeder Art, allgemein akzeptiert. Die Auswirkungen synthetischer Geschmacksverstärker zu erläutern, so notwendig das grundsätzlich erscheint, ist nicht Thema dieses Buches; uns geht es hier zunächst darum, wie wir unsere Zellen schützen und pflegen können, damit sie uns mit dem *young again*-Phänomen überraschen. Licht, Luft und Wasser wirken zweifellos sehr schnell, doch die Behandlung mit aromatischen Essenzen steht da nicht nach. Düfte können in unserem Organismus eine Kettenreaktion höchst erfreulicher Dinge auslösen, vorausgesetzt, wir wissen, was gerade gut und wichtig für uns ist. Deshalb empfehle ich Ihnen einen Besuch bei einem Anbieter von Naturdüften, denn was Ihnen gut tut, das können nur Sie erschnuppern.

SO ENTFALTET SICH DIE WIRKUNG DER AROMAESSENZEN AM BESTEN:

- Duftlampen
- Springbrunnen, denen man Essenzen zufügen kann
- Quellwasser, dem Sie Essenzen zufügen zum Besprühen des Zimmers bzw. der Wäsche; dabei, je nach Bedürfnis, auf die unterschiedliche erotisierende oder beruhigende Wirkung der Essenzen achten. Das Bad kann, vorzugsweise auch im Wechsel mit basischen Bädern, mit Aromaessenzen angereichert werden. Die Essenzen dringen in den Körper ein und sind durchaus als medizinische Behandlung zu sehen.
- Im Auto sind kleine beduftete Kissen eine luxuriöse Alternative zu dem üblichen Tannenbaum.
- Nach dem Waschen ist es raffiniert, die Schamhaare mit wenig beduftetem Öl einzureiben, sind doch diese Haare immer ein bisschen struppig.
- Ich sprühe mein Parfum, in die Luft und Stelle mich darunter, damit duften auch die Haare, und dort hält sich der Duft sehr gut. Zu dem Basisduft kann man einzelne Düfte mischen, je nach Laune, Wetter und Stimmung: zum Beispiel Zitrus, Lavendel, Rose, Vanille, Jasmin.

EIN KLEINER
FÜHRER DURCH DIE
AROMAESSENZEN:

ANGELIKAWURZEL
(macht lichtempfindlich), adrenalinsenkend, erdend beruhigend, stärkt Immunsystem

BASILIKUM
entspannend, nervenstärkend, hautreinigend, verdauungsfördernd, gut für Hirn, Kopf und Gemüt, tonisierend, und all dies nicht nur beim Essen ...

BERGAMOTTE
(macht lichtempfindlich) gegen Angst, depressive Verstimmung, gut gegen Winterblues, vor allem in Kombination mit Tanzen

BITTERORANGEN und BLUTORANGE
gegen Winterblues, gereizte Stimmung, Kopflastigkeit; ist gut zum Loslassen, siehe Rückenübung im Kapitel »Emotion Dance«, S. 87

BENZOE
beruhigend, krampflösend, schlaffördernd, angstlösend

CISTROSE
(Vorsicht bei Schwangerschaft) herrlich erotisierend, sensibilisierend, gut als Raumduft für Meditation

CASSIA
luftdesinfizierend, nervenstärkend, durchblutungsfördernd, erotisierend, kreislaufstärkend

DAVANA
beruhigend, aufbauend, hilft bei Nervosität

DILL
nicht als Raumduft, aber sehr gut für Magen-, Darmkoliken als Essenz für ein Sitzbad

EUKALYPTUS
atmungsanregend, Konzentration stärkend, luftreinigend, östrogenartig

EISENKRAUT
(mein Liebling) euphorisierend, herzstärkend, antidepressiv, regt Kreativität an

FICHTENNADEL
luftreinigend, tonisierend, anregend, atmungsanregend

GERANIE
ausgleichend, stresslösend, harntreibend, östrogenartig, gewebestraffend, hebt die Stimmung

GEWÜRZNELKE
unterstützt die Konzentrationsfähigkeit und erinnert immer an Weihnachten

GRAPEFRUIT
regt Durchblutung und Lymphsystem an, weckt die Lebensgeister

HO-BLÄTTER
stärkt Bindegewebe und pflegt die Haut

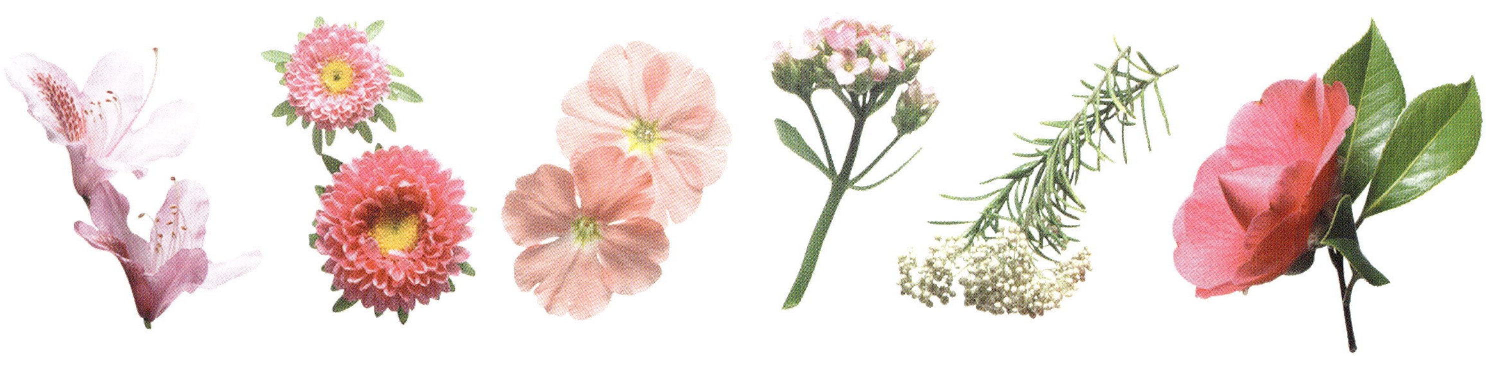

IMMORTELLE
entgiftend, antiviral, gewebestraffend

JASMIN
gilt als Königin der Sinnlichkeit

JOHANNISKRAUT
gegen Schlafstörungen und Nervosität; als Duft nur in Kombination mit Bergamotte oder Orange

KAMPFER
ist kein schöner Geruch, doch wirkt er heilsam bei angegriffenen Nerven, Kreislaufproblemen und Schwäche

LAVENDEL
beruhigend, entspannend, herzregulierend, zellerneuernd, klärend und tonisierend

LEMONGRASS
anregend, konzentrationssteigernd

MELISSE
antiviral und krampflösend, wirkt sich auf viele Arten weiblicher Beschwerden positiv aus

MINZE
stimuliert das Nervensystem, lymphwirksam, wirkt gegen Angst und Unruhe

MUSKATELLERSALBEI
beruhigend, entspannend, stimmungsaufhellend, erotisierend, fördert die Kreativität

MYRRHE
antiseptisch, heilungsfördernd

NARDE
beruhigt das Nervensystem, gut für Beduftung eines Raumes für Meditation

NARZISSE
sensibilisierend, erotisierend, entspannend

PATSCHULI
(nicht jedermans Sache) antiseptisch, gute Essenz, um die Luft zu entpilzen, erdet, wenn man es mag

PETITGRAIN
ähnelt Neroli; antidepressiv, regenerierend, pflegend, nervenstärkend

ROSMARIN
(nicht nur zum Kochen) mental anregend, herzstärkend, entwässernd

ROSE
beruhigend, angstlösend, erotisierend, hautpflegend

SALBEI
(gut für Frauen) krampflösend, entschlackend, anregend; doch Salbei muss vorsichtig dosiert werden; Duftlampen sind optimal

SANDELHOLZ
entspannend, angstlösend, zentrierend, erotisierend, wirkt auf Psyche und Emotion

TONKA
(südamerikanischer Baum) gegen depressive Verstimmung, Grübelei

TUBEROSE
entspannend, sensibilisierend, füllt Räume mit einem opulenten Duft

ZEDER
wirkt antiseptisch, stärkt Blase und Niere, mit Rose und Jasmin gemischt stark erotisierend

ZIRBELKIEFER
klärt und reinigt die Luft, wunderbar als Vorbereitung fürs Turnen

ZITRONE
regt den Geist an, gilt als blutreinigend

ZYPRESSE
sehr gut für die Atemwege, wirkt gegen depressive Verstimmung; Insekten mögen es nicht

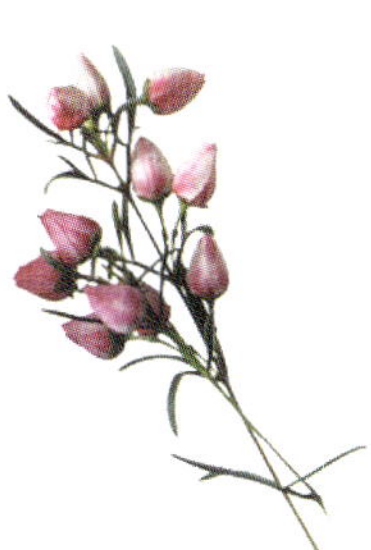
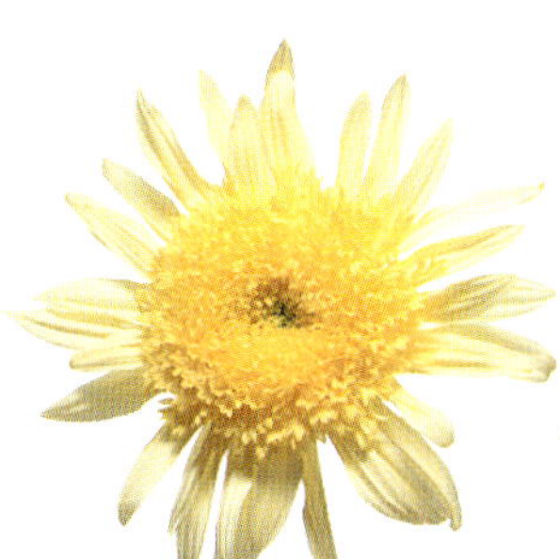
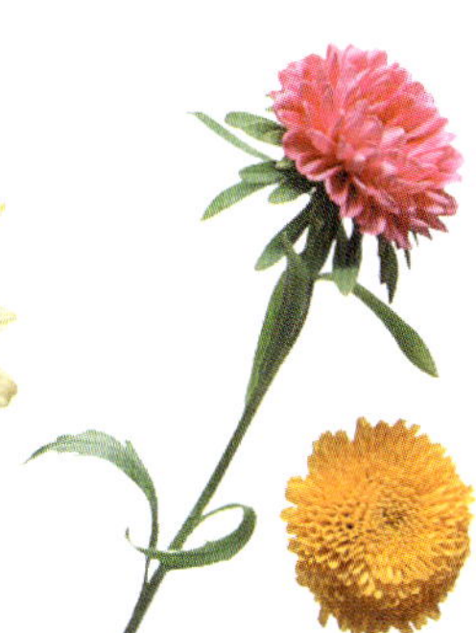
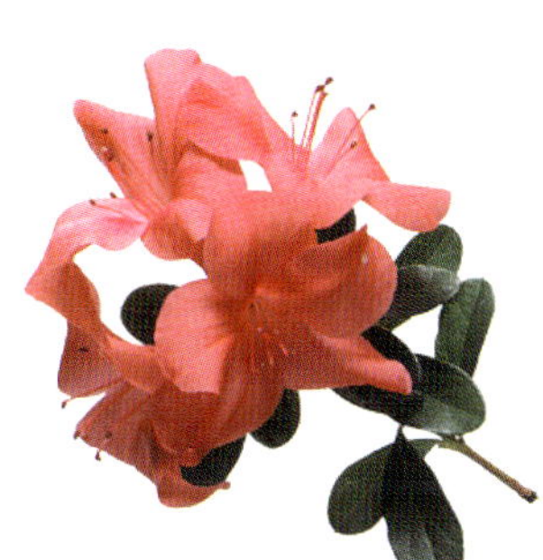
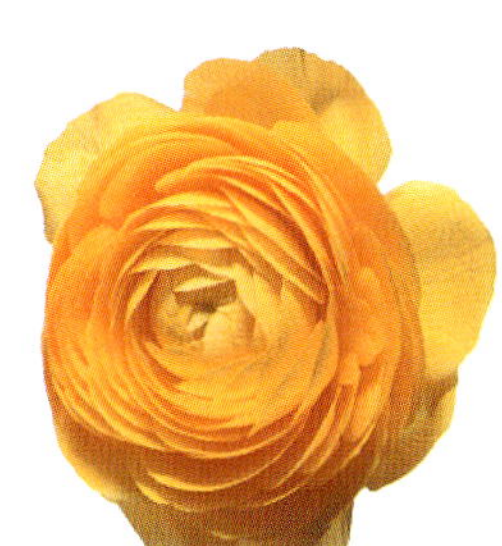

Nahrungsergänzung für Körper und Geist

Vitamine

Vitamine sind lebensnotwendige Bestandteile der Nahrung und für einen gesunden Stoffwechsel von unersetzlichem Wert. Sie erfüllen ungefähr die Funktion der Sklaven beim Pyramidenbau. Die Steine sind sie, soweit man weiß, nicht, aber eben ihre Träger.

VITAMIN A (RETINOL)

Vitamin A ist ein fettlösliches Vitamin.

Funktion: Vitamin A ist als Schönheitsvitamin bekannt, es ist ein »Hautschmeichler«. Jede Hautschicht des Körpers braucht Vitamin A, die Schleimhäute, die Oberhaut, die Netzhaut, aber auch das übrige Auge, Zahnfleisch, Zähne und Haare. Durch Vitamin A wird der Sehpurpur gebildet. Es wirkt gegen Nachtblindheit, fördert Wachstum und Vitalität. Hilft in der Ausschüttung von Verdauungssäften. Stabilisiert die Zellwände und schützt so vor frühen Alterungserscheinungen. Erhöht Infektionsabwehr. Vitamin A wirkt auch auf die Sexualdrüsen. Es ist ein Freie-Radikale-Fänger, verhindert Zellzerstörung, erhöht die Durchlässigkeit der Blutkapillaren und fördert so die Durchblutung.

Die Aufnahme wird gestört oder verhindert durch: Antivitamine, falsche Zubereitung (auch Verkochen), gestörte Darmflora, Fermentmangel, fettarmes Essen (zur Vitamin-A-Aufnahme braucht man Öl), Cortison, exzessiven Alkoholgenuss, Kaffee, Nikotin, Vitamin-D-Mangel, Mineralöleinnahme (auch über Kosmetik).

Mangelerscheinungen: rote Augen, verminderte Sehfähigkeit, Nachtblindheit, Infektanfälligkeit, vor allem der Atmungsorgane, Austrocknung der Bindehaut, Austrocknung der Schleimhäute, geschwüriger Zerfall der Augenhornhaut, Akne, Falten, lebloses Haar, unebenmäßige Nägel, verminderter Geruchssinn bis zum völligen Verlust, Schuppen, schuppige Haut, Erlöschen der Sexualfunktion.

Gefahr der Überdosierung: Ist bei Vitamin A möglich. Durch übermäßige Einnahme von

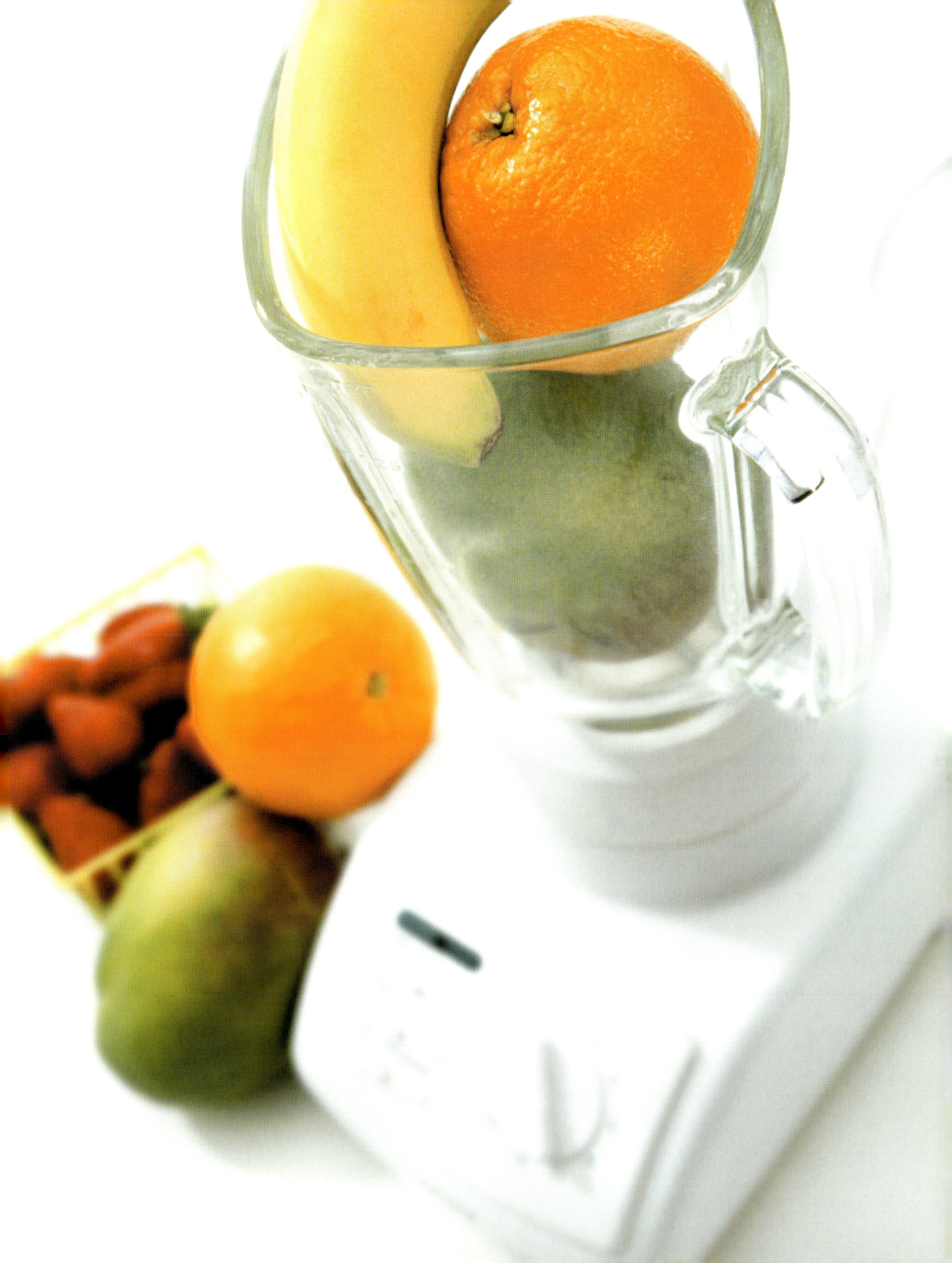

Vitamin A in Tablettenform oder zu viel Karottensaft färbt sich die Haut gelb, und die Leber wird belastet.

Besonderheiten: Vitamin A ist empfindlich gegen Luft und Sonne.

Tägliche Mindestmenge: 0,9 mg (entspricht 1,8 mg Provitamin A).

Reichlich enthalten in: Petersilie, Spinat, Mangold (enthält viel Oxalsäure – Vorsicht bei schwachen Nieren), Aprikosen, Karotten (gedünstet und püriert ist optimal), Sanddorn, Käse, Milch, Papayas, Brunnenkresse, Leber, Sprossen.

VITAMIN C (ASCORBINSÄURE)

Funktion: Wichtig für den Kollagenaufbau. Wird zum Ablauf vieler Funktionen der Drüsen und Organe benötigt. Notwendig zur Gesunderhaltung der Zähne, des Zahnfleisches und auch der Knochen. Essenziell für richtige Funktionsfähigkeit der Schilddrüse. Fördert Heilungsprozesse, schützt vor Stress. Schützt vor schädlichen Umwelteinflüssen. Entgiftet. Heilende Wirkung auf viele entzündliche Krankheiten ist erwiesen. Steigert Aufnahmefähigkeit von Eisen bis zu 50 Prozent. Notwendig für die Elastizität des Gewebes. Mit Vitamin C erhöht sich der Sauerstoffgehalt des Blutes, und das wiederum entscheidet über die sauerstoffabhängige Kollagensubstanz, somit über die Qualität und Elastizität der Haut. Es beeinflusst die Verwertbarkeit der Aminosäuren Tyrosin und Phenylanin und wirkt so auf die Neurotransmitter. Wirkt im Zusammenhang mit Folsäure als Faktor zur Reifung roter Blutzellen. Katalysator der Zellatmung. Hilft bei der »Entbleiung« des Körpers. Wirkt gegen Allergien und stärkt die Sehkraft.

Die Aufnahme wird gestört oder verhindert durch: Erhitzen der Nahrung, Einnahme von Östrogen. Rauchen erhöht den Vitamin-C-Bedarf, Aspirin erhöht die Ausscheidung.

Mangelerscheinungen: Zahnfleischerkrankungen, geringe Zellspannkraft, Schilddrüsenfunktionsstörungen, schlechte Wundheilung, schwache Blutkapillaren (blaue Flecken), Störungen des Knochenwuchses und der Zahnbildung, gestörte Fähigkeit der Keimdrüsen, Geschlechtshormone herzustellen, Erschlaffung des Gewebes.

Gefahr der Überdosierung: Ist nicht gegeben; wird im Urin ausgeschieden.

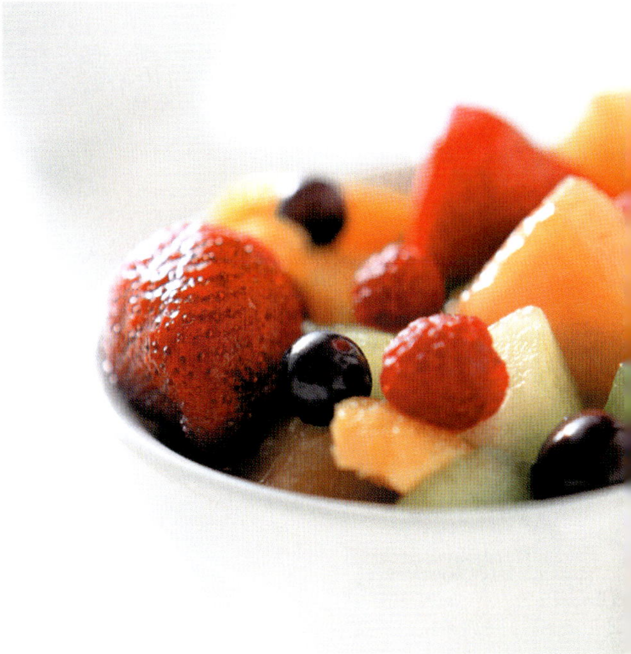

Besonderheiten: Vitamin C ist hitze-, licht- und sauerstoffempfindlich.

Tägliche Mindestmenge: therapeutisch 40 bis 75 mg.

Reichlich enthalten in: allen frischen Früchten, Kartoffeln, Tomaten, grünem Paprika.

VITAMIN E (TOCOPHEROL/ALPHATOCOPHEROL)

Funktion: Vitamin E ist ein starkes Antioxidans. Damit hat es grundlegende Einflüsse auf den Gesundheitszustand und das Aussehen. Es fördert einerseits die Sauerstoffzufuhr, die Durchblutung des ganzen Körpers, andererseits schützt es im Stoffwechsel leicht oxidierbare Stoffe vor einer verfrühten, unerwünschten Veränderung. Bewirkt durch Stimulierung des hypophysen Vorderlappens und der Nebennierenrinde eine Erhöhung des körpereigenen Hormonspiegels. Beeinflusst Bindegewebe und Muskulatur. Bewirkt eine erhöhte Durchblutung, dadurch fördert es die Neubildung von Zellen. Erhält das Empfindungsvermögen.

Die Aufnahme wird gestört oder verhindert durch: Einnahme von anorganischem Eisen, Einnahme von Östrogen, Chlor und gechlortem Wasser, Mineralöl.

Mangelerscheinungen: sind in Europa unbekannt

Gefahr der Überdosierung: Besteht nur im Krankheitsfall nach ausdrücklichem Hinweis ihres Arztes.

Besonderheiten: Vitamin E ist licht- und sauerstoffempfindlich, hitzestabil.

Tägliche Mindestmenge: 12 mg.

Reichlich enthalten in: Pflanzenölen (Weizenkeimöl). Die Mindestmenge ist enthalten in: Eigelb von 4 Hühnereiern, 1 El Sonnenblumenöl, 1 EL Maiskeimöl, 1/2 Tasse Keime (Weizen oder Roggen), 1 1/2 Tassen Sojamehl, 80 g Mandeln, 30 g (3 EL) Leinsamen, 200 g (ca. 6 Stangen) Schwarzwurzeln gedünstet.

VITAMIN D (CALCIFEROL)

Funktion: Unterstützt die Assimilierung (Aufnahme) von Kalzium, Phosphor und anderen Mineralien. Wird zur Funktionsfähigkeit der Schilddrüse gebraucht. Wichtig für Knochenaufbau in der Kindheit. Wird vom Körper selbst aus Sonnenlicht hergestellt. Voraussetzung der Aufnahme ist, dass man sich weder vor noch nach der Bestrahlung wäscht. Zur Herstellung wird Fett benötigt. Vitamin D beugt mit Kalzium und Phosphor der Knochenerweichung und dem Knochenschwund vor. Wirkt heilend auf Ekzeme, Dermatosen, Psoriasis und Sklerodermie.

Die Aufnahme wird gestört oder verhindert durch: antikonvulsivische Mittel (Dilantin).

Mangelerscheinungen: Rachitis und Knochenerweichung, Knochenschwund, Muskelschwäche, allgemeine Schwäche.

Gefahr der Überdosierung: Ist gegeben, da es durch Sonnenlicht gebildet wird. Einnahme nur im Winter zu empfehlen.

Besonderheiten: licht- und sauerstoffempfindlich.

Tägliche Mindestmenge: 2,5 Mikrogramm (1 mg = 1000 Mikrogramm).

Reichlich enthalten in: Eigelb, Pilzen, Keimen verschiedener Art, Sonnenblumenkernen.

Die B-Vitamine (B-Komplex)

B1 (THIAMIN)

B1 ist ein wasserlösliches Vitamin.

Funktion: Essenziell für Eiweiß-Protein-Aminosäuren-Stoffwechsel. Unerlässlich für das gesamte Nervensystem. Ein Fermentfaktor des Kohlehydrat- und Fettstoffwechsels. Schützt vor Wasserretention durch Funktionsunterstützung des Herzens. Hat Einfluss auf den Energiespiegel und die Stamina. Beugt frühzeitigen Alterungserscheinungen vor. Hat eine synergetische Beziehung zu den Hormonen der Nebenniere und des Nebennierenmarks.

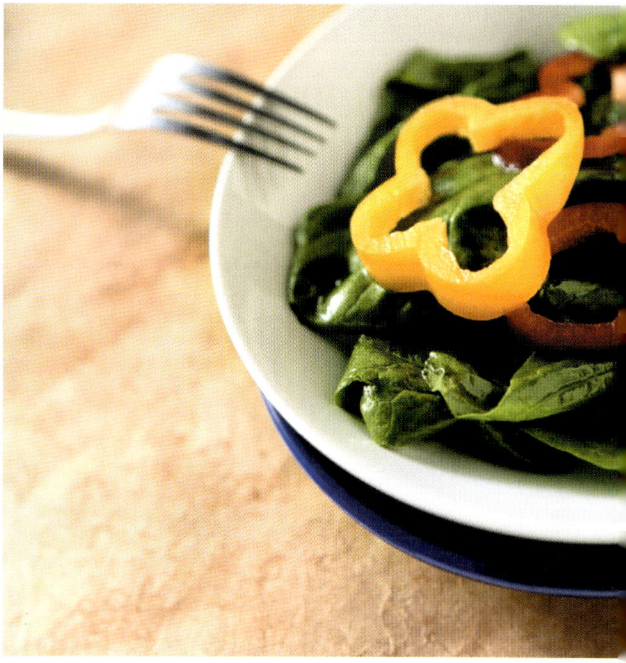

Die Aufnahme wird gestört oder verhindert durch: Alkoholkonsum, raffinierte Nahrungsmittel, Abführmittel, Entwässerungsmittel, gestörte Darmflora, Mangel anderer Nährstoffe, die im Zusammenhang wirken, hohen Zuckerkonsum, Schwefelung der Nahrungsmittel.

Mangelerscheinungen: Müdigkeit, Ödeme (Wasserretention), Übersäuerung mit allen Konsequenzen, Muskelschwäche (Überempfindlichkeit). Vermindert die Nährstoffversorgung zur Bildung von Neurotransmittern, geistige Unausgeglichenheit, durch Verschiebung des Basen-Säure-Gleichgewichts treten Hautstörungen als Sekundärfolge auf.

Gefahr der Überdosierung: Ist nur bei extrem hoher und langer Einnahme möglich.

Besonderheiten: Vitamin B 1 ist hitze- und sauerstoffempfindlich.

Tägliche Mindestmenge: 1,4 bis 1,6 mg.

Reichlich enthalten in: Bierhefe (10 g) Leber, Vollkornbrot, Weizenkeimen, Sonnenblumenkernen, grünem Gemüse.

B2 (RIBOFLAVIN/LAKTOFLAVIN)

Funktion: Ist ein Ferment und Koenzym. Wirkt beim Stoffwechsel aller Nährstoffe mit. Beteiligt an der Bildung von Hämoglobin (Blutfarbstoff). Essenziell zur Bildung gesunder Nägel, von Haut und Haaren. Spielt im Zusammenhang mit Vitamin A bei der Schönheit und Gesundheit des Auges eine Rolle. Abbau von Histaminen.

Die Aufnahme wird gestört oder verhindert durch: Alkohol, gestörte Darmflora durch Einnahme von Sulfonamiden, Antibiotika und Tuberkostatika. Ausspülung durch Diuretika und Abführmittel. Die Antibabypille erhöht den Bedarf, ebenso das Rauchen

Mangelerscheinungen: rote Augen, Lichtempfindlichkeit, Jucken der Augen, Entzündungen des Mundes, brennende Zunge, frühe Faltenbildung an Armen und im Gesicht, gespaltene Nägel, Alterserscheinungen wie »schwindende Oberlippe«, Anämie, Überempfindlichkeit, Rötungen der Haut, Schuppungen der Haut in den Augenwinkeln, Nasolabialfalten um den Mund.

Gefahr der Überdosierung: Besteht nicht; wird im Urin ausgeschieden.

Besonderheiten: Vitamin B 2 ist licht-, hitze- und sauerstoffempfindlich.

Tägliche Mindestmenge: 1,8 bis 2,0 mg.

Reichlich enthalten in: Bierhefe (50 g), Huhn, Mandeln, Avocados, Leber, Niere, Herz, Hirn.

B 3 (NIACIN, NIACINAMID)

Funktion: Ist ein Kofaktor, Koenzym 11 und Koenzym 2 des Kohlehydrat-, Fett-, Eiweißhormon- und Mineralstoffwechsels. Bewirkt den Aufbau des Blutfarbstoffs, reguliert den Pigmentstoffwechsel auf Häminbasis. Ist ein Bestandteil des funktionsfähigen Verdauungstraktes.

Die Aufnahme wird gestört oder verhindert durch: weißen Zucker, gestörte Darmflora durch Einnahme von Sulfonamiden, Antibiotika, Verwertungsstörungen des Magens, Darmstörungen nach Operationen, Alkohol, Diuretika, Abführmittel, Antibabypille.

Mangelerscheinungen: Schuppung der Haut, Mundwinkelirritation, Nervosität, Vergesslichkeit, Anämie, Depression, kalte Hände und Füße.

Gefahr der Überdosierung: keine.

Tägliche Mindestmenge: 9 bis 20 mg.

Reichlich enthalten in: Fisch (ca. 200 g von den meisten Fischen enthalten die tägliche Mindestmenge), Leber, Truthahnbrust, Herz, Kaninchen, Sardinen, Vollkorn, Hefe (25 g). Wird im Körper von Tryptophan gebildet.

B 6 (PYRIDOXIN, PYRIDOXAL, PYRIDOXAMIN)

Funktion: Ein Kofaktor vieler Stoffwechselvorgänge. Ist ein wichtiger Faktor des Eiweißstoffwechsels, spielt eine Rolle bei der Umwandlung von Aminosäuren in Ketosäuren und umgekehrt. Essenziell für die DNA-Abläufe. Hilft gegen prämenstruelles Syndrom.

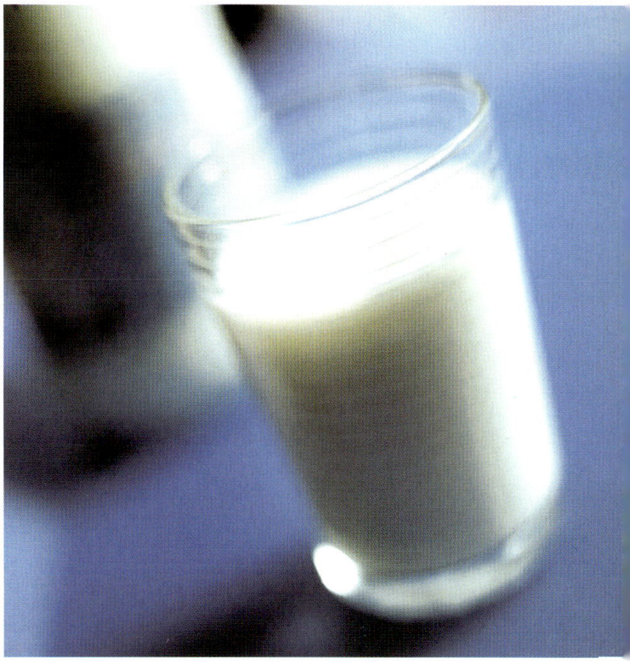

Vitamin B 6 steuert und reguliert das Gleichgewicht von Sodium und Kalium, welches bei Wasserretention eine Rolle spielt. B 6 wird zur Herstellung von Hydrochloridsäure, die für die Verdauung gebraucht wird, benötigt. Wird zur Aufnahme von B 12 gebraucht.

Die Aufnahme wird gestört oder verhindert durch: wie bei B 3. Corticosteroide erhöhen den B6 Bedarf.

Mangelerscheinungen: Zahn- und Zahnfleischerkrankungen, Anämie, Depressionen. Hautstörungen, Mundgeruch, Schlaflosigkeit, Schwindel, Wasserretention, Ekzeme, Störungen des zentralen Nervensystems. Atrophie verschiedener Organe. Durch die Wichtigkeit von B6 beim Eiweißstoffwechsel verursacht ein Mangel Störungen der Revitalisierung des Körpers. Auch das Gehirn ist B6-abhängig. Jugendakne.

Gefahr der Überdosierung: Ist gegeben. In Studien hat sich gezeigt, dass es bei exzessiver Einnahme von B 6 zu schweren Störungen kommen kann.

Besonderheiten: lichtempfindlich, hitzestabil.

Tägliche Mindestmenge: 1,6 bis 2,0 mg.

Reichlich enthalten in: Hefe (15 g), Weizenkeimen (25 g), Leber, Bananen, Melasse, Eidotter, Sonnenblumenkernen, Milch, Geflügel.

B 12 (COBALAMIN)

Funktion: Spielt vor allem bei der Bildung von roten Blutzellen eine wichtige Rolle. Auch ein wichtiger Faktor in der Bildung von Zellgewebe. Jedes gesunde Wachstum von Haut, Haaren, Schleimhäuten usw. ist B12-abhängig. Es wird für chemische Abläufe zum Aufbau des Zellkerns benötigt.

Die Aufnahme wird gestört oder verhindert durch: Die Aufnahme und Verwertung von B12 ist kompliziert. Es kann mit Hilfe eines Stoffes, der Intrinsic factor genannt wird, aufgenommen werden. Wird durch die Schleimhaut des Darmes absorbiert. Fehlt dieser Intrinsic factor, dann kommt es zur perniziösen Anämie. Die Aufnahmestörungen sind gleich wie bei B 3.

Mangelerscheinungen: hellrote, brennende Zunge ist ein Zeichen von B12-Mangel. Wachstumsstörungen, perniziöse Anämie, allgemeine Hautstörungen verschiedener Art, Degenerationserscheinungen des peripheren und zentralen Nervensystems.

Gefahr der Überdosierung: Einnahme nur nach Rücksprache mit Ihrem Arzt.

Besonderheiten: licht- und sauerstoffempfindlich, säureempfindlich, hitzeempfindlich.

Tägliche Mindestmenge: 3 bis 6 Mikrogramm (1 mg = 1000 Mikrogramm).

Reichlich enthalten in: Leber, Weizenkeimen, rohem Eigelb (Eiweiß roh zerstört das Vitamin), Milch, Milchprodukte, Fisch, Austern. 1 l Vollmilch enthält ca. 7 Mikrogramm.

RUTIN (VITAMIN P, CITRIN, HESPERIN)

Funktion: Stärkt die Kapillarwände und beeinflusst die Durchlässigkeit glykolodial gelöster Substanzen. Wirkt dadurch hemmend auf Ödembildung (Wasseransammlung). Hat einen Antioxidationseffekt. Das Rutin hat vermutlich eine Schutzwirkung auf das Adrenalin und verhindert dessen vorzeitige Metabolisierung. Durch die synergetische Wirkung mit Vitamin C beteiligt sich das Rutin am Schutz der Haut und der Blutgefäße.

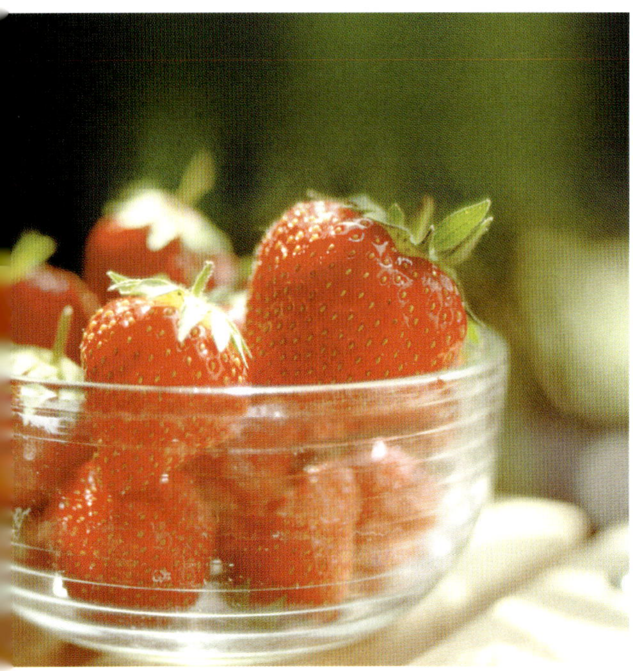

Wird zerstört durch: Erhitzen.

Mangelerscheinungen: Wasserretention, Hämorrhoiden, Zahnfleischbluten, geplatzte Äderchen (auch im Auge), Krampfadern, Purpura (blaue und purpurfarbene Hautveränderungen), Koronarthrombosen, verminderte Haut- und Gewebespannung (Schlaffheit).

Gefahr der Überdosierung: nicht gegeben.

Tägliche Mindestmenge: Ist noch nicht festgesetzt. Therapeutisch bis 200 mg.

Reichlich enthalten in: frischen Früchten und Gemüsen, grünem Paprika, Erdbeeren, Zitrusfrüchten und Korinthen.

VITAMIN F (LINOLSÄURE USW.)

Diese essenziellen Fettsäuren werden auch als Vitagene begriffen.

Funktion: Regulierung des Fettstoffwechsels und Förderung des Wachstums. Essenziell für Drüsenfunktion, vor allem der Adrenalindrüsen. Behebt welke und trockene Zustände der Haut. Normalisiert Hautgewebe. Normalisiert Talgdrüsenfunktion. Fördert die Verfügbarkeit von Kalzium und Phosphor für Zellen. Ist für die Gesundheit von Haut und Schleimhäuten unerlässlich.

Wird zerstört durch: Oxidation.

Mangelerscheinungen: Hautstörungen, Blässe, Ekzeme, Akne, Trockenheit, Haarausfall, krankhafte Veränderung der Nieren und der Leber.

Tägliche Mindestmenge: noch nicht festgelegt. Anhaltspunkt: Fettzufuhr mit den essenziellen Fettsäuren sollte mindestens 1 Prozent des täglichen Kalorienbestandes ausmachen.

Reichlich enthalten in: unraffinierten Ölen, Sojaöl, Leinsamenöl, Distelöl, Sonnenblumenöl.

BIOTIN (VITAMIN H)

Funktion: Ein Koenzym im Fermentsystem und ein Bestandteil wichtiger Stoffwechselvorgänge. Seine Wirkung spielt beim Reaktionsverlauf der Harnstoffsynthese, dem Aufbau des Purinkernes, beim Abbau der Kohlehydratzwischenstufen eine Rolle. Aktiv bei der Freisetzung von Aminosäuren. Ist am Stoffwechselablauf ungesättigter Fettsäuren beteiligt. Ein Kofaktor (mit Folsäure) bei der Bildung der Pantothensäure.

Die Aufnahme wird gestört oder verhindert durch: Biotin ist ein Vitamin, das von Bakterien im Darm für den Eigenbedarf gebildet wird. Durch die Einnahme von Antibiotika und Sulfonamiden wird die Darmflora gestört und damit auch die Biotinherstellung. Rohes Eiweiß hindert Biotinaufnahmefähigkeit.

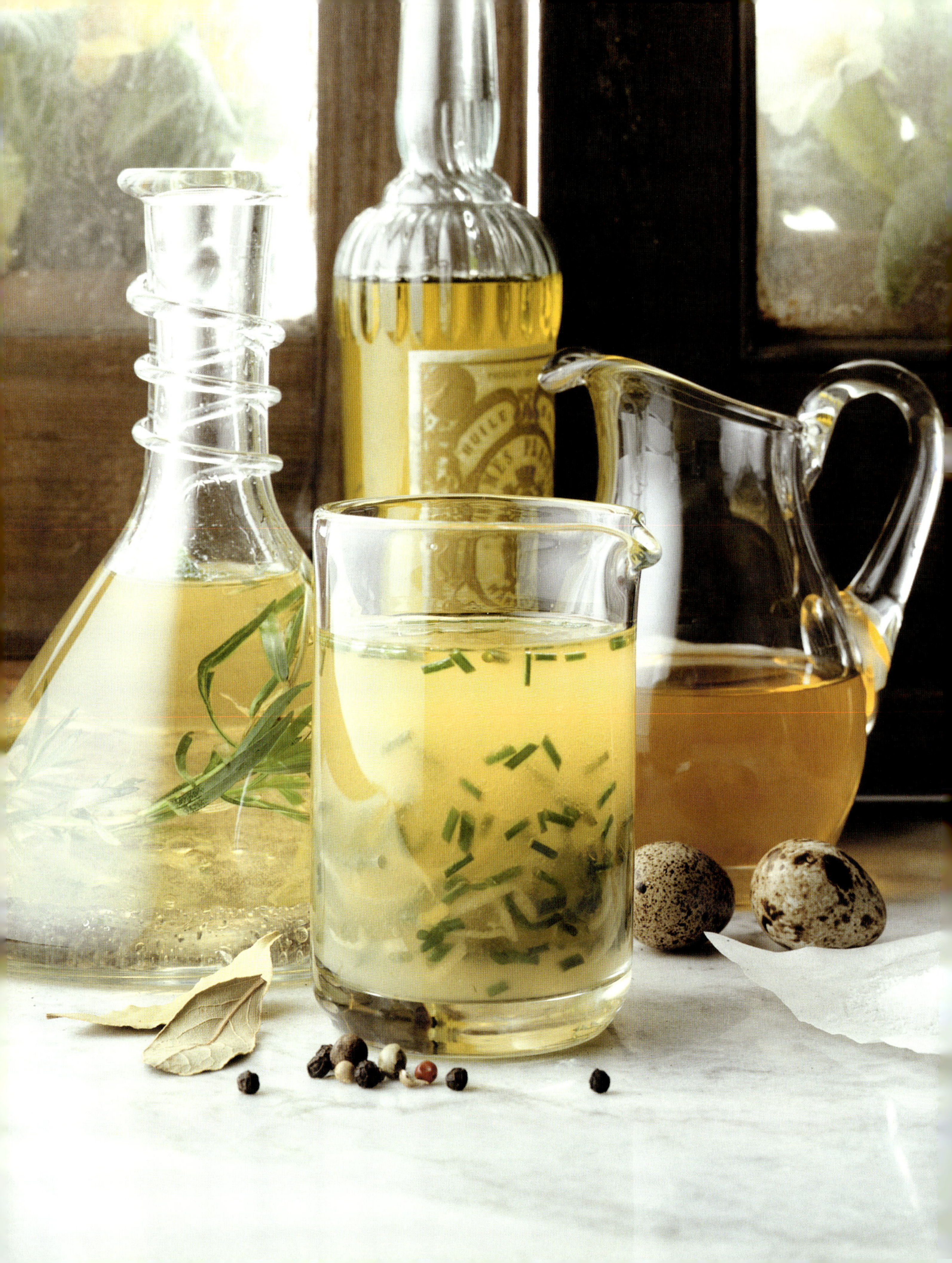

Mangelerscheinungen: grau-fahle Verfärbung der Haut, schlechte Durchblutung der Schleimhäute. Degenerative Veränderung der Haare, trockene Haut, Blässe. Kalkproduktion geschwächt.

Besonderheiten: hitzestabil.

Tägliche Mindestmenge: unbekannt, vermutlich 75 bis 300 Mikrogramm (1000 Mikrogramm = 1 mg).

Reichlich enthalten in: Leber, Nieren, Melasse, Rosinen, rohem Eigelb, Hefe, Fisch, Trockenmilch.

FOLSÄURE (VITAMIN B 9)

Funktion: Als Kofaktor des B12 essenziell für die Bildung von roten Blutkörperchen. Notwendig für die Bildung und Teilung aller Zellen. Beeinflusst die Verwertung des Tyrosins (Eiweißbaustein, Vorstufe des Melanin und Adrenalin) und der Glutaminsäure im Körper. Über Thymin greift Folsäure in den Aufbau der Zellkernsubstanz ein. Ist für den Aufbau von Haut und Haaren notwendig. Schützt vor Infektionen. Folsäure ist unentbehrlich für die gesunde Entwicklung der Organe. Ein unerlässlicher Aufbaustein des ganzen Körpers. Folsäure und Biotin sind Voraussetzungen für die Funktion der Pantothensäure.

Die Aufnahme wird gestört oder verhindert durch: Einnahme von Antibiotika, Barbitursäure, Sulfonamide. Bei B12- und C-Mangel kann sich die Aktivität der Folsäure nicht voll entfalten. Pyramentamin, Dolatin, Piridon und die Antibabypille wirken sich negativ auf Folsäurefunktionen aus. Fortwährender Folsäuremangel wirkt sich auf die Geschlechtsorgane aus.

Mangelerscheinungen: Haarausfall, Anämie, Kreislaufstörungen, fahle Hautfarbe, Müdigkeit, Depressionen, Veränderungen der Darmschleimhaut und damit verminderte Nährstoffaufnahme. Wachstumsstörungen, Atrophie der Haut und der lymphatischen Organe. Schwangerschaftsbeschwerden.

Gefahr der Überdosierung: Ist gegeben.

Besonderheiten: sehr lichtempfindlich, sehr hohe Wasserlöslichkeit.

Tägliche Mindestmenge: 0,4 mg.

Reichlich enthalten in: dunkelgrünem Gemüse, Spargel, Bierhefe, Weizenkeimen.

PABA (VITAMIN BX)

Funktion: Ein Wachstumsfaktor, stimuliert den Metabolismus. Ein Partner der Folsäure bei vielen Vorgängen, speziell bei der Bildung des Haarfarbstoffes. Wichtig für die Gesundheit (Schönheit) der Haut. Als Bestandteil einiger Sonnenschutzmittel wirksam gegen Schäden durch Sonnenstrahlen (Radikale).

Die Aufnahme wird gestört oder verhindert durch: angegriffene Darmflora, exzessiven Kaffeegenuss.

Mangelerscheinungen: Müdigkeit, Anämie, frühzeitiges Ergrauen der Haare.

Gefahr der Überdosierung: möglich.

Tägliche Mindestmenge: 30 mg.

Reichlich enthalten in: Wird in der gesunden Darmflora von Bakterien gebildet. Bierhefe, Eier, Joghurt, Weizenkeime, Melasse und Leber.

PANTHENOL, PANTOTHENSÄURE (EIN VITAMIN DER B-GRUPPE, AUCH VITAMIN B5 GENANNT)

Funktion: Ist für viele Stoffwechselvorgänge wichtig, erhält die Gewebefunktion des Organismus aufrecht. Notwendig zur Assimilation. Stimuliert Drüsenfunktionen. Schützt vor frühzeitigen Alterungserscheinungen, wichtig zum Aufbau und der Gesunderhaltung des zentralen Nervensystems. Durch seinen Einfluss auf schwefelhaltige Aminosäuren spielt es eine wichtige Rolle bei der Bildung von Keratin (Hornstoff) bei Haut und Nägeln. Entzündungshemmend. Pantothensäure hat im Wechselspiel mit anderen Nährstoffen große Bedeutung. Die Mangelerscheinungen sind deshalb äußerst folgenreich.

Die Aufnahme wird gestört oder verhindert durch: gestörte Darmflora.

Mangelerscheinungen: frühzeitiges Ergrauen der Haare. Gesteigerte Lichtempfindlichkeit, Depressionen, Verstopfung, Schlaflosigkeit, Muskelkrämpfe, Nervosität. Ein Zeichen sind brennende Füße, Ekzeme.

Gefahr der Überdosierung: nicht möglich, da es im Urin ausgeschieden wird.

Besonderheiten: unempfindlich gegen Licht und Sauerstoff.

Tägliche Mindestmenge: etwa 6 bis 8 mg.

Reichlich enthalten in: Bierhefe, Weizenkeimen, Gelee royal, dunkelgrünem Gemüse, Melasse, Leber, Eigelb.

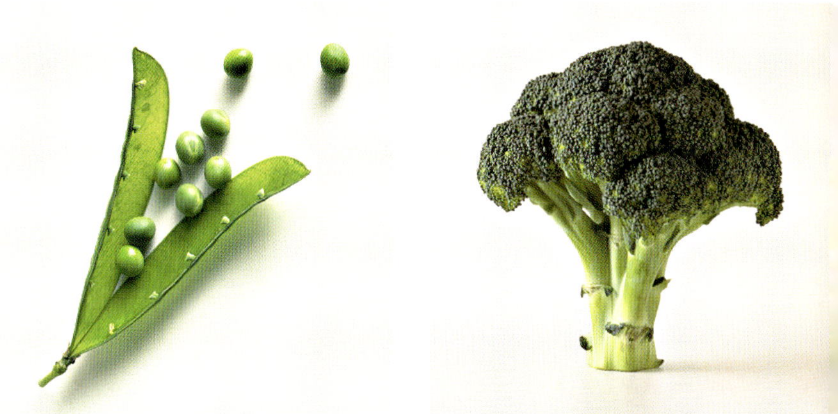

VITAMIN K (K1 UND K2), FRUKTION

Funktion: Ist mit der fermentativen Atmungskette verbunden. Wird im Dickdarm von Bakterien gebildet. Wichtig für Leberfunktionsabläufe. Spielt eine Rolle in den energieproduzierenden Aktivitäten der Zellen, speziell im Nervensystem. Spielt eine grundsätzliche Rolle bei der Blutgerinnung.

Die Aufnahme wird gestört oder verhindert durch: längere Einnahme von Sulfonamiden und Antibiotika, Luftverschmutzung, Aspirin, übermäßige Ernährung durch gefrorene Speisen, Mineralöl innerlich und äußerlich, ranzige Fette.

Mangelerscheinungen: verminderte Vitalität, Nasenbluten, innere Blutungen etc., schnelles Entstehen von Blutergüssen, Durchfall.

Gefahr der Überdosierung: Ist gegeben.

Besonderheiten: fettlöslich.

Tägliche Mindestmenge: nicht festgesetzt.

Reichlich enthalten in: Brokkoli, Kartoffeln, Eiern, Milch, Joghurt.

CHOLIN UND INOSTOL (EIN TEIL DES B-KOMPLEXES)

Funktion: Die wichtigste Funktion des Cholins besteht in dem Zusammenwirken mit dem Inostol als Teil des Lecithins und ist eine Voraussetzung des Fettstoffwechsels. Lecithin hilft bei der Auflösung und Verteilung der Fette und der fettlöslichen Vitamine. Nach neuesten Erkenntnissen spielt Cholin im Zusammenhang mit Cholesterin eine wichtige Rolle. Es bringt das Cholesterin in Bewegung, so dass es sich nicht festsetzt. Vermindert übermäßige Fettdepots in der Leber und den Arterien. Gilt als Gehirnnahrung.

Die Aufnahme wird gestört oder verhindert durch: Cholin kann vom Körper selbst hergestellt werden. Voraussetzung ist eine optimale Ernährung, genügend Vitamin B6, B12, Folsäure und Methionin, eine Aminosäure.

Mangelerscheinungen: hoher Blutdruck, Degenerationserscheinungen der Leber, Arteriosklerose, Nierenschäden, Glaukom. Dicke, blutleere, teigige Haut im Gesicht, Haarverlust, Verstopfung, Ekzeme.

Gefahr der Überdosierung: Ist gegeben; mit Arzt absprechen.

Besonderheiten: wasserlöslich, Kochwasser nicht wegschütten, sondern weiterverarbeiten.

Tägliche Mindestmenge: 500 bis 1000 mg.

Reichlich enthalten in: Fisch, Leber, Herz, Lecithin, Weizenkeimen, Bierhefe, Haferflocken, Melasse.

Mineralstoffe

KALZIUM

Funktion: Essenziell für alle Funktionen des Körpers. Für Knochenaufbau, Zahnbildung und Wachstum notwendig. Muskeltätigkeit (Herz) ist kalziumabhängig. Fördert Heilungsprozesse, schützt vor Allergien, bindet Umweltgifte, hilft Gleichgewicht von Natrium, Kalium und Magnesium herzustellen. Ist ein wichtiger Kofaktor vieler enzymabhängiger Prozesse. Unabkömmlich zur Verwertung von Phosphor, Vitamin D, A und C.

Die Aufnahme wird gestört oder verhindert durch: Spinat und Mangold, beides oxalsäurehaltige Nahrungsmittel, entziehen dem Körper Kalzium.

Mangelerscheinungen: Knochenschwund (speziell bei Frauen), Lockerung der Zähne, Infektanfälligkeit, Allergieanfälligkeit, Rastlosigkeit, Konzentrationsstörungen, Depressionen, Muskelkrämpfe.

Gefahr der Überdosierung: Überhöhte Einnahme von konzentrierten Nährstoffen kann Nieren belasten.

Tägliche Mindestmenge: 700 bis 800 mg.

Reichlich enthalten in: Milch, Käse, dunklem Gemüse (Löwenzahn, Brunnenkresse), Mandeln, Algen, Melasse, Hirse.

PHOSPHOR

Funktion: Ist ein Wirkstoffpartner des Kalziums. Hat Einfluss auf die Sexualität. Ein wichtiger Faktor bei der Kohlehydrate-Metabolisierung und dem Säure-Basen-Gleichgewicht. Ist Nerven- und Gehirnnahrung.

Die Aufnahme wird gestört oder verhindert durch: Spinat und Mangold. Ein Übermaß bringt Kalziummangel, da Phosphor und Kalzium in partnerschaftlichem Verhältnis stehen müssen.

Mangelerscheinungen: »Lustverlust«, Schwäche, Nervosität, alle mit Kalzium zusammenhängenden Mangelerscheinungen.

Gefahr der Überdosierung: möglich.

Tägliche Mindestmenge: 700 bis 800 mg.

Reichlich enthalten in: Hirn, Austern, Milchprodukten, Eigelb, Vollkorn, Weizenkeimen.

MAGNESIUM

Funktion: Wichtiger Faktor für viele Enzymvorgänge, unterstützt die Verwertbarkeit von Vitamin B und E, Fetten, Kalzium und anderer Mineralien. Wichtig für den Muskeltonus, für gesunde Knochen und zur Eiweißsynthese. Voraussetzung für gesunde Herzfunktion. Mitregulator des Säure-Basen-Gleichgewichts. Ein natürliches Beruhigungsmittel. Spielt eine Rolle bei der Senkung des Cholesterinspiegels.

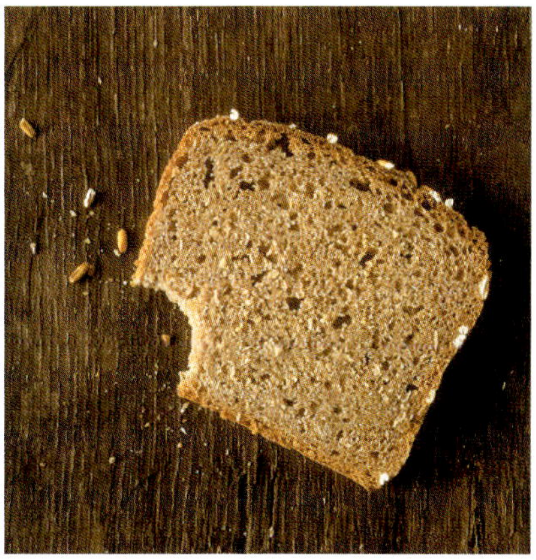

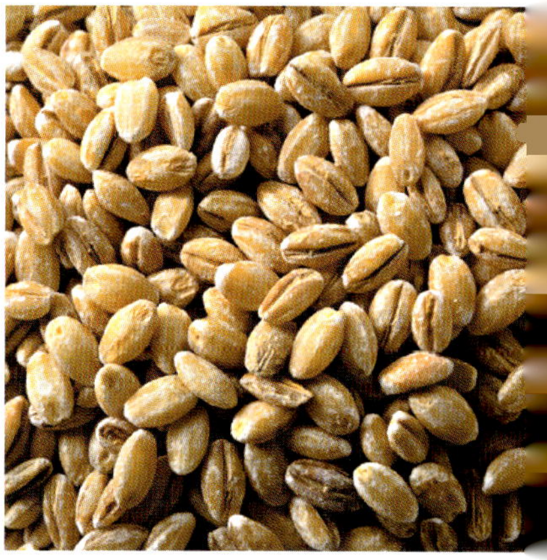

Die Aufnahme wird gestört oder verhindert durch: Antibiotika, Diuretika, Abführmittel. In Gemüse, das in Monokulturen gezüchtet wurde, ist kaum noch genug Magnesium vorhanden.

Mangelerscheinungen: Bei längerem Mangel entstehen Kalium- und Kalziumverluste. Dadurch bedingt können Nierensteine, Nervosität, Depressionen, unregelmäßiger Herzschlag, Krämpfe, Zittern, Schlaflosigkeit, verzögerte Heilung bei Knochenbrüchen und Lockerung von Zähnen auftreten. Weitere Folgen sind durch die Störungen der Eiweißsynthese bedingt, wie zum Beispiel Faltenbildung.

Gefahr der Überdosierung: 30 000 mg täglich über längere Zeit können die Nieren überfordern.

Tägliche Mindestmenge: 300 bis 350 mg.

Reichlich enthalten in: Nüssen, rohem und gedünstetem dunklem Gemüse, Melasse, Meersalz, Meeresfrüchten, Trockenmilch.

KALIUM (POTASSIUM)

Funktion: Wichtiger Faktor des Säure-Basen-Gleichgewichtes als Basenträger. Essenziell bei Muskelfunktionsabläufen. Das betrifft vor allem das Herz. Fördert die Hormonausschüttung. Wichtig bei der Unterstützung der Nierenfunktion. Stimuliert die endokrinen Drüsen, wichtig zur Gesunderhaltung des Nervensystems.

Die Aufnahme wird gestört oder verhindert durch: Entwässerungstabletten, Abführmittel, zu viel Salz.

Mangelerscheinungen: Wasserretention (Ödeme), hoher Blutdruck, Herzversagen, Verstopfung, Muskelschwäche, Nervosität.

Gefahr der Überdosierung: nicht gegeben.

Tägliche Mindestmenge: 2 bis 3 g.

Reichlich enthalten in: allen Gemüsesorten, Ananas, Vollkorn, Sonnenblumenkernen, Kartoffeln (vor allem der Schale), Bananen, Nüssen.

SODIUM (SALZ)

Funktion: Ist für viele Abläufe des Körpers in Zusammenhang mit Kalium und Chlorin wichtig. Diese Minerale bestimmen das Elektrolytspannungsverhältnis der Zellen. Dieses

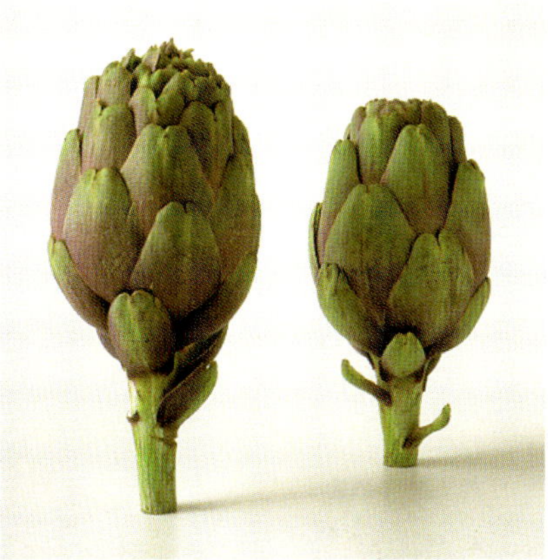

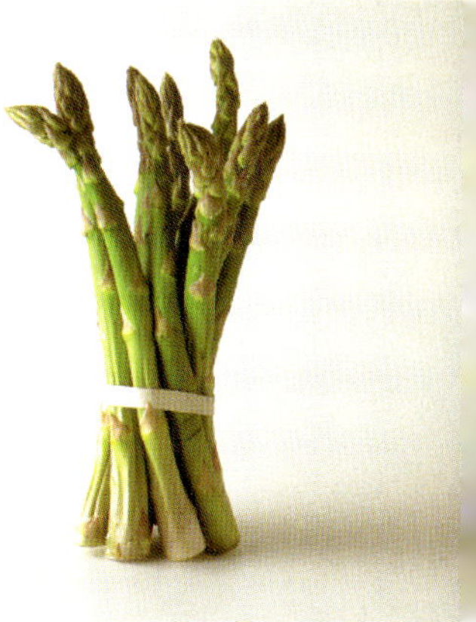

Spannungsverhältnis entscheidet über die Fähigkeit, elektrische Impulse weiterzuleiten, und über den osmotischen Druck, der für die Weiterleitung der Nährstoffe durch den Darm wichtig ist. Sodium ist notwendig für die Hydrochloridsäure-Produktion im Magen und damit Voraussetzung für richtige Verdauung.

Die Aufnahme wird gestört oder verhindert durch: Entwässerungstabletten, Abführmittel, Schwitzen und Durchfall.

Mangelerscheinungen: Sind bei uns selten, da eher zu viel als zu wenig Salz verwendet wird. Muskelschwäche, Apathie, Brechreiz, Schwindel, Atembeschwerden.

Gefahr der Überdosierung: Ist gegeben.

Tägliche Mindestmenge: 200 bis 400 mg pro Tag.

Reichlich enthalten in: Salz, Sellerie, Algen.

CHLOR

Funktion: Wichtig für die Produktion der Hydrochloridsäure im Magen, welche zu Verdauung und Mineralassimilierung benötigt wird. Hilft der Leber bei der Entgiftung. Ein Kofaktor bei der Wahrung des Flüssigkeitsgehaltes und der Spannung der Körperzellen.

Die Aufnahme wird gestört oder verhindert durch: siehe Sodium.

Mangelerscheinungen: Mundgeruch (bedingt durch mangelnde Hydrochloridsäure-Produktion), ungenügende Verdauung der Speisen, Blutdruckschwankungen

Gefahr der Überdosierung: wie Sodium.

Tägliche Mindestmenge: 3 bis 5 g.

Reichlich enthalten in: Algen, Fisch, Salz, Sellerie, Spargel.

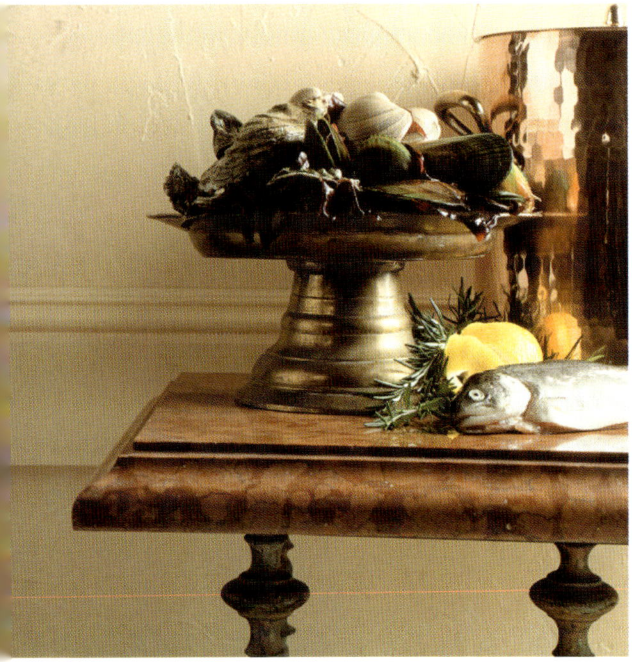

SULFUR (SCHWEFEL)

Funktion: Schönheitsmineral. Schwefelbäder werden seit langer Zeit hauttherapeutisch eingesetzt. Als Bestandteil des L-Cystein zum Aufbau von Haut, Haaren und Nägeln unerlässlich. Gilt als Radikalfänger und beugt so Alterserscheinungen vor. Bindet Umweltgifte wie Cadmium.

Die Aufnahme wird gestört oder verhindert durch: nicht bekannt.

Mangelerscheinungen: Hautstörungen, brüchige Haare und Nägel, fahles Aussehen.

Gefahr der Überdosierung: nicht bekannt.

Tägliche Mindestmenge: nicht festgesetzt. Bei einer unbelasteten Umwelt und richtig bereiteten hochwertigen Speisen ist kein Zusatz nötig.

Reichlich enthalten in: Zwiebeln, Fisch, Meerrettich, Eiern, Fleisch.

EISEN (FE)

Funktion: Voraussetzung der Hämoglobin-Bildung. Baut die Abwehrfähigkeit des Körpers auf und entscheidet über die »Farbigkeit« des Menschen. Voraussetzung der Vitalität.

Die Aufnahme wird gestört oder verhindert durch: Mangel an Hydrochloridsäure im Magen, Kaffee und Tee mindern die Aufnahmefähigkeit, während Vitamin C die Aufnahmefähigkeit erhöht. Eisen sollte immer abends, getrennt von allen anderen Vitaminen und Nährstoffen eingenommen werden, weil es viele biochemische Abläufe stört und umkehrt.

Mangelerscheinungen: Anämie, Infektanfälligkeit, Müdigkeit, Kurzatmigkeit, Kopfschmerzen, Desinteresse an Sexualität.

Gefahr der Überdosierung: Überdosierung ist möglich.

Tägliche Mindestmenge: 12 mg Männer; 18 mg Frauen.

Reichlich enthalten in: Leber, Nieren, dunklem Gemüse, Melasse, Brunnenkresse, Sprossen von Soja und Sonnenblumenkernen.

KUPFER

Funktion: Kupfermangel macht auch die Eisenresorption schwer. Spielt eine Rolle in der Eiweißmetabolisierung. Wichtig zur Wundheilung. Erhält Haarfarbe. Nötig zur Entwicklung und Erhaltung von Knochen, Gehirn, Nerven und Bindegewebe.

Die Aufnahme wird gestört oder verhindert durch: gestörte Darmflora, zu viel Kaffee oder Tee.

Mangelerscheinungen: Anämie, Haarausfall, Atemschwierigkeiten, Verdauungsschwierigkeiten, Verlust der Haarfarbe, Herzschwäche und Schwäche der Abwehr.

Gefahr der Überdosierung: möglich.

Tägliche Mindestmenge: 2 mg.

Reichlich enthalten in: Leber, Nieren, Geflügel, Nüssen, Trockenpflaumen, dunklem Gemüse, Melasse.

JOD

Funktion: Voraussetzung zur Bildung des Thyroxins, des Hormons, das die Schilddrüsenaktivität und deren Auswirkung auf körperliche und geistige Regheit reguliert. Beeinflusst den Grundumsatz, Energiehaushalt, Gewicht, Haut, Haare. Ihm wird eine Schutzfunktion vor radioaktiven Strahlen zugeschrieben. Unerlässlich für die Schilddrüse.

Die Aufnahme wird gestört oder verhindert durch: Möglicherweise durch exzessives Essen von rohem Kohl und Nüssen.

Mangelerscheinungen: Kropf, Anämie, Lethargie, Desinteresse an Sexualität, langsamer Puls und Gewichtszunahme.

Gefahr der Überdosierung: nicht bekannt bei organischem Jod.

Tägliche Mindestmenge: 1 Mikrogramm pro kg Körpergewicht.

Reichlich enthalten in: Algen, Mangold, Knoblauch, Eigelb, Fisch, Meersalz.

ZINK

Funktion: Wichtiger Bestandteil etlicher Enzyme, wird zu Metabolisierung von Fett, Kohlehydraten und Eiweiß benötigt. Nährt Nerven und Gehirn und bedingt Koordinationsabläufe zwischen Gehirn, Muskeln und Nerven. Zink ist ein wichtiges und vielseitig benötigtes Mineral. Voraussetzung zur Herstellung von Enzymen im Körper (ca. 70). Die Hautbeschaffenheit ist in großem Maß zinkabhängig. Wichtig für den Abwehrmechanismus. Voraussetzung für die Metabolisierung des Vitamin A. Beeinflusst Zellatmung und Wachstumsprozesse. Hilft dem Körper, Ammoniak abzubauen. Unabdingbar für Knochenaufbau. Auch der Geruchssinn ist zinkabhängig, es wird ferner benötigt zur Bildung der Neurotransmitter. Es ist ein Bestandteil der Synthese verschiedener Steroidhormone.

Die Aufnahme wird gestört oder verhindert durch: Alkohol, gestörte Darmflora, Antibabypille, Stress, Narkose, Verbrennungen, Entwässerungstabletten, Abführmittel.

Mangelerscheinungen: Wachstumsstörungen, Stoffwechselstörungen, Knochenverformung, Sterilität, Impotenz, Gleichgewichtsstörungen, Asthma, schlechte Dunkeladaption, Hautstörungen, schlechte Haut, Akne, schwache Abwehrkräfte, zerebrale Veränderungen (durch mangelhaften Abbau von Ammoniak), schlechte Stimmung, weiße Flecken auf Finger- und Fußnägeln, Apathie, Lernunlust, Haarausfall und Leberfunktionsstörungen.

Gefahr der Überdosierung: Überdosierung nur durch übermäßige Einnahme möglich; bitte nur nach Absprache mit dem Arzt einnehmen.

Tägliche Mindestmenge: 15 bis 30 mg.

Reichlich enthalten in: Austern, Zwiebeln, Eiern, Meeresfrüchten.

MANGAN

Funktion: Aktiviert Enzyme, wird benötigt zur Metabolisierung von Kohlehydraten, notwendig für die Bildung von Sexualhormonen, mit Cholin unterstützt es die Fettverdauung, nährt Nerven und Muskeln.

Die Aufnahme wird gestört oder verhindert durch: exzessive Einnahme von Phosphor.

Mangelerscheinungen: Schwindelanfälle, Muskelschwäche, Drüsenfunktionsstörungen.

Gefahr der Überdosierung: nicht bekannt.

Tägliche Mindestmenge: 2,5 mg.

Reichlich enthalten in: grünem Gemüse, Blaubeeren, Aprikosen, in der äußeren Schicht von

Nüssen und Vollkorn, rohem Eigelb, frischen Weizenkeimen, Algen, frischen Erbsen.

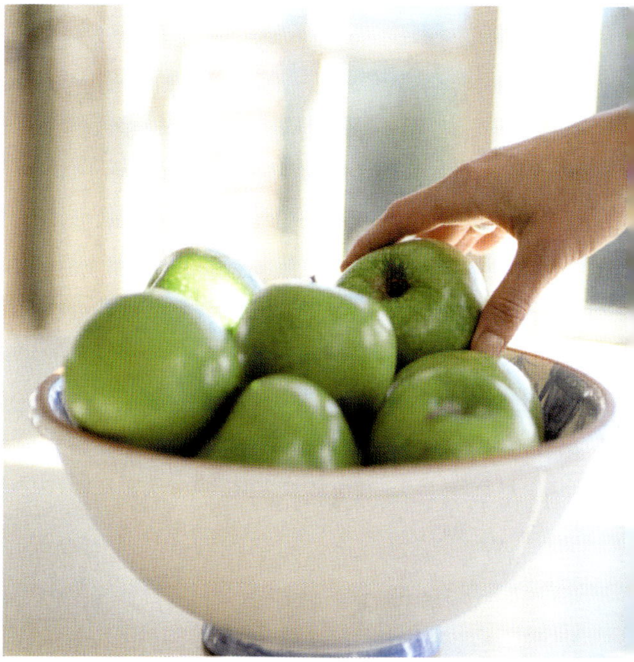

SELEN

Funktion: Ein Antioxidant. Hat eine dem Vitamin E ähnliche biologische Aktivität. Bewirkt Minderung des Vitamin-E-Bedarfs. Schützt die Blutzellen vor Oxidationsschäden. Schützt vor Radikalschäden. Hilft bei der Behebung von Leberschäden. Spielt eine Rolle bei Enzymvorgängen.

Die Aufnahme wird gestört oder verhindert durch: unsachgemäße Behandlung selenhaltiger Speisen.

Mangelerscheinungen: vorzeitiges Altern, Wachstumsstörungen, Arteriosklerose, Leberschäden.

Gefahr der Überdosierung: Ist gegeben.

Tägliche Mindestmenge: nicht festgesetzt.

Reichlich enthalten in: Bierhefe, Meerwasser, Algen, Pilzen, Knoblauch, Milch, Eiern, Gemüse (biologisch), Fleisch (Innereien), Fisch.

SILICON

Funktion: Essenziell für die Bildung der Knochen, Haut, Haare und Zähne. Hilft bei allen Heilungsprozessen des Körpers.

Die Aufnahme wird gestört oder verhindert durch: unbekannt.

Mangelerscheinungen: Elastizitätsverlust der Haut, Falten durch verminderte Spannung. Weiche, brüchige Nägel, dünnes Haar, Schlaflosigkeit, Knochenschwund.

Gefahr der Überdosierung: nicht bekannt.

Tägliche Mindestmenge: nicht festgesetzt.

Reichlich enthalten in: Algen, Haferflocken, Äpfeln, Erdbeeren, Zwiebeln, Alfalfa-Sprossen, Mandeln, Sonnenblumenkernen.

Aminosäuren

Aminosäuren gehören als Bausteine der Proteine und Peptide und als Nährstoffe für den gesamten Zellstoffbereich zu den wichtigsten organischen Stoffen. Ungefähr zwanzig Aminosäuren sind am Proteinaufbau beteiligt. Man unterscheidet zwischen den essenziellen Aminosäuren, das sind diejenigen, die der Körper nicht selbst herstellen kann, und den nicht essenziellen, jenen, die der Körper selbst produzieren kann.

Die tägliche Einnahme von essenziellen Aminosäuren bestimmt über Vitalität und Schönheit. Natürlich nicht allein, aber sie sind ein besonders wichtiges im Zusammenspiel der vielen Elemente. Einige Zeit war die Bedeutung des Eiweißkonsums so in den Vordergrund gerückt worden, dass ganz vergessen wurde, dass das Eiweiß natürlich nur mit Hilfe anderer Stoffe seine Bestimmung erfüllen kann. Zu viel Eiweiß hinterlässt Stoffwechselabfälle, und die lagern sich als Säure im Körper ein. Das tierische Eiweiß ist für den Menschen leichter zu verwerten als pflanzliches. Dadurch wird es aber auch schnell überdosiert und bringt dann mehr Nachteile als Vorteile.

Die Aufgaben der verschiedenen Eiweißstoffe sind ganz unterschiedlich. Man muss sich vorstellen, dass jeder nur eine spezifische Aufgabe hat und auch nur diese erfüllen kann. Aus der relativ geringen Zahl der Bausteine lassen sich aber unvorstellbare Wunderkombinationen bauen, ähnlich wie bei Lego.

Man unterscheidet grob in kugelförmige (globuläre) und in fadenförmige (fibrilare) Eiweißstoffe. Die Kugeln kann man in Wasser lösen, die Fädchen nicht. So bilden die Fädchen die Stützen und das Bindegewebe, und die Kugeln sind als Zellarbeiter bekannt. Weiter unterteilt man in Proteine, einfache Eiweißstoffe, und in Proteide, zusammengesetzte Eiweißstoffe.

ACHTUNG:
Die Einnahme von Aminosäuren mit einem Arzt besprechen!

1. Die Einnahme erfolgt am Morgen, am besten auf leeren Magen und nicht willkürlich gemischt. Nährstoffe stehen nämlich teilweise in einer Art Konkurrenzverhältnis. Einige sind synergetisch, wirken also im Zusammenspiel, andere heben sich gegenseitig auf (die einen Nährstoffe gehören sozusagen zum Chor, während die anderen ihre Arien allein singen wollen). Dies gibt z. B. für Tryptophan und Tyrosin, die sich, zusammen eingenommen, neutralisieren.
2. Der Körper braucht zum Abtransport von Eiweißstoffwechselrückständen (Schlacken, Säuren) Basen und Antioxidantien. Basenträger sind Obst und Gemüse. Für die optimale Verwertung von Aminosäuren empfiehlt sich vor allem frische, Vitamin-C-haltige Nahrung.

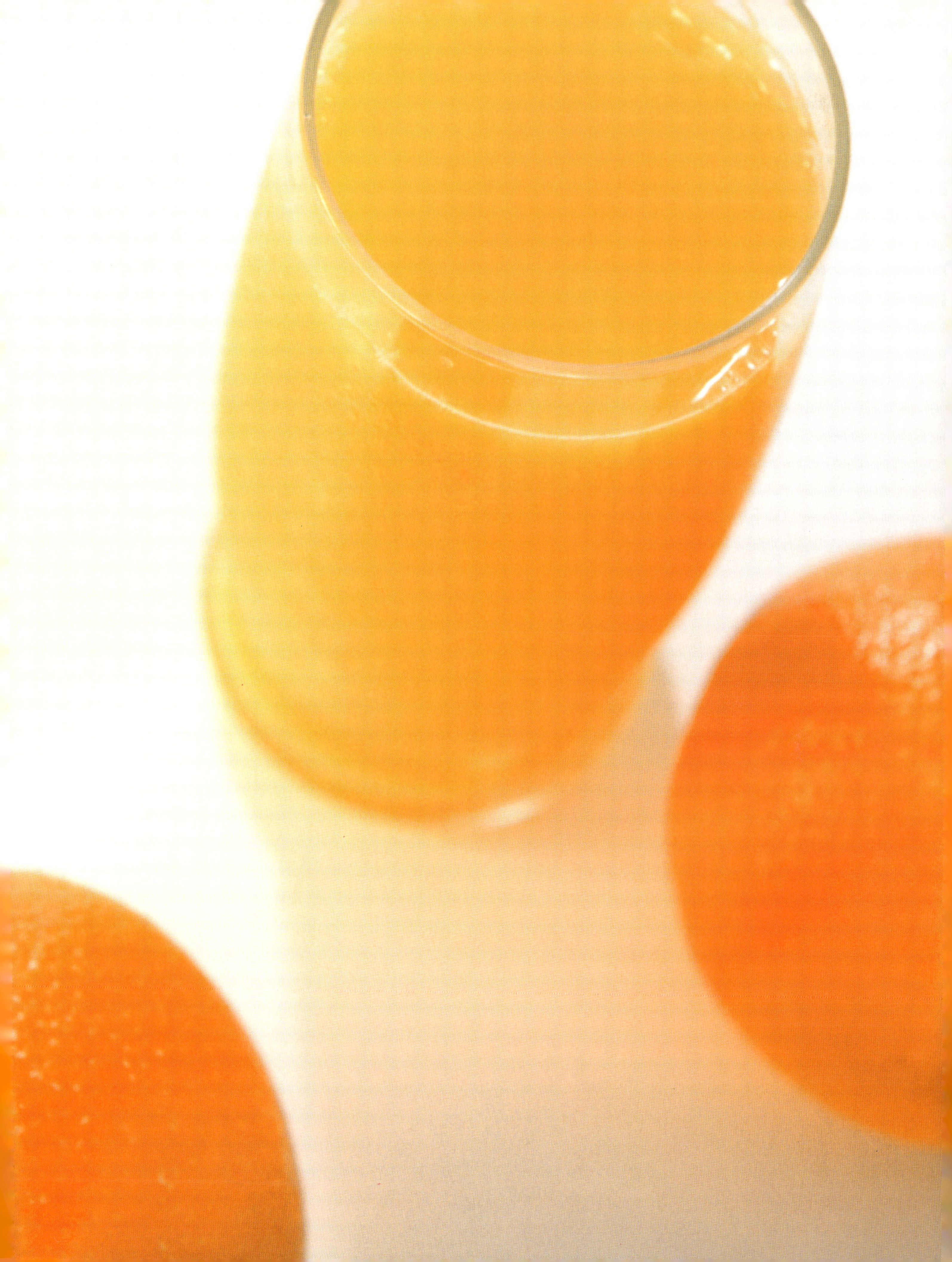

SÄFTE ZUR EINNAHME VON AMINOSÄUREN:

Eine oder zwei ungespritzte Orangen schälen und in Scheiben schneiden. Kerne entfernen und die Frucht mit etwas Mineralwasser verquirlen, bis die Flüssigkeit sahnig ist. Die ganze Orange hat mehr Vitamin C, da ein Teil davon in dem hellen Teil der Schale und den weißen Fasern steckt.
Das Gleiche lässt sich auch mit anderen Früchten machen wie Ananas, Papayas, Erdbeeren, Guaven, Kiwis, Johannisbeeren, Himbeeren, Heidelbeeren.

Darauf achten: Saure Früchte nicht zu einem Stärkefrühstück. Wer süß und fruchtig nicht mag, kann sich einen frischen Gemüsesaft quirlen. Das passt zu Eiweiß- und Stärkeessen.

REZEPT FÜR VITAMIN-C-HALTIGES GEMÜSEGETRÄNK

1/2 Gurke (aus biologischem Anbau und nicht geschält), 1 grüne Paprikaschote, 1 Tomate, 1 Prise Salz, ein wenig Mineralwasser, frische Kräuter, etwa Petersilie, Brunnenkresse, Kresse, Sauerampfer, Koriander (einzeln oder gemischt), eventuell einen Schuss Zitronensaft, jedoch nur, wenn das darauf folgende Frühstück kein Stärkefrühstück ist. Das Ganze verquirlen, bis ein sahniges Getränk entsteht.

Proteide bestehen aus einem Proteinanteil und einem anderen Stoff, zum Beispiel einem Farbstoff. Das Chromoprotein ist das Hämoglobin der roten Blutkörperchen.

Die Vielfältigkeit der Wirkung von Eiweißstoffen reicht von ihrer Funktion als Gerüst und Baumaterial bis zur Enzymbildung, zur Bildung der Neurotransmitter und der Energieerzeugung usw.

Bekannt ist, dass der Bedarf an Aminosäuren während der Kindheit am größten ist. Was ja auch verständlich ist, da sich der Körper dann noch im Aufbau befindet und die Aminosäuren ja Aufbausteine sind. Später sind sie sozusagen nur noch für Renovierungsarbeiten nötig.

Das Kind verfügt auch über ein Enzym, Laktase, das später, im dritten oder vierten Lebensjahr, verschwindet und damit auch die Fähigkeit, Milch richtig zu verdauen. Als Quark oder Käse jedoch hat die Milch eine Umwandlung erfahren, die sie auch für erwachsene Menschen, die auf Milch allergisch reagieren, verträglicher macht.

Die Angaben über den täglichen Eiweißbedarf schwanken wie die Rocklänge in der Mode. Mal braucht man angeblich viel, dann wieder wenig. Auch da gibt es letztendlich nur individuelle Maßstäbe, die jeder für sich herausfinden muss. Bei einem verminderten Lebensgefühl und reduzierter Energie, körperlicher oder geistiger, ist ein Mangel an Aminosäuren oft die Ursache.

Fasern

Leben wird als Bewegung definiert. Beweglichkeit ist Lebendigkeit. Eine faserarme Nahrung ist nur wenig beweglich. Sie braucht länger, um sich durch den Körper zu schleppen. Die Transportzeit, die unsere Nahrung braucht, spricht im Vergleich zu Völkern, die faserreiche Stoffe essen, gegen unsere Ernährungsweise. Je mehr faserfreie Speisen gegessen werden, um so größer wird die Gefahr von Darmkrebs.

Fasern werden bei uns meist nur in Kleie und anderer Vollkornnahrung vermutet. Sie enthalten jedoch nur einen Teil der zur Verfügung stehenden Fasern und können sogar, im Übermaß genossen, schädlich sein. So stört zum Beispiel der Stoff Phytin die Zinkaufnahme. Weiterhin kann auch die Aufnahme von Kalzium, Eisen und Magnesium gestört werden. Phytat, eine Substanz im Vollkorn, bindet einige Mineralstoffe und macht sie unwirksam.

Fasern gibt es in verschiedenen Formen. Zellulose und Hemizellulose sind Bestandteile der Pflanzenschale. Hemizellulose und Pektin schaffen das Gitter, in das sich

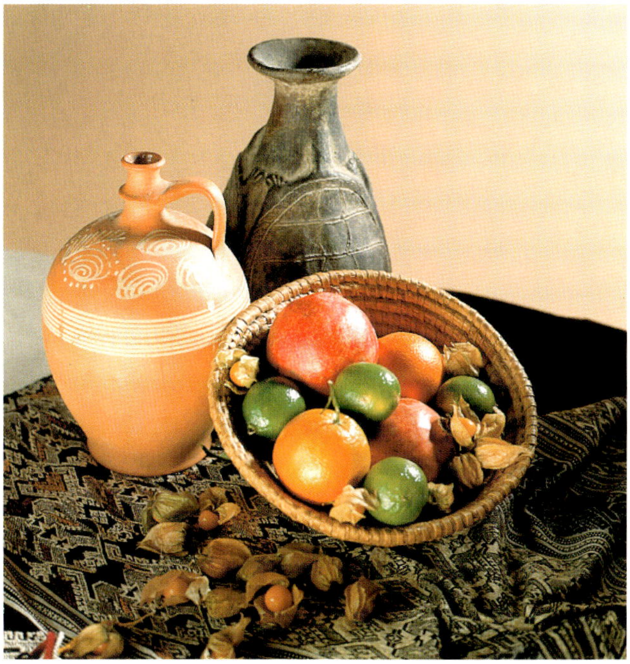

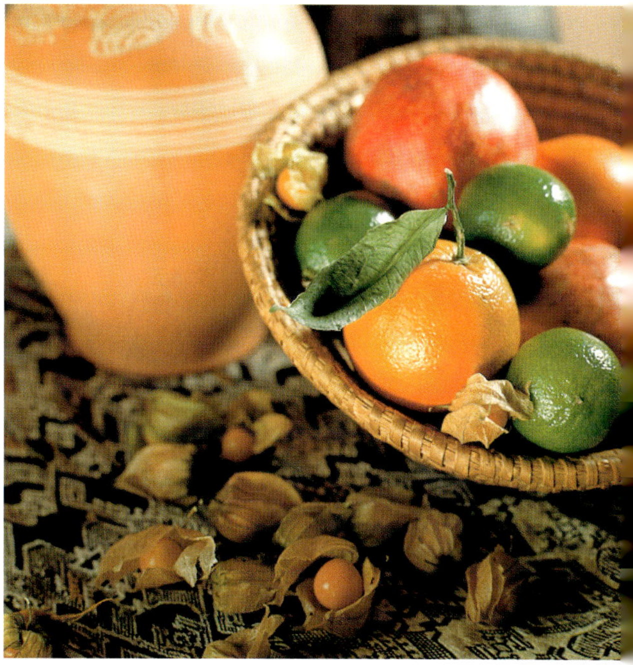

FASERSTOFFE
Zellulose ist enthalten in: Äpfeln, Kleie, Vollkornmehl, Karotten, Bohnen, Brokkoli. Hemizellulose ist enthalten in: Kleie, Zerealien, Mangold, Rote-Bete-Blättern, Vollkorn. Pektin ist enthalten in: Äpfeln, Karotten, Erdbeeren.

die Zellulose einfügt. Fasern sind wie Besen, die kehren. Sie sind biochemisch gesehen Kohlehydrate. Lignin ist eine hölzerne Substanz, welche pflanzliche Zellwände stützt. Faserstoffe verhindern Verstopfung, Divertikulosis, Hämorrhoiden und Krampfadern. Sie sollten, wie schon erwähnt, nicht nur mit Vollkornnahrung aufgenommen werden, sondern auch aus faserhaltigen Obst- und Gemüsesorten. Die tägliche Mindestmenge wird auf 20 bis 30 g pro Tag geschätzt. Im ländlichen Afrika essen die Bewohner 60 g am Tag. Es gibt dort wesentlich weniger Fälle von Herzkrankheiten, Darmkrebs und Divertikulosis. Ohne spezielle Zusätze der Nahrung lässt sich der Faseranteil durch das Essen unraffinierter Speisen erhöhen. Verarbeiten Sie zum Beispiel auch die Stiele der Gemüsepflanzen. Und, wie schon oft gesagt, essen Sie möglichst viel Rohkost.

Abschließend möchte ich Sie auf drei Nahrungsergänzungsmittel der jüngsten Generation hinweisen, die sich sehr gut bewährt haben und daher ohne Übertreibung als die Superstars für die Zellregeneration gelten können.

OPC

Oligomere Procyanidine sind eine hochwirksame, gesundheitsfördernde Biosubstanz. OPC wird vornehmlich aus der Pinienrinde und aus der Schale von Traubenkernen gewonnen. OPC wird nach der Einnahme innerhalb kürzester Zeit aufgenommen und überall im Körper verteilt. Es ist wasserlöslich und zu 100 % biologisch verfügbar, d. h., es gelangt in alle Körperregionen. Bereits nach 45 Minuten erreicht OPC seine höchste Konzentration im Blut. OPC schützt als hochpotentes Antioxidans aktiv die Membranen unserer Zellen und bewahrt uns vor frühzeitigen Degenerationserscheinungen an Haut und Bindegeweben. OPC verstärkt nicht nur die Bildung von Kollagen, es kann auch Kollagen reparieren und dadurch das unvermeidliche Altern von Haut und anderen Geweben stark verlangsamen.

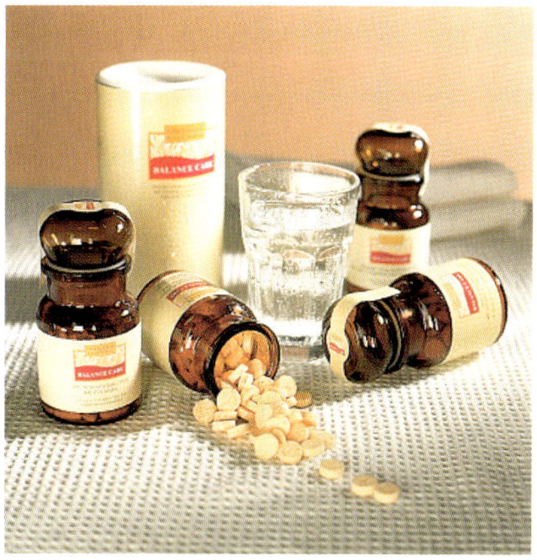

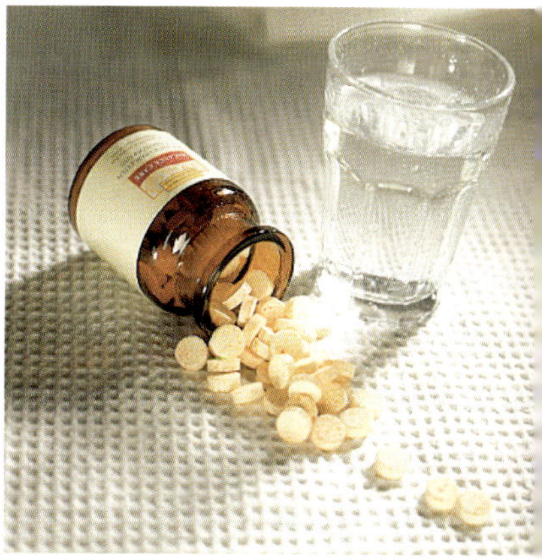

Alpha-Liponsäure

Alpha-Liponsäure ist ein Antioxidans. Antioxidantien schützen den Körper vor der Bildung von freien Radikalen. Freie Radikale sind Atome oder Atomgruppen, welche Zellen schädigen, das Immunsystem schwächen und so zu Infektionen und Krankheiten führen. Alpha-Liponsäure hilft die Effekte von freien Radikalen auf den Körper zu neutralisieren, indem es außerdem die antioxidative Wirkung von Vitamin C und Vitamin E fördert. Zugleich sichert Alpha-Liponsäure die Funktion von zwei elementaren Enzymen, die unsere Nahrung in Energie umwandeln.

NADH, Koenzym

NADH gibt dem Gehirn einen Energiestoß, verbessert das Befinden, das Kurz- und Langzeitgedächtnis, die Stimmung und Muskelkraft und Ausdauer. NADH ist eine sehr sichere Substanz, eine Nahrungsmittelergänzung, die selbst bei sehr hoher Konzentration nicht toxisch ist. Die maximale tolerierbare Dosis ist sogar höher als die von Vitamin C.

NADH ist ein Koenzym, das in jeder lebenden Zelle vorkommt. Es spielt eine Schlüsselrolle bei der Energieproduktion aller Zellen, insbesondere im Hirn und zentralen Nervensystem. Je mehr NADH eine Zelle zur Verfügung hat, desto mehr Energie kann sie produzieren, um alle ihre Prozesse effizient ablaufen zu lassen.

Anwendungsgebiete: Stress und Alter, Erhöhung der Leistungsfähigkeit, Konzentrationsschwäche, Verbesserung der Stimmungslage, Verbesserung athletischer Leistungen, fördert Lust auf Liebe.

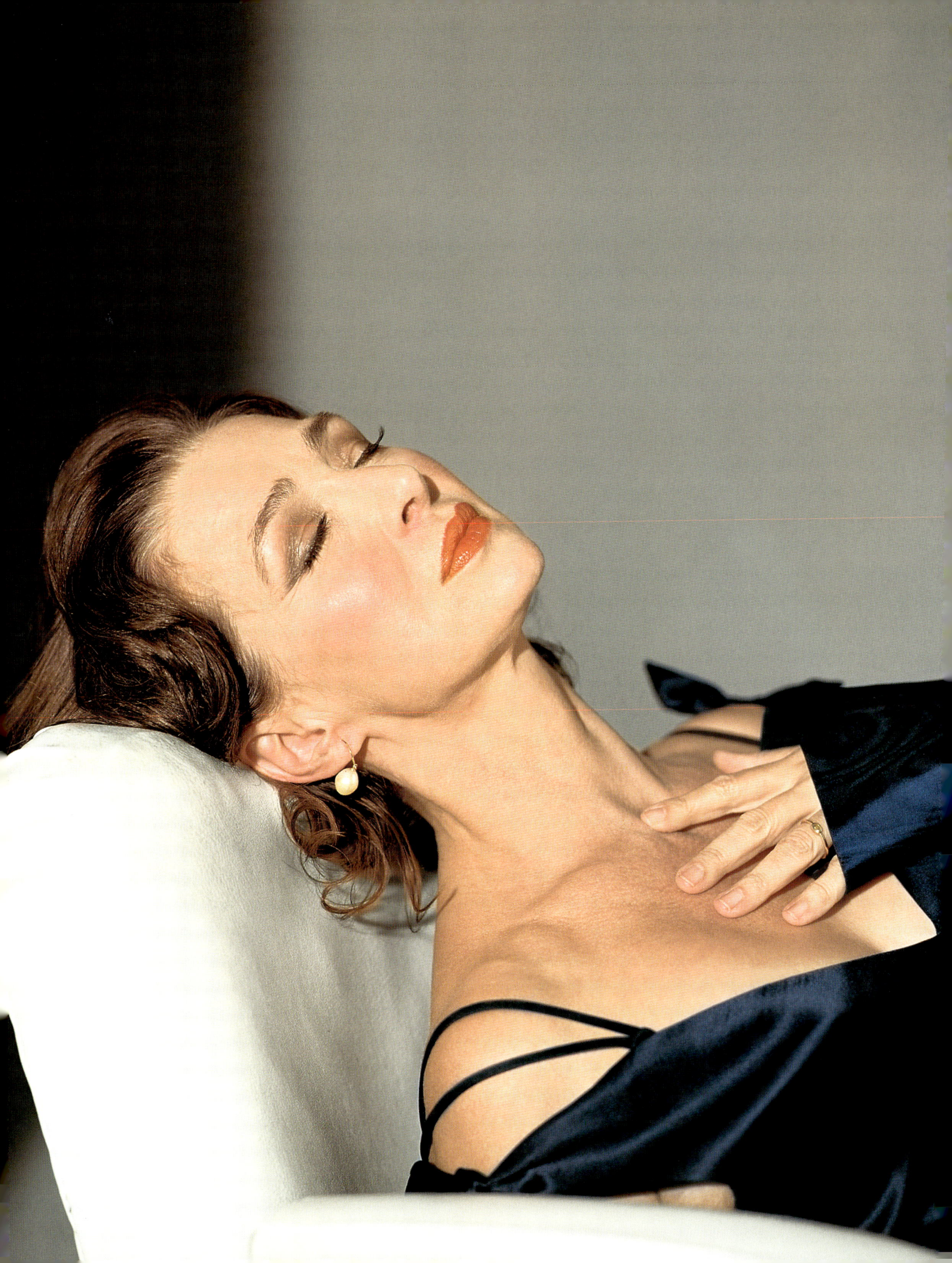

Das Kompendium – oder das Wesen der ganzheitlichen Pflege

Das Kompendium – was verbirgt sich in diesem Zusammenhang hinter diesem gewichtigen Wort? Ich möchte versuchen, Ihnen anhand eines Beispiels zu erklären, was ich darunter verstehe, und vor allem, warum ich es für ein so wirkungsvolles und nahezu unersetzliches Mittel halte, um den eigenen Zellen den Weg zur optimalen Regenerierungsfähigkeit zu ebnen.

Vielleicht waren Sie gestern Abend ein ganz braves Mädchen: Sie haben keinen Alkohol getrunken, nicht zu viel oder gar nicht geraucht, nicht zu spät gegessen, sind früh – und allein – zu Bett gegangen und haben sich richtig ausgeschlafen.

Und heute früh? Schaut Sie im Badezimmerspiegel eine Person an, die aussieht, als habe sie die Nacht unter einer Brücke verbracht: verquollene Augen, schaurige Tränensäcke, schlaffe, fahle Haut und Mundgeruch. Wie konnte das geschehen? Warum sehen Sie nicht gut erholt und frisch aus? Im Geiste gehen Sie Ihr übliches kleines Sündenregister durch, doch Sie sind sich keiner Schuld bewusst.

Aber halt! Plötzlich fällt Ihnen Ihre neue, überaus kostspielige Nachtcreme ein. Ob die etwa ... Und sofort rennen Sie zu Ihrer Kosmetikhandlung, um sich ein anderes Pflegepräparat empfehlen zu lassen. Wo doch die neue Nachtcreme vom Vorabend ganz offensichtlich für Ihr schlechtes Aussehen verantwortlich ist.

»Schlechtes Aussehen« kann jedoch ganz andere Ursachen haben. Vielleicht haben Sie sich auf Ihrer letzten Fernreise – die vor lauter Alltagsstress schon fast wieder vergessen ist – eine Störung der Darmflora zugezogen, und die macht sich nun als plötzlich auftretende Allergie gegen bestimmte Nahrungsmittel bemerkbar. Sie sind nicht richtig krank. Aber Ihre Befindlichkeit ist gestört. (Und dabei kann es sich durchaus um die Vorstufe einer Krankheit handeln.)

Nachdem die neue Nachtcreme das Wunder verweigert, das Sie fälschlicherweise von ihr verlangen, werden Sie Ihre Kosmetikerin oder den Arzt aufsuchen. Eine weitere Enttäuschung ist Ihnen sicher.

Solange Sie nicht in etwa selbst wissen, welche Faktoren – einzeln oder in der Kombination miteinander – für die plötzliche Veränderung Ihres äußeren Erscheinungsbildes und das Nachlassen Ihrer Attraktivität verantwortlich sein könnten, werden »Fachleute« erst recht lange Zeit im Dunkeln tappen.

Verzagen Sie nicht, Sie sind auf dem richtigen Weg. Denn immerhin ist Ihnen ja aufgefallen, dass Sie schlecht aussehen, und Sie haben der Versuchung widerstanden, alles mit Schminke zuzukleistern. Sie haben gut daran getan, die Signale Ihres Körpers wahrzunehmen – auch wenn es sich » nur« um ein Schönheitsproblemchen zu handeln scheint. Gehen Sie nun noch einen Schritt weiter.

Ich empfehle Ihnen, einige Zeit lang über alles – und zwar wirklich alles – Buch zu führen, was Sie im weitesten Sinne des Wortes »zu sich nehmen«. Tragen Sie diese Daten täglich mindestens zwei Wochen lang – besser noch vier, um auch die monatlichen Schwankungen Ihres Hormonhaushaltes einbeziehen zu können – in ein Heft ein, und das Ergebnis wird aussagekräftiger sein als die sorgfältigste Routineuntersuchung Ihres Hausarztes. (Ich habe mit dieser Methode zum Beispiel schnell herausgefunden, dass ich unter einer Weizenallergie leide und bestimmte Weinsorten schlecht vertrage.)

Der Übersichtlichkeit wie der Vollständigkeit halber sollten Sie Ihre Eintragungen wie folgt unterteilen:

Nahrungsmittel: Notieren Sie selbst solche Speisen und Getränke, die Sie für »garantiert verträglich« halten; zum Beispiel die Marke Ihres Mineralwassers und des Kaffees, den Sie trinken, Käsesorten etc. Vergessen Sie auch die Genussmittel nicht.

Räumlichkeiten: Halten Sie fest, in was für Räumen Sie sich hauptsächlich aufhalten. Vermerken Sie auch Materialien und Beschaffenheit der Ausstattung und die Lichtverhältnisse, denn auch Teppiche und Heimtextilien, Lichteinfall und Farben können Ihre Befindlichkeit negativ beeinflussen.

Kleidung: Farbe und Materialien der Textilien sowie Beschaffenheit der Kleidungsstücke (Schnitt, Passform etc.) vermögen sich ebenfalls auf Ihr Wohlbefinden auszuwirken. Mögliche gesundheitliche Beeinträchtigungen reichen von Juckreiz bis Atemnot.

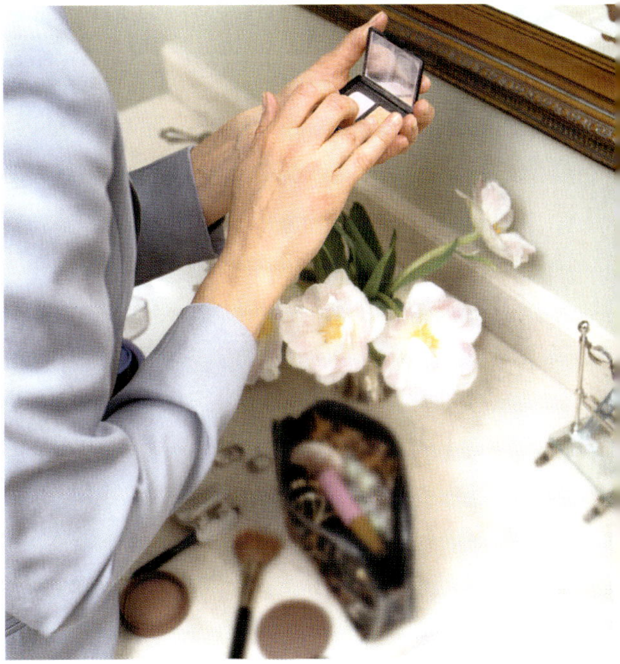

Medikamente: Notieren Sie auch jede »harmlose« Halstablette. Selbst Vitamine sind Medikamente und können im Übermaß schädlich sein.
Kosmetische Produkte: Seife, Zahnpasta, Puder, Wimperntusche. Vergessen Sie wirklich nichts. Alle Artikel können unter Umständen Allergien verursachen.

Notieren Sie sich am nächsten Morgen genau, wie Sie sich fühlen und wie Sie aussehen. Im Laufe der Zeit entsteht auf diese Weise Ihr individuelles »Verträglichkeitsmuster«. Nehmen Sie Ihre Eintragungen ernst, aber vergessen Sie nicht, dass das Leben nicht nur aus Selbstbeobachtung besteht. Am allerbesten wäre es, wenn Sie vor Beginn dieser Eigenanalyse Ihren Körper gründlich reinigen würden.

Ich mache dies mit einer »Monokur«. Das heißt, ich esse zwei, drei Tage lang nur Haferflocken mit Wasser und etwas Salz. Genauso gut geht es mit Reis und etwas Butter. Oder kaprizieren Sie sich auf gedünstete Kartoffeln, die Sie mit Kürbiskernöl und Salz zu sich nehmen. Auch Hirsebrei ist geeignet. Wichtig ist vor allem, dass Sie die Nahrungsmittel, für die Sie sich entschieden haben, mit Genuss zu sich nehmen. Also in dem Bewusstsein: Es wird mir gut tun.

Beauty Guide für Eilige

Nicht als Gegenentwurf, sondern als Ergänzung zum Kompendium möchte ich Ihnen auf den folgenden Seiten einen übersichtlichen, kleinen Führer für die Pflege der sensibelsten Körperpartien anbieten. Nicht immer ist gerade Zeit für eine wochenlange minutiöse Selbstbeobachtung. Daher ist es ebenso wichtig, dass wir lernen, die alltäglichen Signale unseres Körpers wahrzunehmen und auf sie zu reagieren.

HAUT

GUT

- Morgens und abends mit hauttypgerechten Produkten reinigen. Morgens werden Ausscheidungsprodukte der Nacht-Regeneration entfernt, abends Staub, Talg und Make-up.
- Cremes vor allem für: Augen, Lippen, Hals, Dekolleté, Hände
- Kur-Serum und Ampullen mit den Fingerspitzen sanft einklopfen, weil das die Hautdurchblutung aktiviert und die Wirkstoffe besser eindringen können.
- Masken – hauttypgerecht – nicht nur als Beauty-SOS, sondern auch als Lustgewinn sehen. Eine Augenmaske wirkt äußerst erfrischend.
- Bewusst atmen: durch die Nase ein – und durch den Mund wieder ausatmen. Das transportiert Sauerstoff ins Blut und lässt den Teint rosig wirken.
- Auf Schönheitskopfkissen schlafen, damit sich keine Falten eingraben.

DIE BESTEN WIRKSTOFFE IN CREMES:
AHA, Fruchtsäuren, vor allem als Maske klärend für das Hautbild, reinigt die Haut und lässt die junge Haut schimmernd erscheinen. Unterstützt den Reparaturmechanismus der Haut. Allantoin pflegt und schützt die Haut und unterstützt dadurch die Regeneration. Avocadoöl glättet die Haut. Babasuöl, ein leichtes Öl, schützt die Haut vorm Austrocknen. Grüner Tee regt die Blutzirkulation an, ist antioxidativ und schützt vor schlechter Luft auf der Haut. Schwarzkümmelöl ist schon seit Ewigkeiten ein immer wieder neu entdeckter Wirkstoff zum Heilen und Pflegen. Shea Butter enthält Vitamine und Glyzerin, besonders in Kombination mit anderen Wirkstoffen glättend. Vitamin A unterstützt die Zellregeneration. Vitamin E schützt vor negativen Einflüssen durch freie Radikale und hilft als Nachbehandlung bei Verbrennungen. Zaubernuss schließt die Poren und beugt Entzündungen vor. Traubenkernöl pflegt durch seinen hohen Anteil an essenziellen Fettsäuren.

SCHLECHT

- UV-Licht – nicht nur als Sonne, sondern auch als Tageslicht. Immer Tagescremes mit UV-Schutz benutzen, Make-up tragen. Hüte und Sonnenschirme.
- Nikotin verursacht Mini-Spasmen der Poren, die sich dadurch erweitern. Außerdem behindert Nikotin die Versorgung der Hautkapillaren – die Haut wirkt grau und dick – und gilt als Vitaminräuber.
- Alkohol treibt das Blut in die Kapillaren, wo es bei einer Venenschwäche versackt und sich staut. So entsteht Couperose bzw. in schwerer Form eine Rosacea.
- Mit Make-up schlafen zu gehen kann Pickel und Knitterfalten bescheren.
- Rubbeln und Reiben beim Abschminken und Cremen zerrt die Haut unnötig. Das verträgt besonders feine und reife Haut schlecht.
- Wasser auf der Haut trocknen lassen entzieht ihr Feuchtigkeit – so paradox das klingt.
- Aggressives Peeling bei normaler bis trockener Haut, weil das die Schutzbarriere für Stunden zerstört.
- Zu wenig Schlaf stört die Regenerationsabläufe in der Haut – die Schlacken bleiben liegen, neue Zellen können nur langsam nach oben gelangen.

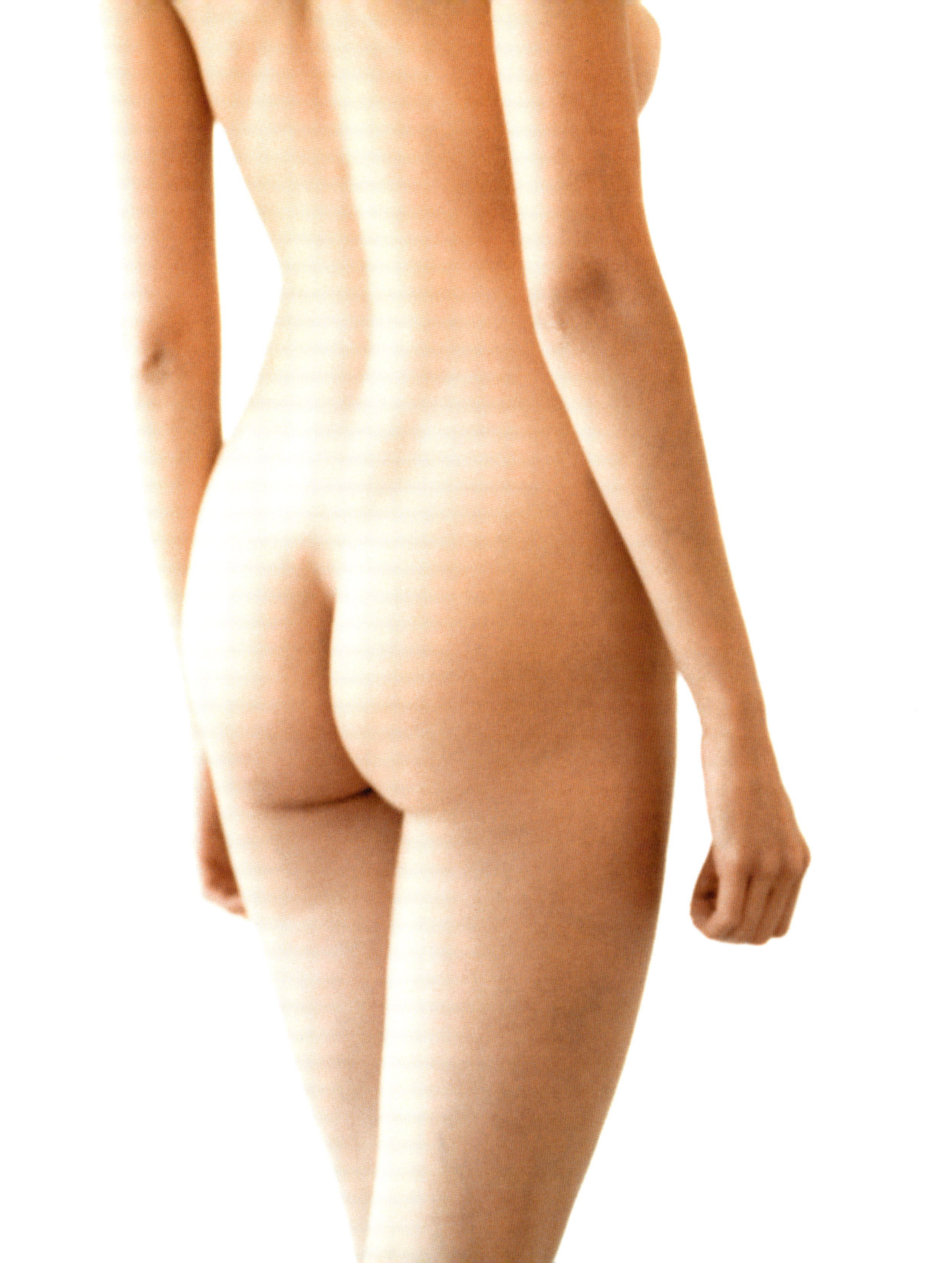

KOPFHAARE

GUT

- Tücher, Sonnenhüte gegen Klimastress wie Sonne, Wind und Salz.
- Sonnenschutz für die Haare (als Öl oder Ölspray).
- Gute Kämme und Bürsten mit glatten Kanten.

WASCHEN:

- Lauwarmes Wasser zum Anfeuchten und Ausspülen.
- Etwas Shampoo in der Handfläche mit Wasser »anrühren«, kein Shampoo direkt ins Haar geben (zu viel des Guten).
- Sehr, sehr gründlich spülen, weil sonst ein Grauschleier von der Kalkseife (Tenside plus hartes Wasser) zurückbleiben kann.
- Ein Aspirin in lauwarmem Wasser aufgelöst ist eine ideale letzte Spülung für mattes, feines Haar.

STYLEN:

- Die frisch gewaschenen Haare im Handtuch gut ausdrücken – klitschnasse Haare föhnen macht die Arme müde.
- Das nasse Haar mit breitzinkigem Kamm von den Spitzen zum Ansatz hin auskämmen.
- Die Haare an der Luft trocknen (geht am besten bei dickem Haar oder bei Naturwelle).
- Den Föhn immer auf mittlere Stufe stellen und vom Ansatz zu den Spitzen hin führen – dem Haarwuchs entsprechend.
- Wilde Locken lassen sich besonders preiswert mit Allzweckcreme (z. B. Nivea) bändigen, weil sie fast nur aus Wasser besteht.

SCHLECHT

- Stress und Hektik mag ihr Haar nicht. Falsche Ernährung mit einem Mangel an Vitaminen und Mineralien auch nicht. Es reagiert darauf genauso negativ wie Ihr gesamter Organismus. Allerdings merkt man das dem Haar erst rund 4-6 Wochen später an, weil es dann aus der Haut heraustritt und für uns sichtbar wird.

DAS SCHMECKT DEM HAAR:

Schon ein Apfel täglich kann viel für Ihr Haar tun. Es dürfen aber auch Kiwi, Zitrone, Pampelmuse oder Orange sein. Denn das darin enthaltene Vitamin C gehört zu einem der wichtigsten Bausteine für gesundes Haar. Außerdem empfehlenswert: Sojalecithin (Reformhaus), das für genau das richtige Cholesterin zur Stärkung der Kapillaren, d. h. der Blutgefäße an der Haarwurzel sorgt. Auch ein täglicher Teelöffel frische Kresse oder Algenkapseln (Reformhaus) liefern dem Haar jede Menge Power.

- Zu Eiweißprodukten, wie z. B. Fisch, sollte man immer etwas saures Obst essen oder Zitronensaft darüber träufeln. Die Säure hilft beim Aufspalten und Verwerten der Aminosäuren im Eiweiß, das für die Haare so wichtig ist.

NÄGEL

GUT

- Handcreme, Nagelcreme und -öl so oft es geht, mindestens aber morgens und abends.
- Sonnenschutz bereits ab März, Handcremes sollten mindestens LF 6 haben, das beugt auch Pigmentflecken und runzligen Handrücken vor.
- Regelmäßige Nagelpeelings (von mehreren Firmen) glätten die Oberfläche und zwingen auch den »Gilb« von Farblacken raus. Geht auch mit »Buffern« (Polierblöcke) aus dem Nagelstudio.
- Das Polieren des Nagels mit Polierpulver und Lederkissen (z. B. von Tana) versiegelt die Oberfläche und ist ideal für »Lackmuffel«.
- Dünne, empfindliche Nägel sind mit einem speziellen Lack gut geschützt, der Seiden- oder Nylonfasern enthält (z. B. Fingr's, Artdeco).
- Alles, was für die Haare gut ist, brauchen auch die Nägel, da sie ebenso aufgebaut sind.

SCHLECHT

- Hausarbeit ohne Handschuhe. Schlimm sind Allzweckreiniger, aber auch manche Geschirrspülmittel und vor allem zu heißes Wasser.
- Antibiotika – über längere Zeit eingenommen – verändern das Nagelbild.
- Einseitige Ernährung ohne genügend Vitamine und Mineralien schaden den Nägeln wie der Haut und den Haaren.
- Nagellackentferner mit Aceton kann spröden Nägeln richtig schaden.
- Stumpfe Instrumente für die Nagelpflege fransen die Nagelhaut und den Nagel regelrecht aus. Das ist falsche Sparsamkeit.
- Zu körnige Feilen lassen die Nägel splittern, trocknen die Nagelplatte aus.

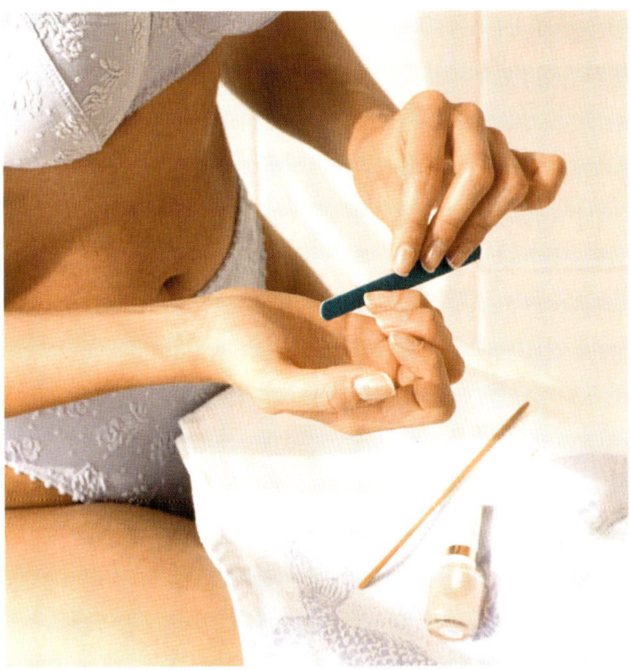

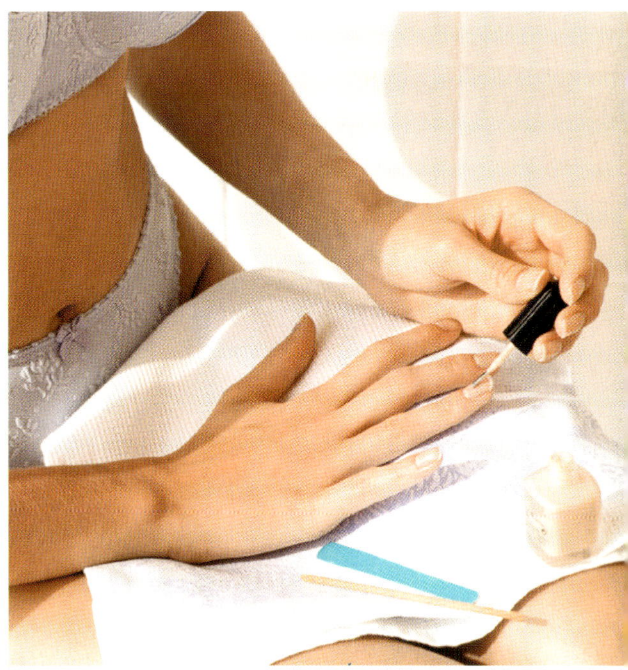

BINDEGEWEBE

GUT

- Trockenbürstenmassagen mit Luffaschwamm oder Körperbürste – am besten täglich – stimulieren die Durchblutung der Haut und den Lymphfluss.
- Kaliumreiches Obst und Gemüse (z. B. Bananen, Hülsenfrüchte, Orangen, Wassermelonen, Kartoffeln, Avocados) regulieren den Wasserhaushalt und schwemmen überflüssiges Salz aus dem Gewebe.
- Viel trinken: Mineralwasser oder Kräutertee (Lindenblüte, Brennnessel, Zinnkraut) schwemmen Schlacken und Giftstoffe aus dem Bindegewebe.
- Ausdauersportarten wie Radfahren, Walken, Schwimmen, Skaten aktivieren den Stoffwechsel und den Lymphfluss.

DIE WICHTIGSTEN WIRKSTOFFE FÜR DAS BINDEGEWEBE:
Algen wirken straffend, feuchtigkeitsbindend. Centella asiatica verbessert die Elastizität, bindet die Feuchtigkeit. Efeu verbessert die Elastizität, wirkt adstringierend. Ginkgo biloba wirkt stark durchblutend, fettabbauend. Koffein ist entschlackend und entwässernd. Roßkastanie fördert die Mikrozirkulation und stärkt die Widerstandskraft von Haut und Gewebe. Ruscus (Mäusedorn) verbessert die Gewebestruktur, strafft. Thermalplankton stärkt die Widerstandskraft der Haut, aktiviert die Zellregeneration.

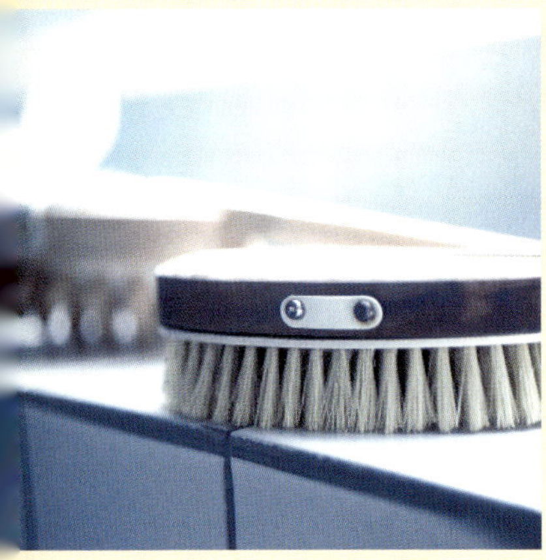

SCHLECHT

- Übergewicht vergrößert die Fettzellen, drückt sie nach außen (Zellulitis!) und überdehnt das Bindegewebe, schwächt es und mindert seine Elastizität.
- Hormonelles Ungleichgewicht – zu viele Östrogene, die auch durch die Pille entstehen können – schwächt das Bindegewebe, kann auch Zellulitis auslösen.
- Zu viel Sonne oder Solarium macht das Gewebe allgemein schlapp.
- Lange heiße Vollbäder oder häufiges Saunieren tun dem Bindegewebe nicht gut.
- Schlechte Verdauung lässt das Bindegewebe »verschlacken« und verhärten. Giftstoffe können nicht mehr abgebaut werden.
- Miederhöschen, Strumpfhosen und zu enge Jeans pressen das Gewebe so sehr zusammen, dass es früher schlaff wird.
- Sitzen mit übergeschlagenen Beinen produziert garantiert Dellen und Wellen im Oberschenkel.
- Zusammengesunken mit krummem Rücken sitzen behindert den Blutkreislauf und den reibungslosen Transport von Nährstoffen.
- Fußbodenheizung lässt das Gewebe erschlaffen und das Blut in die unteren Extremitäten absacken.

AUGEN

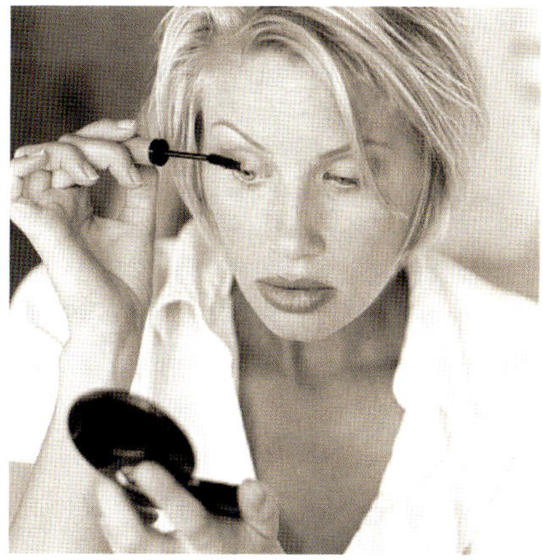

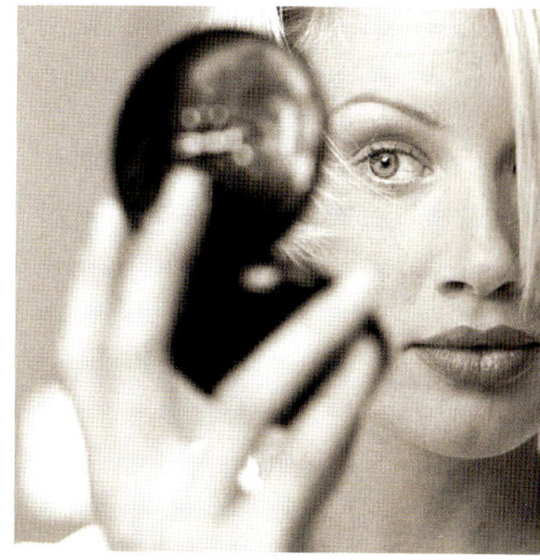

GUT

- Zu Hause und im Büro unbedingt Luftbefeuchter aufstellen – vor allem während der Heizperiode.
- Auf mindestens 70 cm Abstand zum Monitor achten und schwarze Schrift auf weißem Grund wählen.
- Direkte Zugluft durch Klimaanlagen, im Auto oder im Flugzeug meiden.
- Bei empfindlichen Augen oder als Kontaktlinsenträger kein Mascara mit verlängernden Härchen benutzen.
- Die Augen 1-2-mal wöchentlich mit Badewännchen und Augenbad aus der Apotheke »säubern«.
- Künstliche Tränen mit Vitaminen (Apotheke) benutzen. Gibt es auch als Einmal-Portionen.
- Mit Kamillentee getränkte Kompressen auf müde, gerötete Augen legen.
- Kühl schlafen, den Kopf immer etwas höher als die Füße.
- Workout gegen durch Überlastung verspannte Augenmuskeln: Die Augen weit öffnen, in die Ferne blicken. Mit der Nasenspitze mehrmals eine Acht in den Raum »malen«.
- Die Handflächen über die geschlossenen Augen legen.

SCHLECHT

- Ohne Unterbrechung auf den Computerschirm starren und dabei das Blinzeln vergessen.
- Keine Brille tragen, obwohl ein Sehfehler ausgeglichen werden muss. Das macht Falten.
- Ohne Sonnenbrille am Strand oder in den Bergen – das kann einen schmerzhaften Sonnenbrand auf der Hornhaut bringen.
- Medikamente wie Schlafmittel, Schmerzmittel, Antihistaminika, Betablocker, Psychopharmaka, sogar die Anti-Baby-Pille können den Tränenfilm des Auges verändern.
- Die Augen mit den Fingern reiben – Allergierisiko z. B. durch Nagellack.
- Zu harte Kajalstifte für den Lidrand verwenden.
- Augen-Make-up-Produkte offen stehen lassen oder an jemanden verleihen – Bakterienrisiko.
- Zu ölige oder fetthaltige Cremes dicht am Auge applizieren. Das Öl »kriecht«.

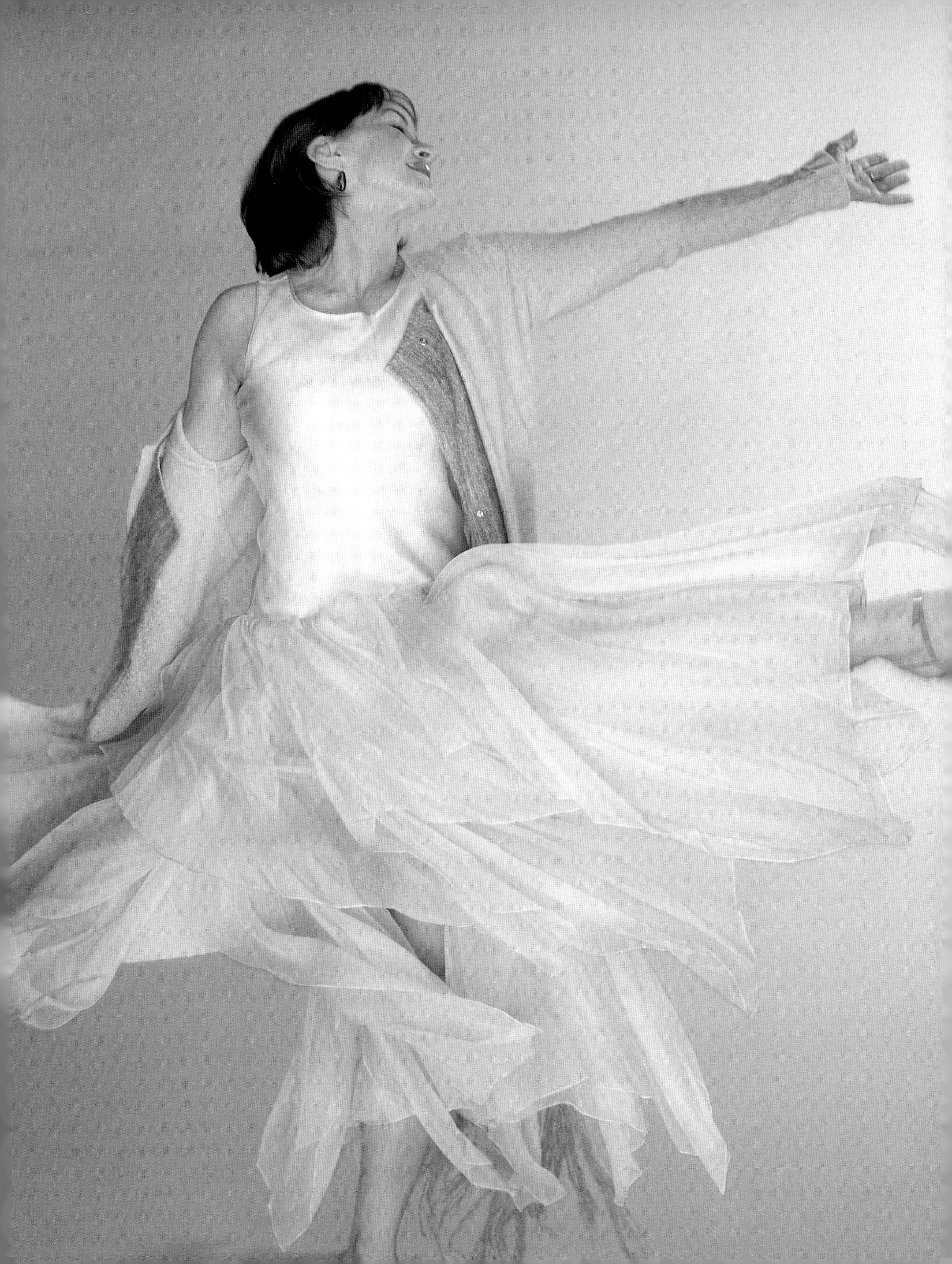

Emotion Dance

»Sich des Lebens zu freuen ist die beste Kosmetik für eine Frau.«

ROSALIND RUSSELL

Gymnastik für die Gefühle

Ich habe bereits im Kapitel über elementare Pflege auf die Bedeutung von Bewegung, dort insbesondere im Zusammenhang mit frischer, guter Luft hingewiesen. Hier möchte ich nun noch einmal ausführlich auf die Wirkung dieser grundlegenden menschlichen Bewegungsform eingehen sowie konkrete Anregungen zu Übungen und Bewegungsabläufen geben. Für mich ist Tanzen sehr viel mehr als das Bemühen um einen wohlgeformten, fitten Körper. Tanzen hat mit Lebensfreude, mit Lust, dem Ausdruck von Gefühlen und einer Harmonisierung von innerem und äußerem Gleichgewicht zu tun.

Ich habe beobachtet, dass viele Menschen einseitig belasten. Sie verlieren damit im Lauf der Zeit ihr körperliches Gleichgewicht, alles verlagert sich auf eine Seite. Dies schwächt den ganzen Körper und auch den Geist. Wer gerade und ausgeglichen durchs Leben gehen will, muss seinen Körper ins Lot bringen. Diese Ausgeglichenheit ist auf keinen Fall durch Stress an Maschinen und gedankenloses Gehüpfe zu erreichen. Das Übungsprogramm, das ich im Laufe der Jahre entsprechend meinem Bedürfnis nach Ausgeglichenheit und Lebensfreude zusammengestellt habe, ist das Ergebnis einer langen Entwicklung und hat eine kosmopolitische Vorgeschichte.

Nach vielen Versuchen mit Aerobic und anderen rhythmischen Gymnastikarten, die ich allesamt als straff und steif organisiert, schweißtreibend und lustfeindlich empfand, stieß ich bereits vor vielen Jahren schließlich auf den Afrotanz. Dieser ist im wahrsten Sinne des Wortes Gefühlsbewegung, und nichts kommt meiner Ansicht nach dem Ursprung von Freude und Bewegung vergleichbar nahe. Denn Tanz ist eine ideale lustvolle Einstimmung von Körper und Geist auf den Alltag. Er gibt Schwung, Energie und eine positive Stimmung, was ich zum Beispiel bei Aerobic vermisse.

Meine jahrelangen Erfahrungen aus Afrotanzklassen sind schließlich in mein ganz persönliches Gymnastikprogramm eingeflossen. Der Afrotanz ist gewissermaßen seine Basis, im Laufe der Zeit habe ich für mich Übungen entwickelt, die etwas sanfter sind, europäischer, wenn man so will, doch auch mit einem indischen Einschlag. Nicht weil ich indisch tanzen wollte, sondern weil mir aufgefallen war, dass die indischen Tempel-

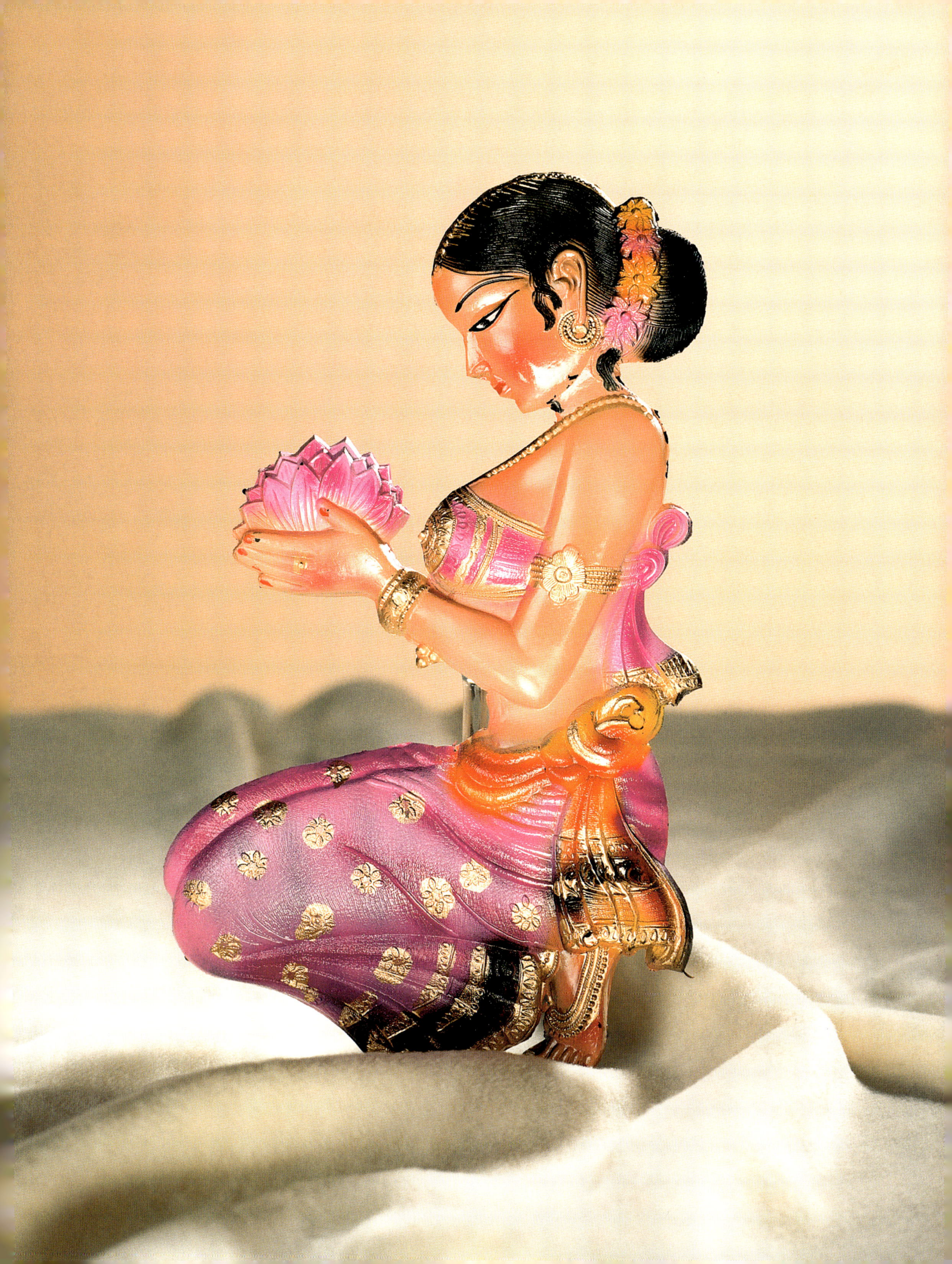

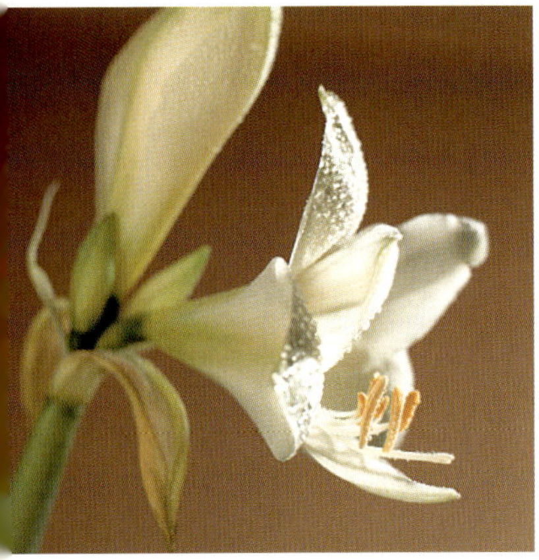
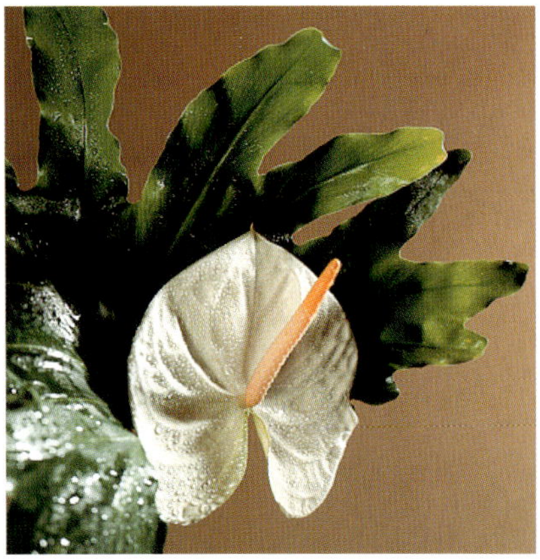

tänze sehr mit Körperspannung und dem Gefühl »bis in die Fingerspitzen« zu tun haben. Aus dieser Mischung hat sich mit den Jahren also das herausgebildet, was ich als Emotion Dance bezeichne. Dahinter steht auch die Idee, dass man allein an der Art, wie sich jemand hinstellt, und an dessen Art zu atmen erkennen kann, wie sich derjenige fühlt. Daher werde ich Sie bei den Anleitungen zu einzelnen Übungen immer wieder auffordern, auf Ihr Gefühl zu achten. Wer sich nicht gut fühlt, atmet kurz und lässt den Atem nicht richtig einströmen, dadurch wird der Sauerstoff nicht richtig verwendet. Dabei ist der Atem bzw. der in der Luft enthaltene Sauerstoff unsere wichtigste Nahrung. Das Ziel meiner Übungen ist es, durch eine Folge von Atem- und Lockerungsbewegungen ein Gefühl des Gleichgewichtes und auch der Lebensfreude zu erreichen.

Zunächst wird wie gewohnt der Tanzbereich vorbereitet. Zur Erinnerung: Lüften Sie den Raum gründlich. Beduften Sie ihn, wenn Sie das mögen (siehe S. 40 f). Sorgen Sie für schönes Licht und eine mit Liebe gezüchtete, großblättrige Zimmerpflanze. Gerade im Winter ist die richtige Beleuchtung wichtig, denn sie kann zaubern. Stellen Sie eine Lampe hinter die Pflanze – die Zeichnungen, die Schatten an den Wänden, ergeben Ihren eigenen Urwald. Auch die Farbe ist von Bedeutung. Hängen Sie eventuell ein Tuch oder eine Fotografie in einem bestimmten, passenden Farbton auf. Die Wirkung der Farben wird auf den Seiten 106 f erläutert. Ihre Kleidung sollte luftig sein und auf jeden Fall aus Baumwolle. Ein Catsuit ist nur aus atmungsaktivem Material akzeptabel, sonst wird das ausgeschwitzte Gift wieder zurückgeführt. Was die Musik angeht, kann ich nur raten, sich auf sein eigenes Empfinden zu besinnen. Es gibt Tage, an denen man belebende Musik braucht, und an anderen Tagen ist klassische Musik angebracht.

Im Folgenden erläutere ich nun eine Reihe von Übungen.

LOCKERUNG

1
SHAKE IT

Hierbei ist vor allem das Atmen wichtig. Stellen Sie sich mit parallelen Füßen und leicht gebeugten Knien auf. Die Arme hängen nicht tot herum, sondern pendeln sanft im Rhythmus. Beatmen Sie durch den Bauch auch alle »Enden«. Das heißt: Schicken Sie den Atem in die Schenkel, die Beine und Füße und in die Arme und Hände. Wippen Sie rhythmisch, und lassen Sie die Bewegung auf den ganzen Körper übergreifen, ohne sich dabei irgendwo festzuhalten; es ist wichtig, dass Sie von sich aus ganz stabil und sicher stehen. Bei dieser Übung geht es gar nicht um die Muskeln, sondern die Durchblutung!
Sie können diese Übung ein ganzes Lied lang machen. Geben Sie sich der gewählten Musik hin. Sie werden erstaunt sein, wie tief der Atem wird.

2
STAMPFEN UND TRIPPELN

Mit etwas gespreizten Beinen einfach rhythmisch aufstampfen. Dadurch werden wir uns der Muskeln an den Innenseiten der Beine bewusst. Das Trippeln sollte mit nah beieinander stehenden Füßen gemacht werden. Auch hier sollte die Bewegung als klein, noch nicht ausschweifend, als belebend und mit Gefühl erlebt werden.

3
SWING

Diese Übung ist eine weitere Lockerungsübung. Statt in den Boden zu wippen, wie bei der ersten Shake-it-Übung, schwingt man aus der Taille von Seite zu Seite. Auch hierbei ist es wichtig, die Füße fest auf dem Boden zu spüren, ebenso sollten die Schenkel ruhig bleiben, der Oberkörper ist leicht vorgebeugt. Die Bewegung kommt lediglich aus der Taille, und dabei schwingt der Oberkörper locker mit.
Dies ist eine wunderbare Übung für die Geschmeidigkeit der Wirbelsäule. Außerdem wird die Taille nach einem Monat spürbar fester. Das leichte Vorbeugen dient der Entspannung, aber auch der Festigung des Bauches. Lassen Sie den Atem mitschwingen.

4
UP-AND-DOWN

Diese Übung sieht nach nicht viel aus, aber sie ist eine der wirkungsvollsten hinsichtlich der Vitalisierung des Körpers. Vorgebeugt stützen Sie sich fest auf die Schenkel über den Knien. Bewegen Sie nun ganz sachte das Becken nach oben und wieder in die Ausgangsposition (Po in die Luft). Viele Menschen verhärten gerade an dieser Stelle, dadurch wird der Gang steif und verliert an Anmut. Wie oft Sie diese Übung ausführen, bleibt Ihnen überlassen. Falls Sie Rückenprobleme haben, sollten Sie auf jeden Fall mit Ihrem Arzt sprechen. Das gilt für jede Form der Tanzgymnastik.

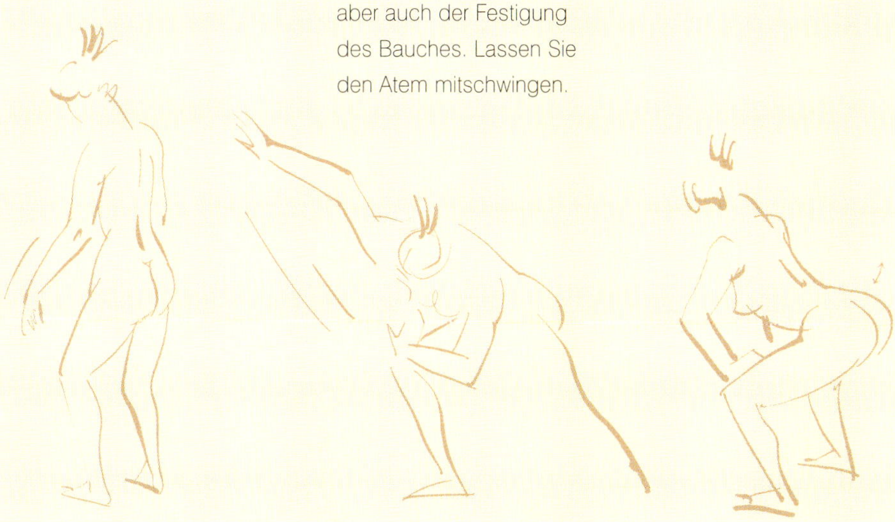

RÜCKENÜBUNGEN

5

Legen Sie sich ganz entspannt auf eine weiche Unterlage (Matte oder Schaffell) auf den Boden. Atmen Sie tief in den Bauch, und lockern Sie vorsichtig Nacken und Arme. Es ist übrigens immer gut, vor diesen letzten Übungen den Raum zu beduften, vorzugsweise mit Vanille, Orange, Lavendel oder was Ihnen sonst gut tut. Stützen Sie nun die Arme seitlich auf, und heben Sie aus der Rückenlage den Oberkörper, lassen Sie dabei den Kopf vorsichtig nach hinten fallen.

Diese Übung muss ganz sanft gemacht werden. Es reicht auch, den Rücken nur ein bisschen zu heben. Wichtig ist es grundsätzlich, jede der Bewegungen nur so weit auszuüben, wie es sich angenehm anfühlt. Diese Übung ist gut für die Haltung, sie macht den Rücken »weich«, außerdem dient sie der Entspannung des Gesichtes. Achten Sie darauf, dass Sie beim Einatmen hochkommen und beim Ausatmen runter. Nehmen Sie sich Zeit für Liegepausen zwischendrin.

6

Heben Sie den Kopf und die Füße gleichzeitig ein wenig vom Boden. Beide Bewegungen sollten nur aus dem unteren Teil des Bauches kommen. Machen Sie diese Übung etwa 30 Mal. Sie brauchen sich dabei nicht jedes Mal wieder ganz zurückzulegen. Nur ein bisschen, damit die Muskeln entspannen können. Wenn Sie diese Übung richtig machen, spüren Sie es am nächsten Tag. Danach wieder hinlegen und den Atem ganz ruhig durch den Körper fließen lassen. Ich atme, also bin ich …

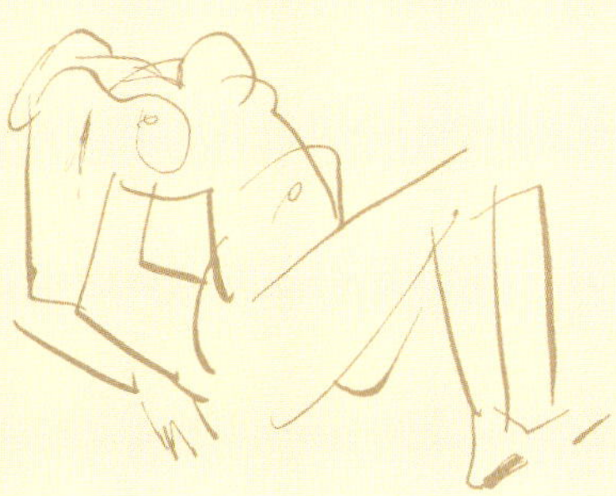

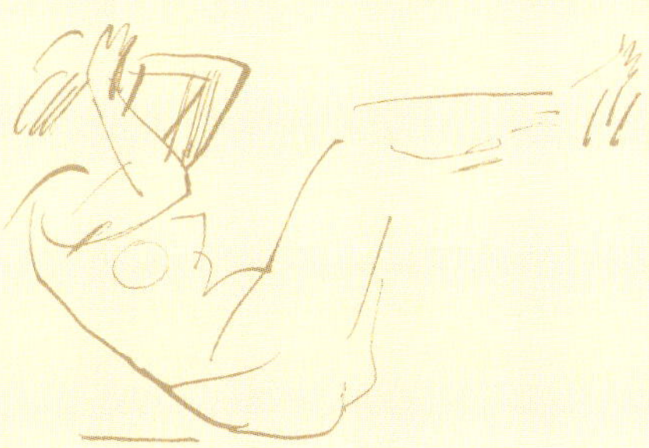

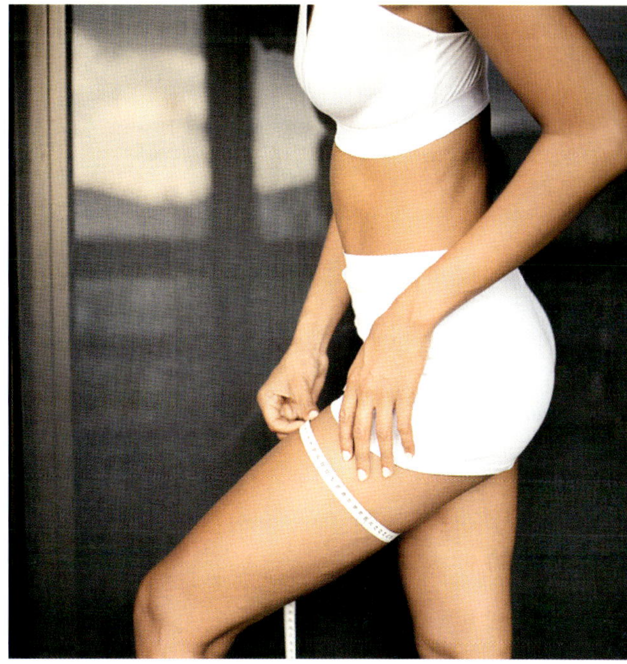

Eines der wichtigsten Bilder oder, wenn man so will, eine Vorstellungshilfe beim Tanzen ab einem gewissen Alter ist folgende: Die äußere und die innere Muskulatur werden wieder miteinander in Verbindung gebracht; denn, so ist mein Eindruck, im Laufe der Zeit entfernen sich Außen- und Innenwelt immer stärker voneinander. Plötzlich sind die Hüften dort, wo die Taille war, und der Po wird immer flacher.

Die wunderbarste Art, von ganz alleine das »relegare«, die Wiederverbindung von außen und innen, zu erreichen, ist mit Hilfe eines langen Gummibandes, wie es im Sanitätshaus erhältlich ist. Die Übungen auf der rechten Seite sind natürlich nur ein Wegweiser. Sie müssen selbst lernen zu erfühlen, was es heißt, den Körper gerade und genussvoll »zusammenzuziehen«. Meist werden Frauen rot, wenn man sie auffordert, mit geschlossen Füßen und zusammengedrückten Beinen alle Löcher zusammenzuziehen. Doch plötzlich tauchen ganz neue Becken- und Gesäßmuskeln auf, die innere Muskulatur des Bauches wird belebt, und Frau bekommt Lust, ihren Mann neu zu entdecken. Dabei spielt der Atemkreis eine ebenso wichtige Rolle wie das Gefühl des Atmens. Es gibt nur eine Person, die Sie auf diesen Weg führen kann, und das sind Sie selbst. Vielleicht dauert es eine ganze Weile, bis Ihr Körper wieder kompakter und anmutiger ist und Sie das Gefühl von einer Wiederverbindung von außen und innen haben. Auf jeden Fall wird es nur mit Freude und Vergnügen wirklich funktionieren ...

Für alle Gummibandübungen gilt: Suchen Sie schöne Musik dazu aus. Seien Sie beschwingt, führen Sie stets nur kleine, pumpende Bewegungen aus und spüren Sie der äußeren und inneren Muskulatur nach. Diese Übungen sind für den ganzen Körper gut, für Arm- und Bauchmuskulatur ebenso wie für Haltung und Gleichgewicht.

Wenn Sie den Eindruck haben, dass Sie irgendwo schief sind, gehen Sie bitte unbedingt zum Orthopäden, möglichst zu einem ganzheitlich orientierten. Rolfing, Osteopathie und andere Techniken können Wunder bewirken.

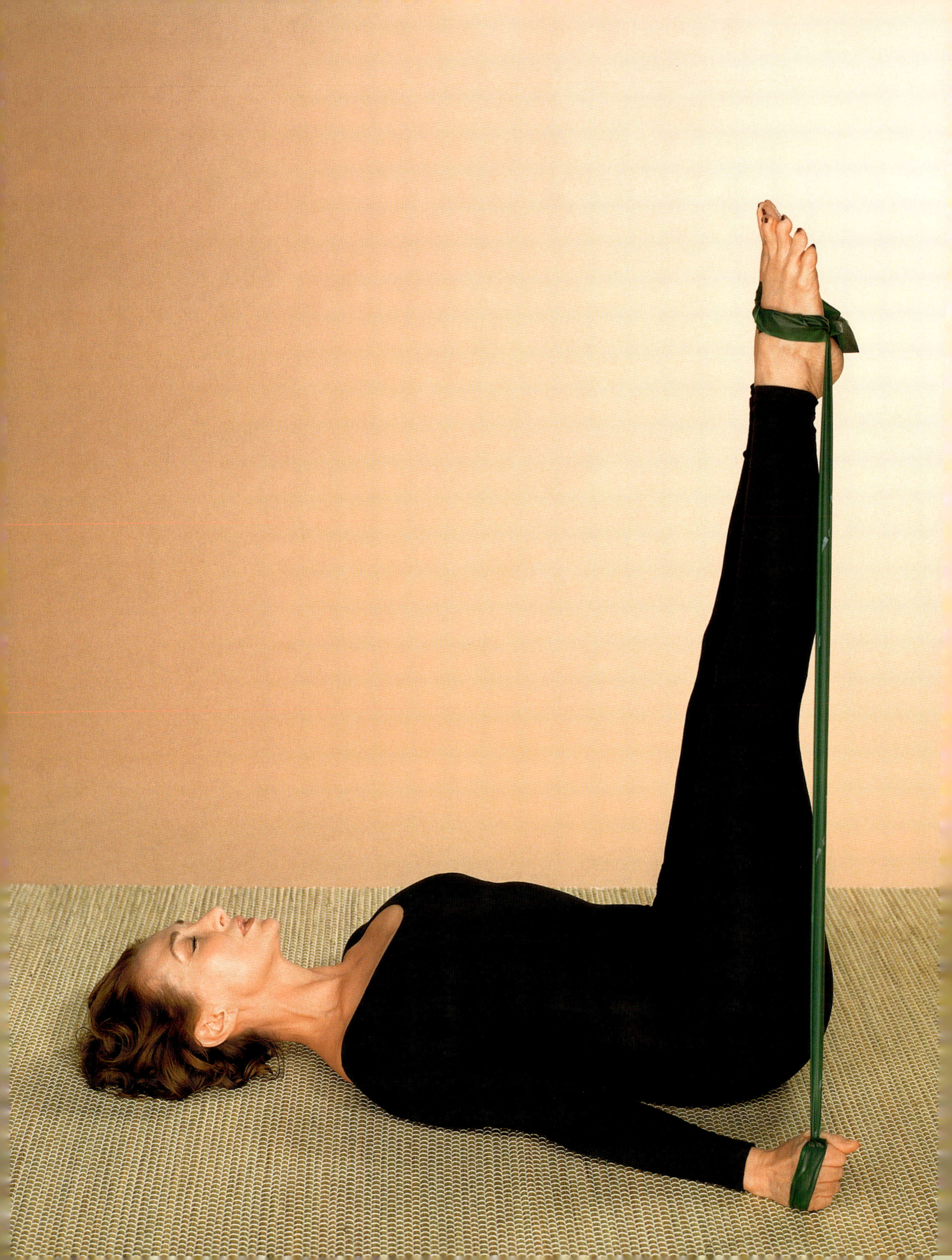

GUMMIBANDÜBUNGEN

1

Wickeln Sie das Gummiband um die Füße, damit diese fest bleiben, lassen Sie beide Enden des Bandes seitlich an den Beinen, entlang des Pos, laufen. Nun wickeln Sie die Enden noch einmal fest um die Hände. Mit kleinen pumpenden Bewegungen strecken Sie nun die Fäuste etwas hoch und senken sie dann mit Spannung ab..

2

Diese Übung erfolgt aus der gleichen Ausgangsposition wie die vorhergehende. Strecken Sie die Arme nach vorne und halten Sie wieder alle Muskeln fest. Nun atmen Sie und pumpen bzw. ziehen die Enden des Bandes auf Schulterbreite in die Höhe, dann senken Sie sie wieder mit Spannung.

3

Eine Hand hält das eine Gummibandende etwa auf Hüfthöhe gespannt vor dem Körper, die andere Hand das andere Ende hinter dem Körper: Nun mit kleinen, pumpenden Bewegungen die Enden auf beiden Seiten des Körpers nur etwa zehn bis fünfzehn Zentimeter nach oben ziehen. Dies etwa zehn bis fünfzehn Mal ausführen, dann die Seiten wechseln und die Übung wiederholen.

4

Bei dieser Übung ziehen die Arme die Enden des Gummibandes hinter dem Körper in kurzen, kleinen Bewegungen nach oben. Die Bewegung nie übertreiben und nicht ruckartig ausführen. Fühlen Sie die Spannung und Kräftigung der Muskulatur des ganzen Körpers. Um diese Übung gleichmäßig zu machen, muss man »im Lot« sein.

5

Die Arme seitlich etwa 20 cm heben. Dies spüren Sie vor allem in den Schulterblättern. Die Kraft aus dem Atem holen und die Stärkung genießen.

Nach Beendigung dieser Gummibandübungen empfehle ich, noch einmal nach Lust und Laune zu swingen und zu wippen. Sie werden sehen, Ihre Haut wird rosig, der Kreislauf ist angeregt, und der Tag kann gut beginnen.

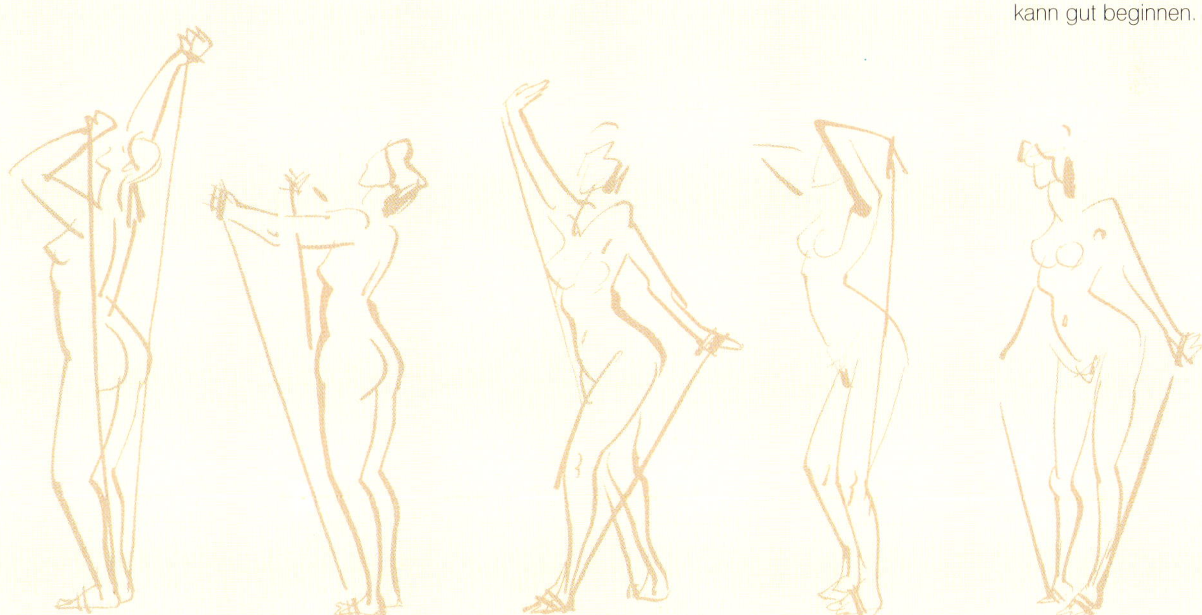

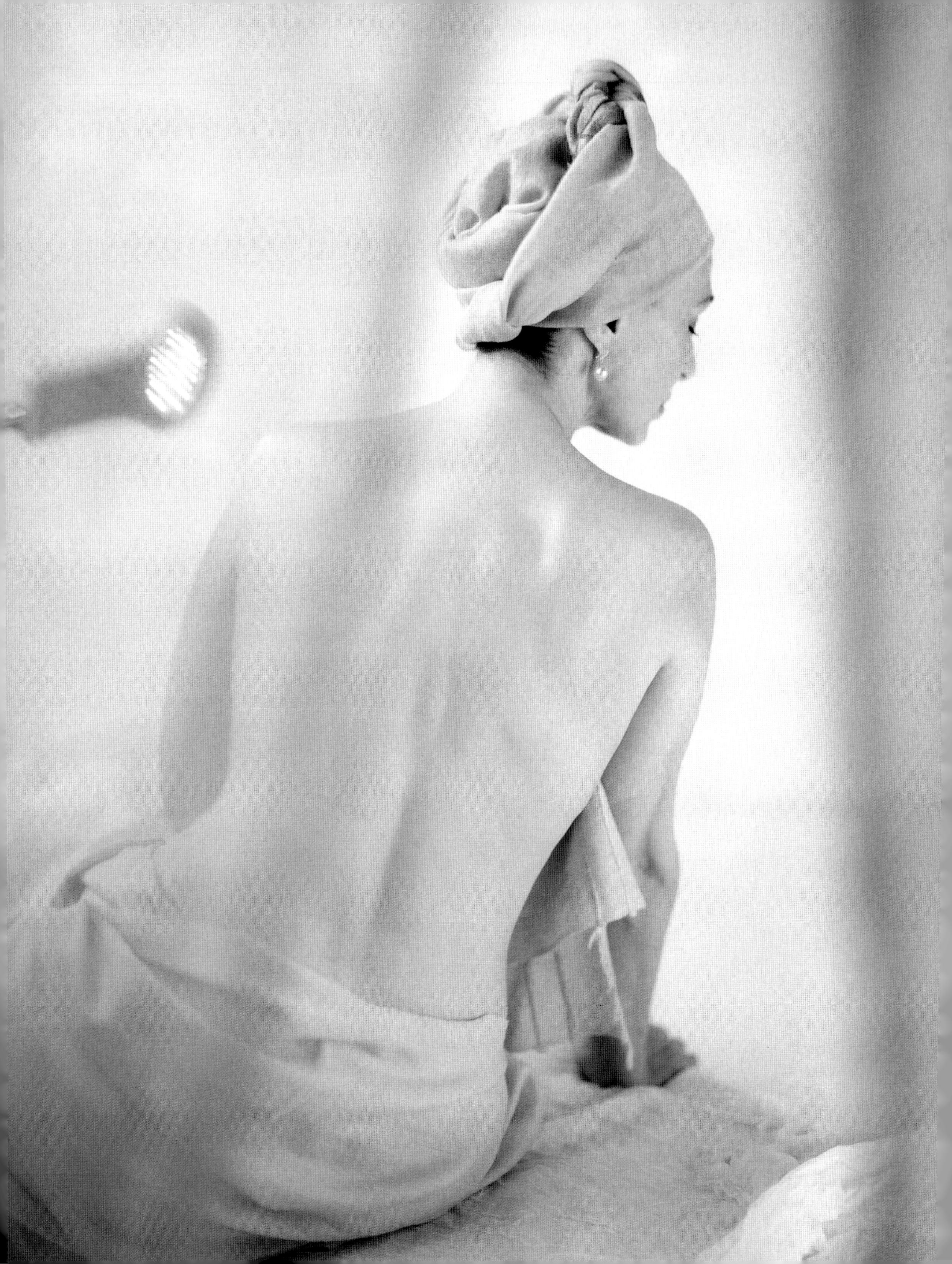

Sanfte Verjüngung

»Ich mag Fältchen. Sie sind meine Auszeichnung – sie zeigen, dass ich gelebt habe.«

SHIRLEY MACLAINE

Sicherlich ist die Chirurgie heute, mit ihrer enormen Kunstfertigkeit, einschließlich Zahnheilkunde, Orthopädie und dem an ein Wunder grenzenden Gebiet der Sehkraftwiederherstellung, eine der größten Errungenschaften der Menschheit. Von alters her hat man, vor allem auch im Orient, versucht, Menschen mit Operationen wieder herzustellen und ihnen damit ein neues Leben zu schenken.

Ohne unsere medizinischen Künstler würde jeder ausgeschlagene Zahn, jedes gebrochene Bein und jede Nasenfraktur zur Entstellung oder Verkrüppelung führen. Wer je mit dem Zug durch Indien gereist ist – nicht als Pauschaltourist oder Goafreak –, der hat gesehen, wie eine Welt ohne ästhetische Chirurgie aussieht. Allein eine nicht vernähte Hasenscharte macht aus einem unschuldigen kleinen Mädchen ein Monster. Wer dieser Welt begegnet, muss, wie ich, Unverständnis und Ekel über all diejenigen Jugendlichen in der westlichen Welt empfinden, die aus Langeweile oder Geltungsdrang ihre Zunge in zwei Teile wie die einer Schlange aufspalten oder sonstige Körperteile mit Metallteilen verunzieren. Solche operativen Zwangshandlugen kommen jedoch nicht nur bei Retropunks vor. Im Januar dieses Jahres war in einem Artikel über plastische Chirurgie in der respektablen britischen Zeitschrift *Harpers & Queen* zu lesen: »Gesellschaftliche Trends sind eine Art Infekt, die OP-Bakterie kann jeden erwischen«.

Tatsächlich ist, was die Verjüngungsmaßnahmen angeht, ein beängstigender Trend zu beobachten. Woraus sich der damit verbundene Wirklichkeitsverlust zusammensetzt, ist leicht zu entschlüsseln. Die Bilderwelt unserer Konsumgesellschaft prägt unsere Wahrnehmung und entwickelt einen irrealen Standard für unser Aussehen. Die abgebildeten Frauen sehen nur in einem ganz bestimmten Licht und in einer speziellen Aufmachung und nur in diesem Moment so gut aus, wie sie uns scheinen. Aber die Bilder erwecken den trügerischen Eindruck von natürlicher Makellosigkeit. Dabei ist alles bis ins Kleinste inszeniert.

Eine verbreitete Form der Bestrafung war es, die Nase abzuschneiden, daraus ergaben sich im damaligen Persien die ersten Transplantationen, indem der Chirurg ein Stück Haut aus dem Unterarm trennte, den Hautlappen an die Nasenstelle nähte, den Arm hochband bis das Gewebe anwuchs, danach das Gewebe vom Arm abtrennte, und voilà – schon hatte der Patient zwar keine richtige Nase, doch immerhin etwas, das seine Schmach und sicher auch seine Entstellung minderte.

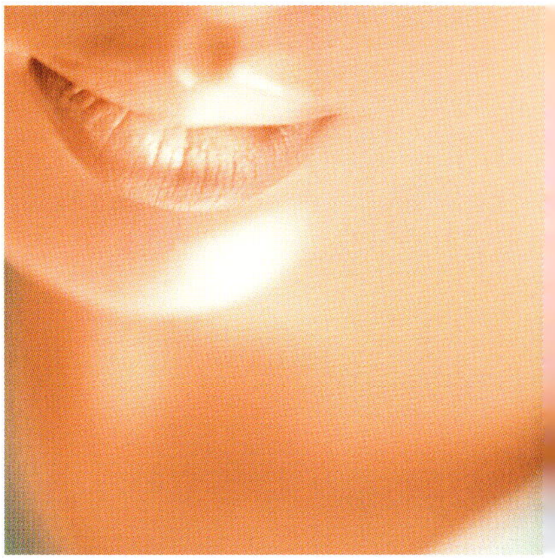

Eine echte, »normale« Frau kann sich leicht ausgestoßen, benachteiligt und ungerecht behandelt fühlen, sie spürt instinktiv: Diese Bilder entsprechen nicht der Wahrheit. So zum Beispiel, wenn eine Schauspielerin, die mit ihren Filmen das Leben dieser Frau schon seit Jahren begleitet, mit der sie sozusagen auf die Entfernung zeitgleich gealtert ist, plötzlich ganz glatt aussieht. Die Schauspielerin behauptet dann noch ganz ungeniert und im Brustton der Überzeugung: »Ich bin nicht geliftet«. Da muss diese Frau ja misstrauisch werden. In den Zeitschriften sind Fotos der oberen Zehntausend abgebildet. Jede zweite Frau davon ist geliftet, das ist eine Tatsache, doch selbst ihrer besten Freundin erzählen viele dieser Frauen: »Ich war im Urlaub«.

Auch in der Presse werden regelmäßig Mutmaßungen angestellt, wie sich die Prominenz ihr Aussehen bewahrt, doch der Journalismus scheint sich häufig nicht so sehr der Wahrheit als vielmehr der Wirtschaft verpflichtet zu fühlen. In den Zeitschriften wird immer wieder das Gefühl geschürt, man müsse sich liften lassen, um im Alter schön zu sein; man brauche Silikon-Brüste, um sexy zu sein; man könne zu dieser Welt eigentlich nur gehören, wenn man operativ entmäkelt, bzw. entmenschlicht ist. Denn wer auf den Partybildern sieht noch menschlich aus? Mittlerweise ist es doch so weit, dass kaum noch jemand zu unterscheiden vermag, was echt ist und was nicht.

Bei aller Legitimität chirurgischer Eingriffe und der Freiheit eines jeden, sich dafür zu entscheiden (Cher sagt, sie habe das Recht, sich die Brüste auf den Rücken versetzen zu lassen, wenn sie wolle), so gilt doch auch das Recht, sich nicht liften zu lassen.

Es besteht nämlich gerade bei der chirurgischen Verjüngung ein kleines, aber nicht zu unterschätzendes Problem. Viele Frauen haben geraucht und getrunken, Trauer, Betrug und Niederlagen erlebt, und vielleicht wussten sie auch nicht, wie man sich

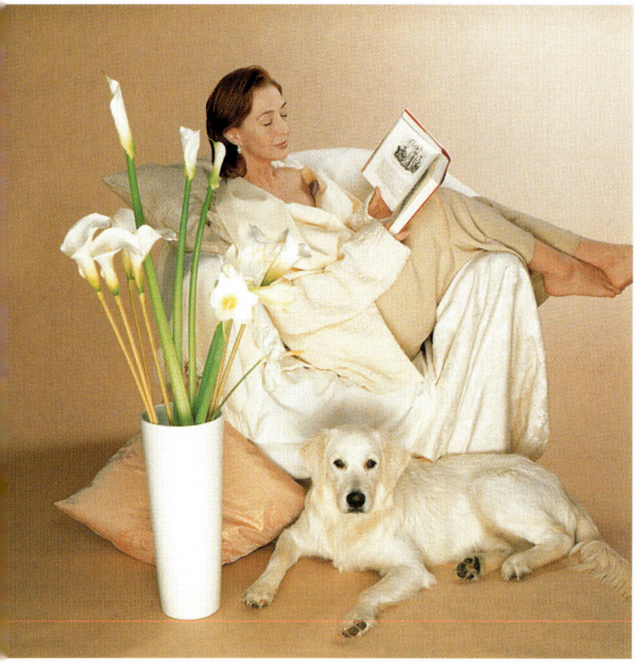

gegen allzu schwere Spuren von solchen Erlebnissen wehrt. Sie lassen sich liften, und nach ein paar Wochen der Schwellungen und Rötungen ist ihre Haut plötzlich wieder so glatt wie früher – alle schrecklichen Erfahrungen und deren Spuren sind wie weggewischt. Für eine Weile sehen diese Frauen »immer gleich gut« aus. Daran kann übrigens der Laie erkenne, ob jemand geliftet ist: Es gibt keine schlechten Tage mehr.

Es vergehen einige Jahre, die Frauen werden wieder etwas älter, und auch das geliftete Gesicht altert nun mit, allerdings anders als ein nicht geliftetes Gesicht. Dann muß nachgearbeitet werden, wieder wird geliftet, und dann wieder und wieder. Eines Tages hat man dann statt eines alten, doch eventuell lustigen oder liebenswerten Gesichts eine Maske. (Ich weiß, ich setze mich mit diesem Szenarium gehörig in die Nesseln. Natürlich gilt das nicht für alle!)

Ich persönlich versuche immer noch, diesem Lifting auszuweichen, weil ich glaube, dass die anzustrebende Frische und Jugend immer eine Sache des ganzen Körpers ist und nicht nur einiger Details. Auch war ich als Jugendliche immer in ältere Frauen verliebt, in die Geschichte ihres Lebens. Nicht in eine Pseudojugend. Außerdem habe ich zwei Unfälle hinter mir, die mich aufklärten, was Ärzte im Guten wie im Schlechten »anstellen« können. Um es kurz zu machen, meine Nase musste aus dem Ohr wieder neu aufgebaut werden. Insgesamt vier Nachoperationen, und zwar u. a. weil der Operateur sich entschloss, mir, während ich in der Narkose lag, die Nase zu verkürzen. Ich habe lange gebraucht, um das zu realisieren, denn ich dachte, durch die Narkose wäre mein Gesicht einfach nur aufgeschwollen. Dabei hatten sich die Proportionen geändert. Das Gleiche galt für mein Bein, das ich mir sechs Monate nach dem Nasenunfall brach. Es bildete zu viel Kallus (Knochenwucherung) und musste nachoperiert werden. Erst durch die beiden Unfälle merkte ich, was es heißt, wenn Nase und Bein, über die ich immer gemäkelt hatte, wirklich scheußlich oder nutzlos werden. Daher meine ich, dass jede Operation darauf untersucht werden sollte, ob sie sinnvoll ist.

Zu meinen ganz persönlichen ästhetischen wie weltanschaulichen Einwänden gegen die chirurgischen Möglichkeiten der Verjüngung gesellen sich noch eine Reihe handfester medizinischer Argumente. Wir sollten nämlich nicht vergessen, dass der Körper nicht unterscheidet, ob eine Narkose der Verjüngung oder der Amputation dient. Eine Narkose ist wie »einmal tot sein und zurück«. Sie hat freie Radikale im Gepäck, ebenso wie jede andere Verletzung. Auch der Schnitt mit dem Skalpell ist eine Verletzung. (Mechanische Traumata gehören an oberster Stelle zu den Ursachen der Entstehung von freien Radikalen.) Diese freien Radikale schaden dem Körper, sie müssen gezielt ausgeleitet werden.

Darüber hinaus werden bei jedem Eingriff Nerven durchtrennt, wodurch eine gewisse Lebendigkeit des Mienenspiels verloren geht. Schließlich sind die wenigsten Chirurgen über ganzheitliche Heilmittel in der Phase der Rehabilitation informiert. Ich denke dabei an Nahrungsergänzungsmittel, die der Wundheilung dienen, an Öle, die die Narbenheilung verbessern, den Einfluss der Lichtverhältnisse auf die Heilung. Für ein Lifting sollte unter Einbeziehung all dieser Aspekte ebenso selbstverständlich ein postoperatives Programm für die Rehabilitation erstellt werden, wie es für jede Knieoperation längst üblich ist.

Meine Alternative zu einer chirurgischen Verjüngung und dem Aufspritzen des Gewebes sieht ein »Lifting ohne Skalpell« in Form einer ganzheitlichen Pflege vor. Für dieses Konzept gilt, wer vorbeugt – und das kann man in jedem Alter –, braucht vor allem eine positive Vision des Älterwerdens. Es reicht aber nicht, nur eine Vision zu haben, man muss auch daran arbeiten, man muss sie schrittweise verwirklichen.

Noch ein Wort über Kollagen und andere Implantate. Mit ihnen verhält es sich so: Sie sind teuer und haben immer eine andere »Konsistenz« als unser eigenes Gewebe, daher ist die Unterspritzung in jüngeren Jahren – na ja, über 40 bis, je nachdem, »fifty something« – ganz effektiv. Doch irgendwann wird die unterspritzte Fläche ganz anders als der Rest des Gesichtes. Daher plädiere ich für auch hier für die Festigung des gesamten Gewebes statt für partielles Aufspritzen.

Tägliche Verjüngungsrituale

Hier erinnere ich noch einmal an eines der wichtigsten täglichen Verjüngungsrituale, die im Kapitel über Wasser ausführlich beschriebenen Waschungen mit Wasser, Öl und Seife einschließlich dem anschließenden Ausklopfen der Haut. Ich kann gar nicht oft genug wiederholen, was für eine Bedeutung und großartige Wirkung dieses Ritual für eine Pflege im Hinblick auf die Regenerationsfähigkeit der Haut hat. Die Durchblutung durch das gesamte Prozedere wirkt tatsächlich wie ein tägliches, ganzheitliches Lifting.

Mein bester Freund sagte anlässlich einer mir gegenüber gemachten Liftingunterstellung, gegen die ich dann gerichtlich vorging, Folgendes: »Christine braucht sich nicht liften zu lassen, denn sie liftet sich jeden Tag im Badezimmer«. Versuchen Sie es, folgen Sie meiner Anleitung für die sorgfältige Reinigung der Gesichtshaut inklusive Klopfen und Grimassenschneiden (siehe S. 35 f), so oft es nur irgend geht.

Altes Wissen wird zu neuen Wundermitteln

Seit 30 Jahren lasse ich mich nun von meiner Wiener Kosmetikerin Sonja mit einer gewissen Regelmäßigkeit behandeln. Seitdem ich als junge Frau zum ersten Mal bei ihr war, habe ich mich ihrer Führung überlassen und meine Pflege ganz nach ihren Ideen und Methoden ausgerichtet. Es ist Sonjas Überzeugung, dass man durch Pflege schön altern kann. Sie war eine der ersten Kosmetikerinnen, zumindest im deutschsprachigen Raum, die den Zusammenhang von Organen und Aussehen im Sinne der traditionellen chinesischen Medizin bei allen Behandlungen berücksichtigt hat. In ihrem Salon herrscht jene typisch wienerische Atmosphäre, eine Mischung aus Orient und Okzident. Frauen liegen strahlend, gedämpft und verschönt halb nackt in helle Tücher gewickelt, über Gesellschaftliches plaudernd, während eine kleine Schar von Sonja ausgebildeter Kosmetikerinnen sich zielstrebig um deren Pflege und Erscheinung kümmert.

Das Schröpfen

Das Schröpfen ist eine der ältesten medizinischen Behandlungsmethoden. In der »alten« Fassung sieht man dabei aus wie ein Maikäfer. Das ist bei der modernen Behandlung nicht so, obwohl man bei der Eigenbehandlung mit sehr viel Feingefühl arbeiten muss.

Wie wird geschröpft? Die Haut sollte zunächst gründlich mit warmem Wasser und Creme sowie zusätzlichen pflegenden Ampullen vorbereitet werden. Dann wird sie mit Hilfe eines Schröpfgeräts – es gibt manuelle und elektrische – Stück für Stück angesaugt. An der jeweils angesaugten Stelle wird die Durchblutung aktiviert, was wiederum die Zellregeneration fördert. Schröpfen sollte man stets in folgender Richtung: vom Ohr bis zum Schlüsselbein, von der Nase zum Ohr in Bahnen, quer über die Stirn und unter Kinn hin und her gleitend. Vorsicht: Nicht zu heftig ansaugen – es kann zu Blutergüssen kommen.

Schröpfen regt die Gesichtsmuskulatur an, es macht sie weich und beweglich und sorgt so für eine glatte und geschmeidige Mimik. Gerade unter dem Kinn, wo sich schlaffes Gewebe bildet, ist ein straffender Effekt nach einigen Behandlungen deutlich zu sehen.

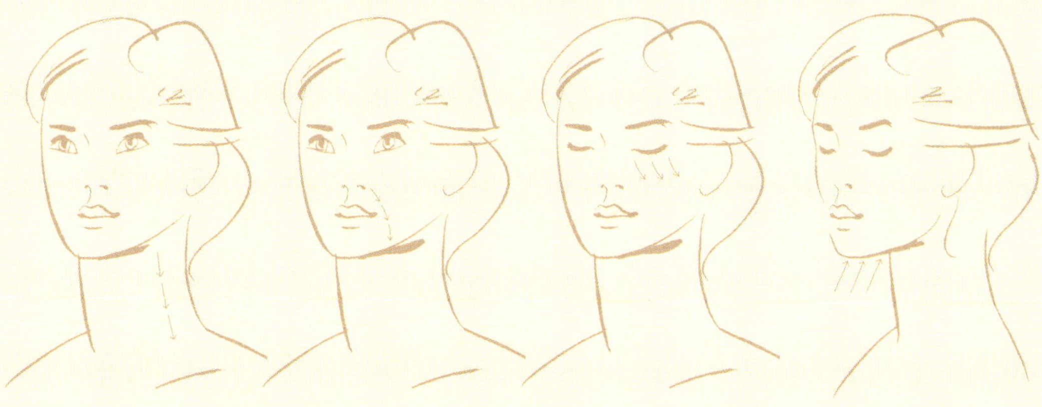

Die Kolon-Hydro-Therapie

»Der Tod liegt im Darm«. Ein Ausspruch aus vergangenen Zeiten; leider gilt er heute mehr denn je. Noch nie hat es eine Zivilisation gegeben, die ihrem Darm so viel zumutet wie die westliche Überflussgesellschaft. Nicht nur ist Völlerei an der Tagesordnung, und keine Fastenzeit wird mehr eingehalten – vor allem sind die Nahrungsmittel gespickt mit Pestiziden, Fungiziden, Antibiotika und, als ob das nicht reichte, es stecken genetische Informationen von Mäusen im Kohlrabi und umgekehrt.

Der Begriff des mikroökologischen Gleichgewichts macht den Leser vielleicht stutzig. Doch was im Großen stimmt, stimmt auch immer im Kleinen. Der Darm – schon das Wort lässt erröten, sind wir doch allein durch die Töne und den Geruch immer in Eile, den Ort des Geschehens zu verlassen. Auch hier möchte ich darauf hinweisen, dass man zwar als Vegetarier auch keinen Blumenduft hinterlässt, doch für einen Vegetarier ist das Betreten einer Toilette, auf der gerade ein Fleischesser saß, eine Qual. Leider kann ich Ihnen diese Details nicht ersparen. Der Prozess der Nahrungsaufnahme, der Verdauung und des Ausscheidens ist eigentlich etwas Wunderbares. Wir nehmen die Außenwelt auf, im Dunklen werden unglaubliche Arbeiten geleistet, emsige Kleinstlebewesen sortieren und wandeln um, so dass eben aus dem Ei, den Nüssen oder der Zitrone zum Beispiel ein gelungener Zehennagel oder eine Wimper wird.

Zu viel Essen und zu oft, in gereizter Atmosphäre, all dies verursacht nicht nur Tumulte im Darm, sondern zieht häufig auch sofortige Schönheitsprobleme nach sich. Auch die vielen kosmopolitischen Speisen, wie sie im Restaurant angeboten werden, sind zwar schick und verführerisch, doch isst man immer verschiedenste und ungewohnte Kleinstlebewesen mit, und das eigene mikroökologische Gleichgewicht des Darms, die Wiege des Immunsystems, kann sich nicht mehr einpendeln.

Wir füttern den Darm ähnlich wie Zoobesucher die gehaltenen Tiere oft mit so einer Gedankenlosigkeit ob der phantastischen Stoffwechselvorgänge, dass uns die schrecklichen Gerüche und Geräusche, mit denen dieser sich dagegen zur Wehr setzt, eigentlich nicht verwundern dürften. Da es sich beim Darm um das Verteilersystem handelt, übrigens ein System mit einem völlig vom Kopf getrennten Nervensystem, beherbergen wir sozusagen ein eigenständiges Wesen in uns, das man nicht zu sehr reizen sollte. Mehr über dieses wichtige und häufig ach so vernachlässigte Organ im, leider nur auf Englisch erschienenen, Buch *The Second Brain* von Michael D. Gershon.

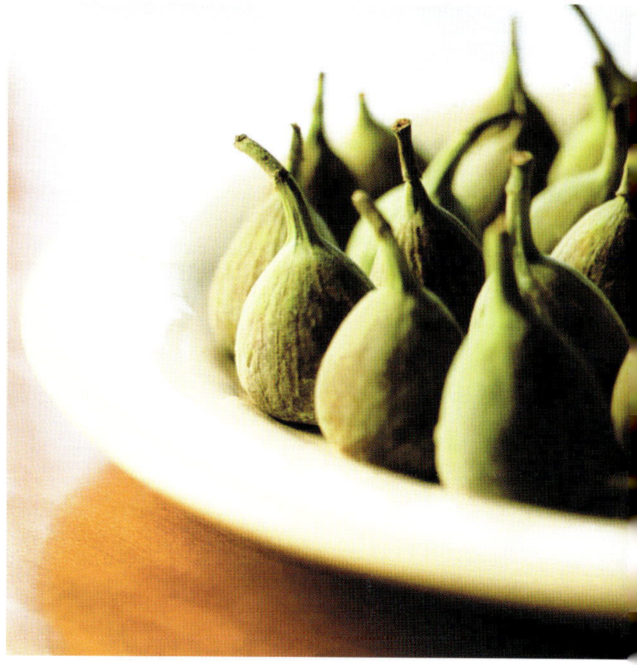

Pilze, Darmentzündungen, Candidabefall – es gibt da jede Menge Störungen, die der schönen Hautregeneration im Weg stehen. Da helfen keine kostspieligen Behandlungen von außen. Ebenso wie ein Wagen nicht anspringt, wenn man ihn wäscht, statt ihm den richtigen Kraftstoff zu verabreichen, ebenso muss der Körper seinen Verteiler ins Lot bringen.

Nicht von ungefähr ist eine der ältesten medizinischen Behandlungen der Einlauf. Überall dort, wo sich eine Esskultur entwickelte, muss man zu diesem Mittel greifen. Die Fastenzeiten aller Religionen bezeugen die Weisheit und das Wissen unserer Vorfahren. Der moderne Mensch glaubt immer noch, wenn auch gottlob nicht mehr ganz so selbstgefällig wie früher, dass sich mit Medikamenten alles heilen lässt. Doch der Darm, unser geheimnisvoller Begleiter, verlangt nach Beachtung und Beschäftigung mit ihm, die ihm aus einer gewissen falschen Schamhaftigkeit und häufig auch aus Bequemlichkeit nicht zugebilligt wird.

Es gibt viele Möglichkeiten für eine reinigende Darmkur, doch die wenigsten lassen sich in ein Arbeitsleben integrieren. Glaubersalz, bei dem man den halben Tag auf dem Klo sitzt, ist ebenso mühsam wie eine lange Kur, wie sie sich nur in speziellen Einrichtungen absolvieren lässt. Eine Ausnahme ist die Kolon-Hydro-Therapie. Für diese Behandlungsmethode sind Heilpraktiker die richtige Anlaufstelle, und kombiniert mit einer kurzen Reinigungskur von einer Woche ist sie eine sehr effektive Form der Darmentschlackung mit guter, allgemein regenerierender Wirkung. Außerdem stellt sie eine optimale Vorbereitung für eine anschließende Symbioselenkung (Neubesiedelung des Darms mit guten Bakterien) dar, wie sie bei ernsthaften Störungen der Darmflora empfohlen wird. Allerdings macht die Kolontherapie nicht unbedingt Spaß. Man liegt auf einem Bett, und durch eine Kanüle wird Wasser in den Darm gespült und dann wieder

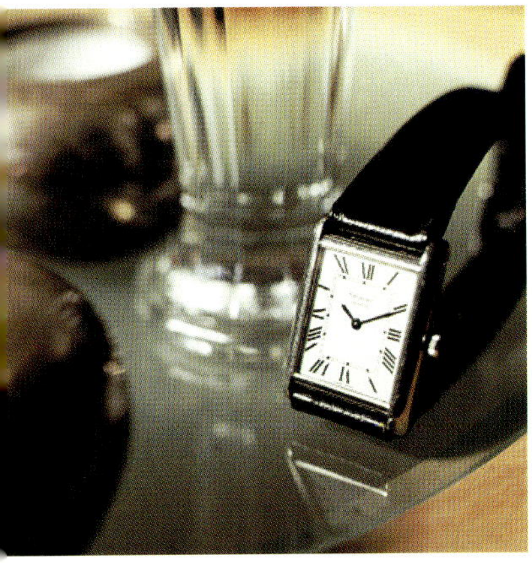
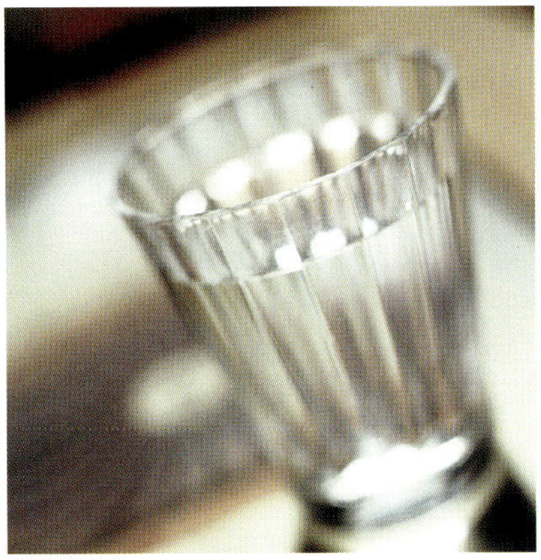

abgesaugt. Zwischendurch wird das Wasser mit Sauerstoff angereichert und so der Darm gründlich gereinigt.

Die Therapie macht sich im Gesicht schnell bemerkbar. Schon nach ein paar Behandlungen werden die Augenringe blasser, und das fahle Aussehen bessert sich. Der Bauch wird flach. Kombiniert man die Behandlungszeit mit einer Nahrung aus passierten Gemüsesuppen, so ist das Ganze eine rigorose, doch effektive Verjüngungskur. Morgens und abends empfiehlt es sich, einen Drink (nein, leider keinen Champagner) anzusetzen: Dafür mischt man 2 EL Flohsamenschalen (Pascomocil – erhältlich in der Apotheke) und 2 EL Eiweißpulver in einem Glas warmen Wasser, rührt es, am besten mit einer Gabel, kräftig um und trinkt es aus; danach möglichst noch ein halbes Glas warmes Wasser nachtrinken. Während das Eiweiß hilft, den Hunger zu stillen, quellen die Flohsamen und reinigen so den Darm; die alten Reste – vor allem tierische Eiweiße, die toxische Rückstände zurückgelassen haben – werden praktisch »ausgefegt«.

Die von mir bereits erwähnte Symbioselenkung bietet sich im Anschluss an eine Kolon-Hydro-Therapie an. Zahlreiche Beschwerden (Kopf- und Magenschmerzen, unter Umständen sogar Migräne) und Schönheitsprobleme (Flecken im Gesicht, aufgedunsener Bauch) haben ihre Ursache an einer Stelle, wo wir sie am wenigsten vermuten: in der Darmflora. Diese muss man sich als labiles Gleichgewicht verschiedener Bakterien vorstellen. Durch Krankheiten, Infektionen, aber auch durch unausgewogene Kost verändert sich das natürliche Verhältnis von Gärung und Fäulnis. Dieses gestörte Gleichgewicht lässt sich durch Symbiontenkulturen wiederherstellen. Das sind apothekenpflichtige Arzneimittel, die höchstdosiert jeweils diejenigen Bakterien enthalten, die der Darmflora fehlen. Welche das sind, lässt sich nur durch eine bakteriologische Stuhluntersuchung feststellen. Dafür ist es nötig, einen Arzt aufzusuchen.

Elektrische Stimulation der Muskeln

Auch hierbei geht es darum, die Muskeln zu straffen, damit sie, als bewegliches Fundament der Haut, immer wieder in die »Originalform« gebracht werden.

Elektrostimulierungen verschiedener Art, die aus der Sportmedizin kommen, haben sich auch als wirksame Methode bei der Antifaltenbehandlung erwiesen. Meine persönliche Erfahrung beweist die Wirkung. Im Gesicht ist meine Haut recht glatt. Aber meine Hände! Wie die Methusalems. Ausgleichende Gerechtigkeit: Häufig haben Frauen, die im Gesicht unter Falten leiden, glatte Hände. Und umgekehrt.

Die etwas dickere Haut zeigt nie Schatten unter den Augen. Von ihr werden die beneidenswerten Menschen überzogen, die immer »gesund« aussehen, bei denen kleine gesundheitliche Maläsen nicht sofort erkennbar sind. Diese Leute aber verfallen plötzlich; ihre gesamte Kontur tendiert zum »Absacken«. Trotzdem werden sie immer glatte Hände behalten.

Der andere Hauttyp – der, den ich vertrete – verfügt über feine Haut. Wenn ich einen schlechten Tag habe, sehe ich aus, als würde ich gleich dahinsiechen. Dafür habe ich relativ wenig Falten, und die Kontur meines Gesichts bleibt erhalten. Meine »Methusalemhände« habe ich mit elektrischer Muskelstimulation therapieren lassen. Testweise haben wir nur eine Hand behandelt, und das Ergebnis war verblüffend: Nach der zweiten Behandlung schon war diese Hand glatt. Nach acht bis zehn Sitzungen zeigte sich ein bleibender Effekt. Die Wirkung hielt ungefähr ein Jahr vor.

In der Gesichtsbehandlung wirkt hinterher das gesamte Gesicht gestrafft. Besonders wohltuende Effekte zeigen sich an den Tränensäcken und Ringen unter den Augen. Dieses feine Gewebe verbessert sich deutlich sichtbar. Aber Vorsicht, ich weiß nicht, ob es bei allen Hauttypen so gut wirkt. Ich schildere hier nur meine persönlichen Erfahrungen, und Sie sollten alle Therapien vorab mit einem Arzt oder einer Ärztin Ihres Vertrauens absprechen, bevor Sie sie ausprobieren.

Die elektrische Muskelstimulation mit gepulsten Strömen unterschiedlicher Frequenz hat eine starke ionisierende Wirkung und ist ziemlich frei von galvanischen Nebenwirkungen. Daraus ergibt sich, dass trotz hoher Leistung Anwendungsrisiken weit gehend ausgeschlossen sind.

1

Wichtig ist die Vorbereitung für die elektrische Stimulation. Feuchtigkeit der Haut ist eine zwingende Voraussetzung für ihre Wirkung, daher ist ein gründliches Waschritual vonnöten. Zusätzlich sollte eine Ampulle oder ein sonstiges flüssiges Wirkstoffkonzentrat auf die Haut aufgetragen werden.

2

Üblicherweise werden immer ganze, zusammenwirkende Muskelgruppen trainiert, um einseitige Tonussteigerungen zu vermeiden, die dann zu Koordinationsproblemen führen könnten. Zur Steigerung des Muskeltonus erschlaffter oder atrophiegefährdeter Muskulatur wird bei einer Frequenz von fünf bis zwanzig Hertz mit oder ohne Intervall beziehungsweise bei hundert Hertz mit Intervall trainiert. Die Behandlungszeit kann von zehn auf bis zu sechzig Minuten gesteigert werden.

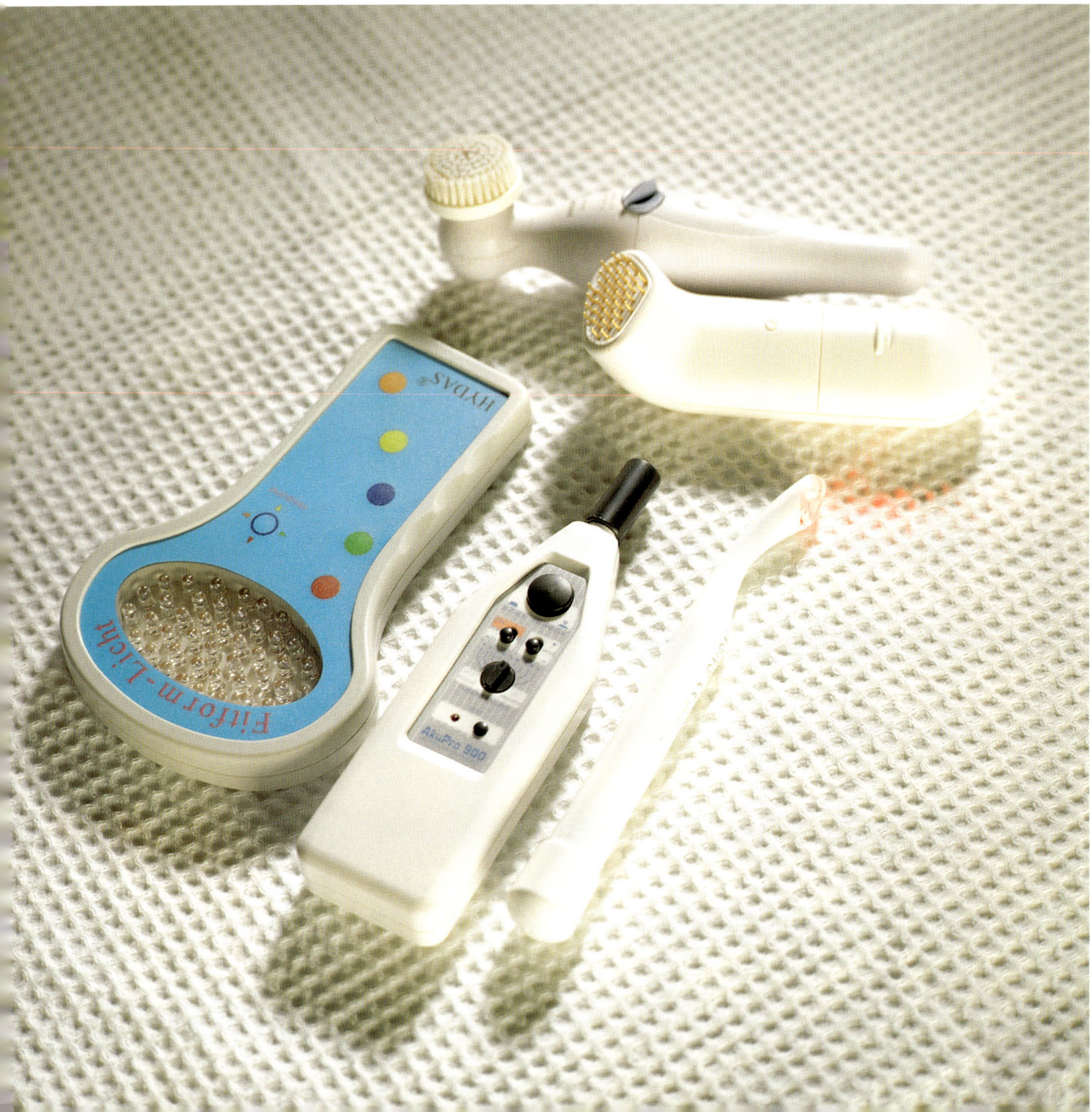

Akupunktur und elektrische Akupunktur

Kaum eine Behandlung hat auf Dauer einen so nachhaltigen Effekt auf Befindlichkeit und Aussehen wie die Akupunktur. Leider sind bei uns Kosmetikerinnen im Allgemeinen nicht in dieser Technik geschult, und zum Arzt geht man ja eigentlich nur wegen einer Krankheit. Doch ich hatte eine Ärztin, Frau Dr. Wancura, zu der ich nur zu sagen brauchte: »Bitte machen Sie mich schön, ich sehe furchtbar aus«. Sie lachte dann und setzte mir vielleicht acht oder zehn Nadeln. 40 Minuten später hatte ich entspannte Gesichtszüge, sah wunderbar durchblutet und entschlackt aus, einfach toll. Aber selbst ich kann jetzt nicht mehr zu ihr gehen, denn sie wohnt nun in Bayreuth. Deswegen behandle ich mich jetzt selbst, und zwar mit Hilfe eines nadellosen elektrischen Akupunkturgerätes, wie es im Sanitätsfachhandel erhältlich ist.

Wenn Sie Freundinnen haben, so kaufen Sie sich zusammen so ein Gerät und führen Sie Akupunkturabende ein. Gerade in alternativen, mittlerweile aber auch in weniger alternativen Zeitschriften werden Kurse angeboten, wo man diese Technik erlernen kann. Das ist eine lohnende Investition.

Verjüngende Schönheitspunkte in der Akupunktur

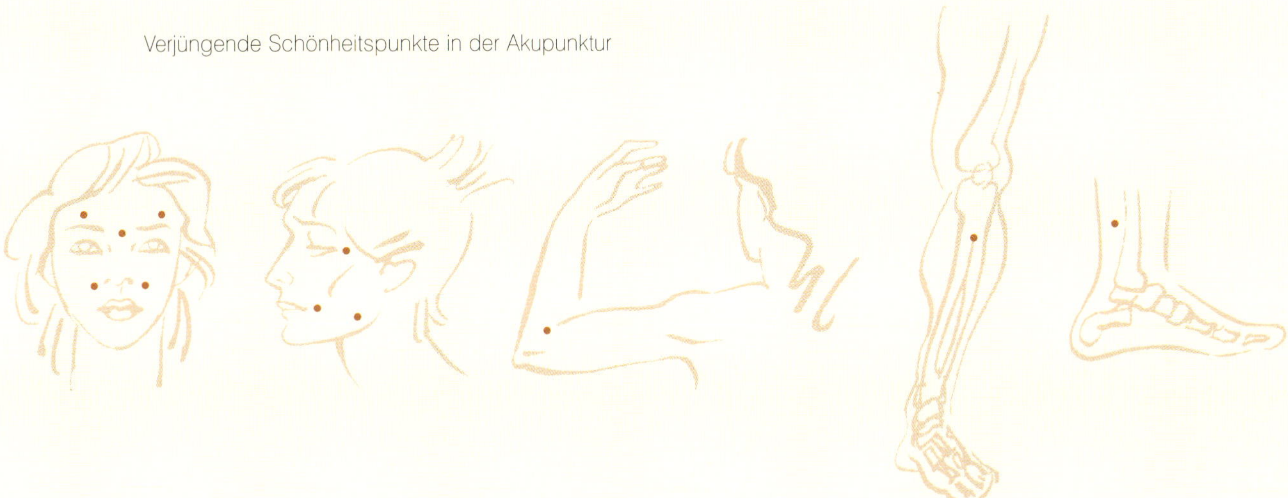

Licht

Obwohl Laserchirurgie zu unserem Alltag gehört, wird die Idee des Heilens und der Verjüngung mit Licht erst mal in Frage gestellt. Wie am Anfang des Buches bemerkt, ist jeder Mensch eine biochemische Einheit. Dazu kommt seine bioelektrische »Rückseite«, die alles in Gang hält. Erinnern wir einmal mehr an die freien Radikale, denen ein Elektron fehlt und die daher ihr aggressives Potenzial beziehen – also die Masse lebt, weil sie durch Elektrizität in Schwung gebracht wird. Ein bisschen wie ein Radio, es spricht auch nur, wenn es an der Steckdose hängt.

Jeder Mensch hat ein bioelektrisches Muster, und die Verbindung zum Kosmos ist elementar (ja, ich muss wieder etwas ausholen). Bei Föhnwetter verändert sich die Persönlichkeit, an solchen Tagen werden in München mehr Ehefrauen verprügelt als sonst. In Frankreich treibt der Schirokko Menschen in den Wahnsinn, vor allem, wenn sie viel getrunken haben.

Es gibt Menschen, deren Anwesenheit uns auszehrt. Man fragt sich, warum. Sie können freundlich sein, und doch ist man erschöpft. Das liegt daran, dass diese Leute unter einer Spannung stehen, die sich überträgt. Ebenso kann man selbst andere erschöpfen. In den Zellen kommt es zu Störungen des Energieflusses. Das, was die Asiaten mit CHI bezeichnen.

Wir bestehen u. a. aus Strom und Licht, beides sind wesentliche Bestandteile unserer Lebensqualität. Die Bedeutung von Licht für unser Dasein lässt sich auch an den unzähligen sprachlichen Bildern und Wendungen ablesen, die eine Verbindung zwischen Licht und Körper herstellen: »ein heller Kopf«, »strahlend vor Glück«, »wie erloschen« usw. Licht wirkt ebenso wie Farbe über seine Schwingungen. Farbe wird überall eingesetzt, um eine bestimmte Atmosphäre zu erzeugen: In Operationssälen wird beispielsweise dunkelgrüne Kleidung getragen, da Grün eine beruhigende Wirkung auf das Herz hat. In amerikanischen psychiatrischen Anstalten wird

Man sollte sich Zeit nehmen, vielleicht den von mir so oft empfohlenen Freundeskreis zur Pflege der Gesundheit, verkürzt SPA-Circle genannt, zu gründen. So kann man reihum eine Person ans Licht setzen, während die andere massiert wird usw.

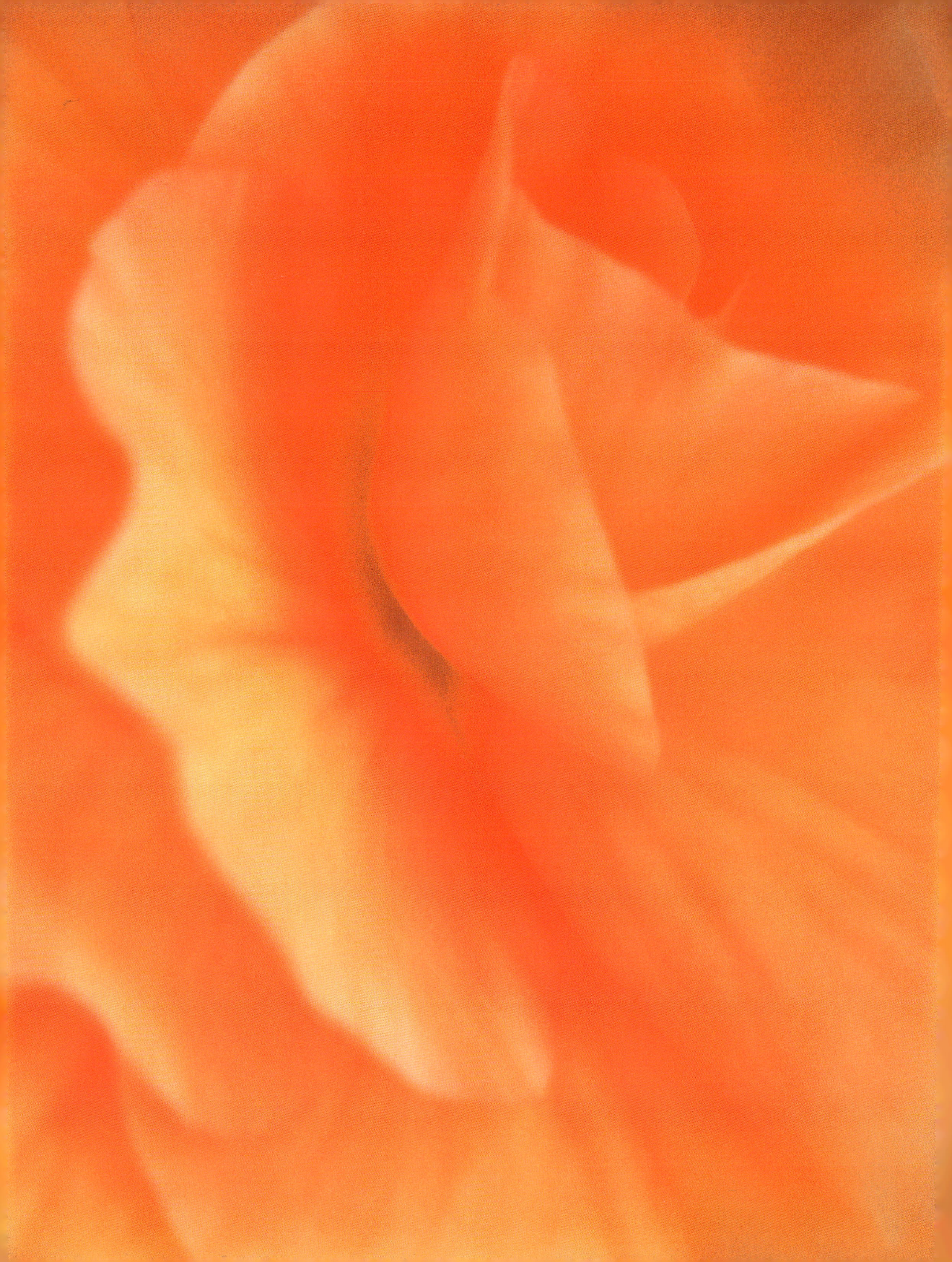

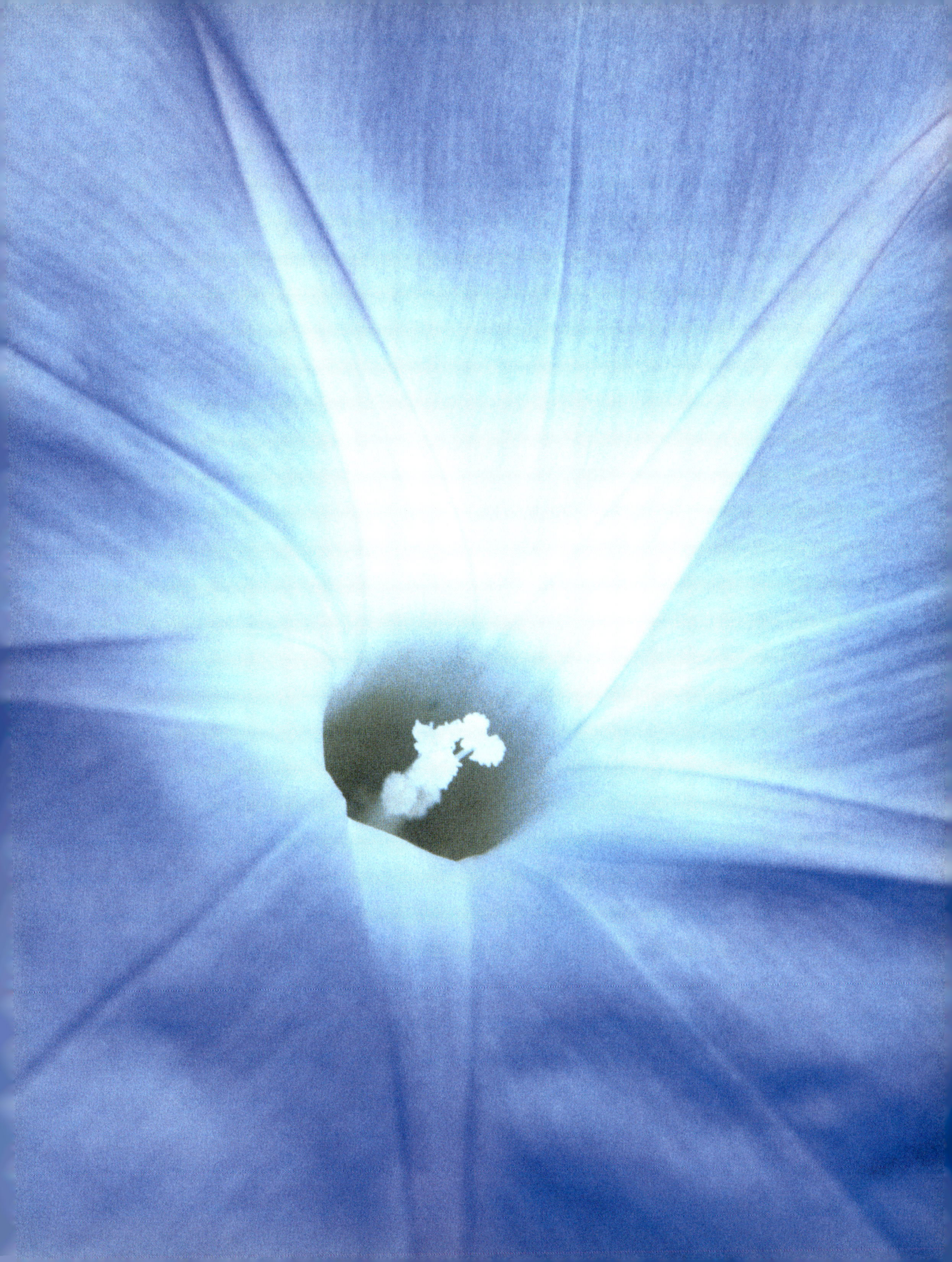

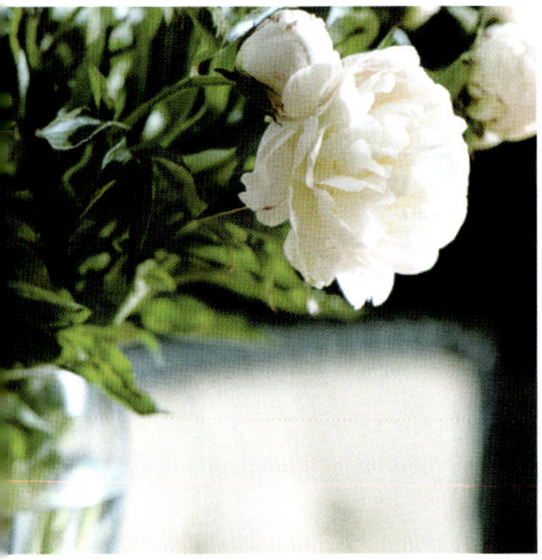

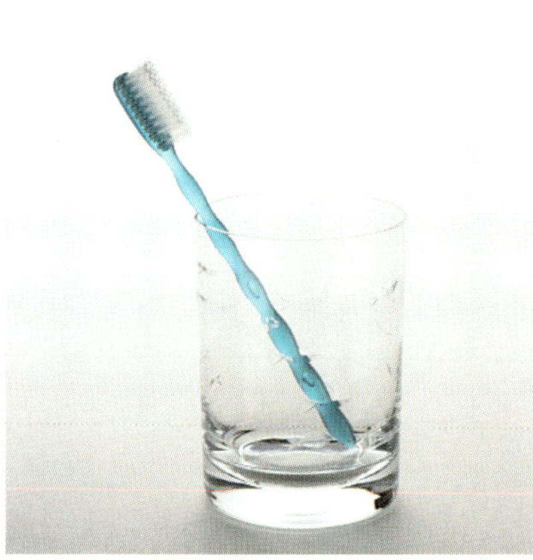

Zähne

Am Ende dieses Kapitels scheint es mir geboten, auf einen Aspekt der Pflege einzugehen, der häufig – meist aus Unwissenheit – vernachlässigt wird. Kiefer und Gebiss sind in weit größerem Maße für unsere Schönheit und die Festigkeit unserer Gesichtszüge verantwortlich, als allgemein angenommen. Was für eine Auswirkung Zähne auf die Ebenmäßigkeit und Proportion eines Gesichtes haben, lässt sich am deutlichsten im Vergleich mit einem Gesicht ohne Zähne erkennen. Es sind nicht einmal so sehr die Farbe und Beschaffenheit der Zähne selbst, die über die Jugendlichkeit eines Gesichtes entscheiden, sondern der Kiefer und wie es um den Biss der Zähne bestellt ist. Ein Gesicht mit einem schön gewölbten Kiefer hat automatisch auch einen schönen Mund; der Kiefer und das Gebiss halten unsere Gesichtszüge nun einmal zusammen. Dennoch macht sich kaum jemand Gedanken, wie sehr das Abkauen der Zähne die Form des Gesichtes beeinflusst.

Daher gilt es ab einem gewissen Alter, mit seinem Zahnarzt oder – ich finde das besser – mit der Zahnärztin zu überprüfen, wie sich Ihre nächtlichen Knirschaktivitäten auf Ihre Zähne und die Muskulatur auswirken. Ein großer Teil des Alterns und des »Plötzlich-aussehen-wie-Opa«-Effektes hat mit den dentalen Voraussetzungen zu tun. Man knirscht und verkürzt die Zähne Nacht für Nacht. Daher ist es in Amerika, wo man, was die Schönheit der Zähne angeht, auf jeden Fall einige Nasenlängen voraus ist, für die schönheitsbewusste Frau gang und gäbe, sich mit einer Schiene im Mund ins Bett zu legen. Diese Schiene ist übrigens durchsichtig und entstellt daher nicht.

Ich spreche aus Erfahrung, denn als Kind einer Zeit, in der Zahnspangen noch nicht an der Tagesordnung waren, muss ich im Alter von 57 für den Ausgleich sorgen. Zwei wunderbare Zahnärztinnen, eine in Wien, die andere in München, haben mir Unterlagen und Informationen zur Verfügung gestellt.

Suchen Sie Ihren Zahnarzt auf und sprechen Sie mit ihm über diesen Aspekt Ihrer Zähne. So eine Schiene, rechtzeitig angepasst, kann viel schlechtes Altern verhindern. Wer wenig Geld hat, sollte sich von Freunden und Familie statt törichter Weihnachtsgeschenke Geld für den Zahnarzt geben lassen. Im Hinblick auf deutlich günstigere Zahnbehandlungskosten sind auch Reisen nach Ungarn sehr lohnend.

Der behandelnde Zahnarzt wird zunächst den Kiefer und die Zähne auf ihren »Biss« überprüfen. Falls der Biss gehoben werden muss, trägt man eine Schiene, damit sich die Muskeln umgewöhnen. Das allein wirkt oft schon verjüngend, denn auch das Gesicht hat sich eben »heruntergekaut«. Die dauerhafte Korrektur des Bisses erfolgt schließlich durch Kronen im Kaubereich, und falls nötig, trägt man eine durchsichtige Schiene, um die Zähne in die optimale Form zu bringen. Das Ganze dauert seine Zeit und erfordert einige Geduld, aber es ist ganz sicher lohnenswert.

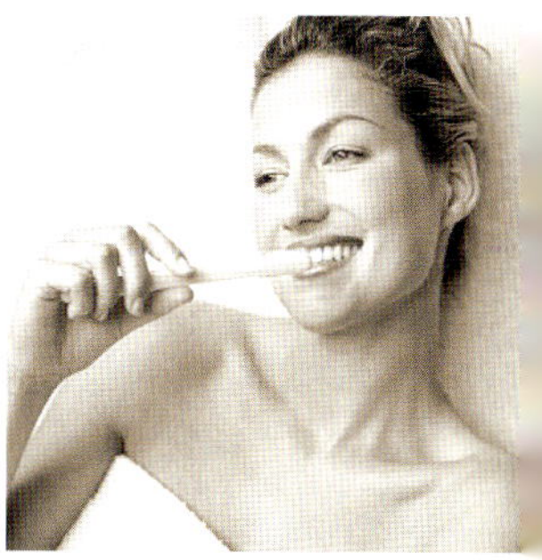

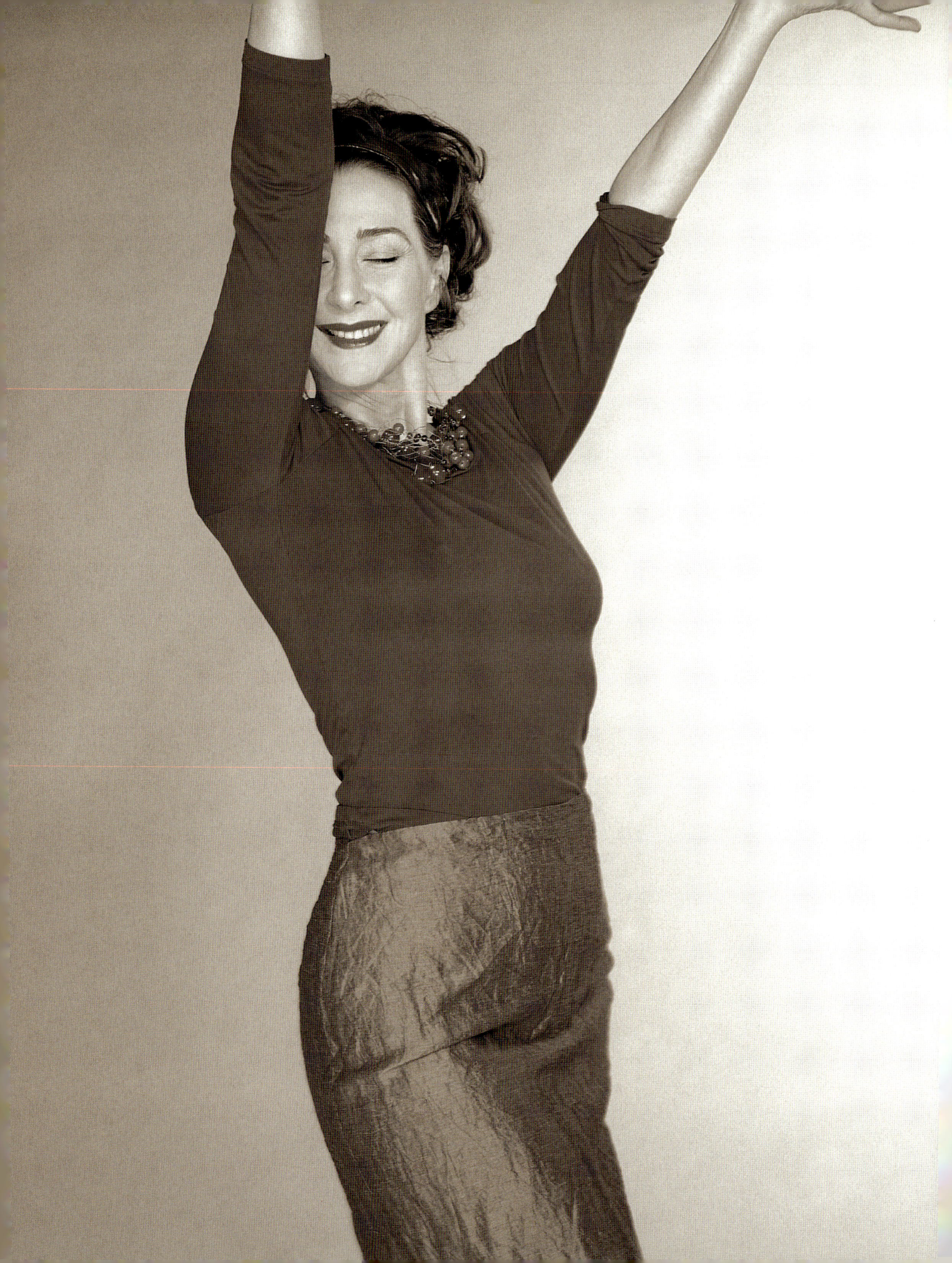

Sechs Wochen für ein neues Ich

»Essen ist ein wichtiger Bestandteil einer ausgewogenen Diät.«

FRAN LEBOWITZ

Kein Mensch kann für andere sprechen. Doch in der ehrlichen Auskunft über sich selbst kann sich der andere finden. Daher möchte ich eine eigene, sehr persönliche Erfahrung zur Verfügung stellen. Eine Lebenssituation, die mich anfeuerte, die Regeneration meiner Zellen in eine neue, attraktive Anordnung zu zwingen.

Mit 56, nach einer langen Lebenszeit als selbstständige Frau in den Bereichen Schauspiel, Schreiben, Erfinderin, Kosmetikentwicklung, Innenarchitektur und Oma, also in relativ hohem Alter, erhielt ich das Angebot, in einem der wunderbarsten Theater der Welt, dem Wiener Burgtheater, mit einem respektierten, spannenden Regisseur und einem wunderbaren Ensemble zu arbeiten. Meine Rolle war die einer Kurtisane und das Ganze war wie ein Scherz des Schicksals, denn wie wir alle wissen: Nichts ist je so gut oder schlecht, wie es aussieht.

Tja, und im Lauf der Probenzeit stellte sich heraus, dass mein Auftritt in einem Boot etwas anders war, als ich es mir vorstellte. Das Boot hatte eine Dusche, und da sich die meisten Menschen nackt duschen, hieß das: Ich bin nackt, während die anderen angezogen sind. Als ob das nicht reichte, wurde das Boot von ganz entzückenden jungen Mädchen gezogen, die allerdings immerhin noch mit BH, Stöckelschuhen und Höschen ausgestattet waren. Alles in allem nicht unbedingt, was sich eine ältere Schauspielerin wünscht. Doch da die Sache dramaturgisch »stimmte«, entschloss ich mich, diese Mutprobe anzunehmen,

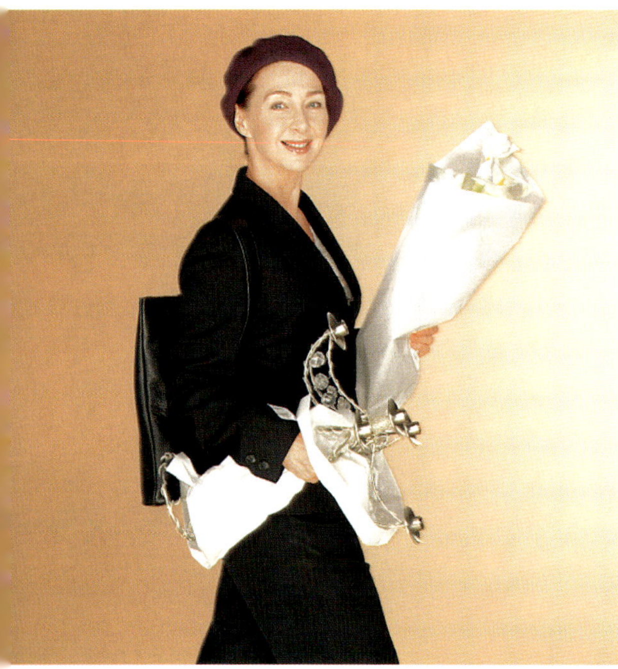

Der Entschluss dazu kam nicht, weil ich mich so schön fand, sondern weil die Veränderung eines Körpers so selten gezeigt wird, weil die Pseudowirklichkeit der Medien die Wirklichkeit langsam verspeist und dies eine Möglichkeit war, eben eine runde, altmodische, im modernen Sinne »makelhafte« Form

zu zeigen. Die Resonanz auf diesen Auftritt innerhalb des Theaters war stark. Eine sehr hübsche Kostümassistentin sagte mir zum Beispiel: »Mach es für uns«. Mit »wir« meinte sie all diejenigen Frauen, die nicht wie Pamela Anderson aussehen. (Nichts gegen Frau Anderson, sie ist ganz süß, aber es muss noch Platz für anderes sein.)

Trotzdem, nachdem ich die ersten Probenfotos sah, hatte ich das Gefühl, ich müsse etwas gegen jene Makel tun, die mir selbst absolut nicht passten. Auf diesen Fotos konnte ich zum einen eine gewisse »Matronisierung« an mir beobachten, zu der viele Frauen ab 45 neigen. Die Zellregeneration scheint in dieser Lebensphase auf einmal einen ganz anderen Plan zu haben als man selbst. Ferner war mir klar, ich wollte zweieinhalb Kilo weniger wiegen, einen festeren Po, eine schmalere Taille, einen flacheren Bauch, die Schinkenarme reduzieren und nicht zuletzt weniger angestrengte Gesichtszüge. Dazu entwickelte ich ein Programm, für das mir genau sechs Wochen Zeit blieb. Wenn auch nicht jede Frau das dubiose Vergnügen hat, im Alter von 56 nackt im Burgtheater aufzutreten, so ist es auch für die privaten Auftritte gut, körperlich bei sich zu sein.

Die Entmatronisierung

Wenn man, wie ich, nicht so viel Zeit hat, sind Strategie und Konzentration das A und O. Mein Plan für sechs Wochen sieht folgendermaßen aus:

- Reinigen – dadurch abnehmen
- Turnen – dadurch die Form verändern und den Frust beseitigen
- Täglich trocken bürsten – dadurch die Schlacken entfernen
- 1 x wöchentlich ein basisches Bad – dadurch entsäuern
- Täglich eine Dosis Sauerstoff – dadurch Entspannung des Gesichtes

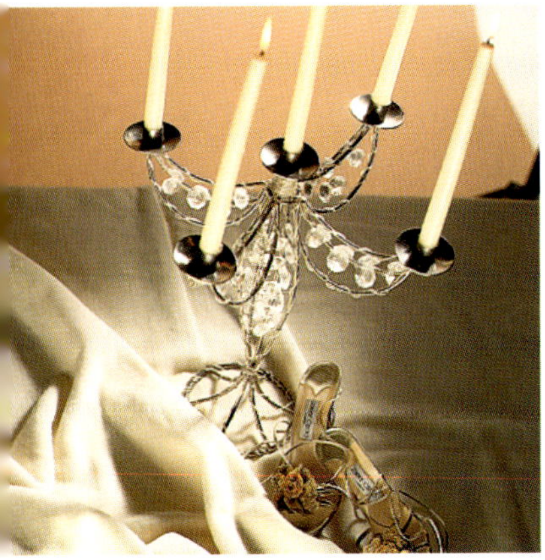

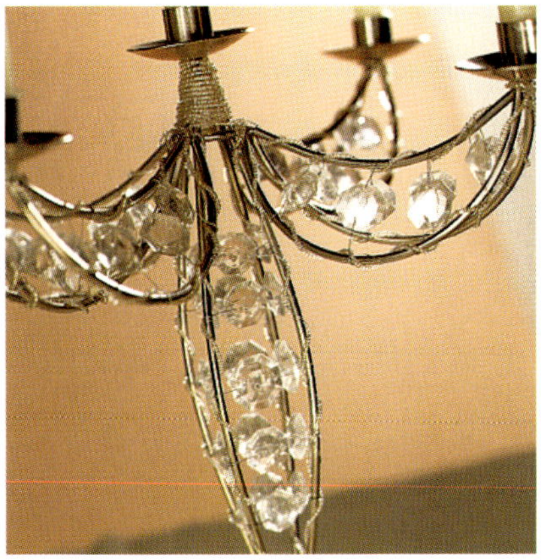

Reinigen

Selbstverständlich kann man nicht einmal einen Schritt ohne geistige Anregung machen. Statt Diät, einem Wort, das bei mir das Campieren vor dem Eisschrank zur Folge hat, schlage ich deshalb vor, sich selbst zunächst in der angestrebten Form zu visualisieren. Entwerfen Sie das Bild von sich selbst minus allem, was sich ohne Waage abmessen lässt.

Dabei hilft Ihnen der von mir so getaufte »Aspik-Test«. Er ist wirklich ganz einfach: Ein Sprung mit beiden Beinen in die Luft – das, was nach der Landung zu lange nachbebt, soll weg; vor allem an Hüften, Bauch, Armen, manchmal sogar im Gesicht; die kritischen Partien sind leicht zu erfühlen.

Eine gute Hilfe bei der Visualisierung ist es auch, ein Foto aus früherer Zeit auszuwählen, auf dem Ihr Körper Ihren Vorstellungen entspricht. Hängen Sie es auf, etwa an den Spiegel. Nehmen Sie sich sich selbst in kompakterer Form vor. Aber denken Sie daran, nicht die Glätte der Haut ist das Ziel, es geht darum, das freizulegen, was sich unter den unerwünschten Schichten versteckt. Es soll freigeschaufelt werden. Das geht!!!

Wer ohne Schmerz abnehmen will, sollte dies eben nicht unter dem Druck irgendeiner Diät machen, sondern über die Visualisierung. Ein Bild von sich selbst ohne jene Partien, die eben nicht »zu einem gehören«. Das kann auch eine Zeichnung sein. Schreiben Sie eine Liste der normalen Lebensmittel, die sich nicht in Energie, sondern in Schlabber umwandeln. Diese müssen für sechs Wochen ganz tabu sein, und zwar nicht, weil man eine Diät macht, sondern weil sie übersäuern und daher auf subtile Weise entstellen, was man dann als »Alterungsprozess« hinnimmt.

Wie nun kann das visualisierte Selbst konkret erreicht werden? Dazu müssen Sie Ihren Körper von seinen Depots erleichtern; da diese immer auch Schlackendepots sind, ist eine gründlich Entschlackung und Reinigung geboten. Wer sich vornimmt, auf gewisse Gewohnheitsnahrung zu verzichten, sollte an dem Ort, an dem er meistens isst, eine Blume aufstellen. Denn auch sie ist Nahrung und lenkt vom Teller ab.

Dazu eine groß geschriebene Liste an die Wand

Der Raum, in dem Sie schlafen, muss immer gut gelüftet, vor allem auch im Winter. Wenn Sie das mögen, beduften Sie ihn mit einer aromatherapeutischen Essenz. Wenn Sie Musik hören, vermeiden Sie Texte, die Worte purzeln nur so durchs Gehirn und stören die Gedanken, sie machen häufig nervös und lenken in so einer Phase ab.

hängen, auf der alle belastenden Nahrungsmittel notiert sind, also all diejenigen, die absolut tabu sind in den folgenden Wochen. Darunter verstehe ich Speisen, die bei einer Frau mittleren Alters – Sie sind bestimmt nicht 20, wenn Sie mein Buch lesen – auch in geringen Mengen gleich zu drei oder vier Pfund Gewichtszunahme führen. Und zwar aus dem einfachen Grund, weil diese Lebensmittel den Körper übersäuern und er mit Wassereinlagerungen darauf reagiert.

Stehen Sie frühmorgens auf, eine halbe Stunde vor den anderen. Nehmen Sie in Ruhe ein heißes Getränk zu sich, und genießen Sie das Alleinsein, visualisieren Sie Ihre Ziele, und konzentrieren Sie sich auf die konkret damit verbundenen Veränderungen gegenüber Ihrem normalen Alltag.

Ich trank in dieser Phase immer Kaffee mit etwas Ahornsirup und visualisierte mich leichter, ohne Knubbelhüften, normal und akzeptabel rund, den Bauch flacher, den Rücken gerade, das Gesicht weich. Ich bemühte mich um das Bewusstsein, dass jede Erfahrung im Leben eine größere geistige Freiheit geben kann. Auch versuchte ich jede Hast und jeden Druck zu vermeiden. Sicher, ich wollte keine genoppten Schenkel mehr haben, aber ich gab mir die Zeit, alles schrittweise zu verändern.

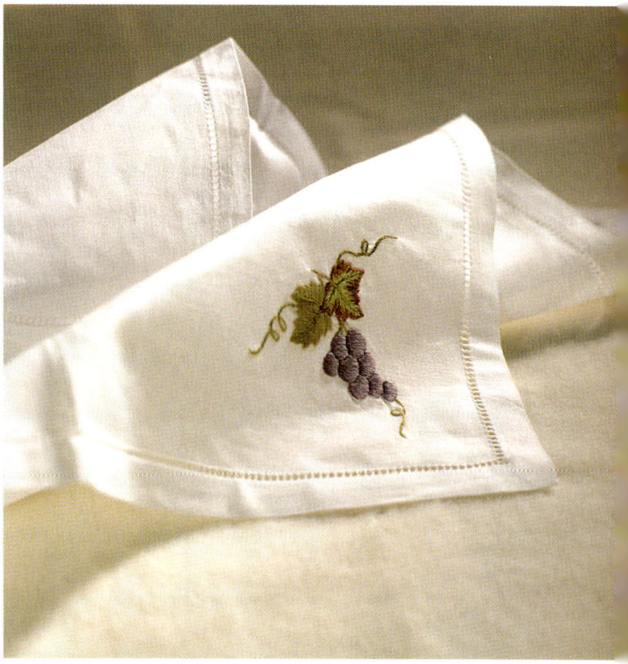

DONT'S

- Die Liste der absoluten No's umfasst alten, reifen Käse, dunkles Fleisch, frittierte Speisen, alle Speisen, die mit weißem Zucker und weißem Mehl gemacht werden, Fisch, Geflügel.
- Alkohol sollte nur in geringen Mengen getrunken werden, am besten für sechs Wochen gar keinen.
- Auch Medikamente sind in dieser Phase möglichst zu vermeiden; nehmen Sie wirklich nur das, was Ihr Arzt als unverzichtbar beurteilt.
- Apropos Übersäuerung, an dieser Stelle ist auch ein grundlegendes Wort zur Freizeitgestaltung angebracht.
- Vermeiden Sie jeglichen Fernsehmarathon zur Ablenkung. Programme auszuwählen löst ebenso wie viele der gezeigten Bilder Stress aus, der Körper schüttet wieder Säure aus, die dann verwässert werden muss. Wer hat noch nicht beobachtet, wie »schwiemelig« das Gesicht nach einem exzessiven Fernsehabend ist? Suchen Sie sich stattdessen spannende Unterhaltungsliteratur, am besten einen guten historischen Roman, nichts kann den Hunger bzw. Gelüste auf bestimmte Nahrungsmittel so gut vergessen machen wie eine fesselnde Lektüre.

DO'S

Es gibt aber in diesen Wochen nicht nur No's; Meine Ratschläge zur Ernährung sehen so aus:

- Falls Sie Kaffee gewohnt sind, trinken Sie schwarzen Kaffee ohne alles; ansonsten Tee mit Milch, aber ohne Zucker und Süßstoff. Die Verdauung wird übrigens auch sehr gut angeregt durch warmes abgekochtes Wasser mit etwas Zitrone auf nüchternen Magen.
- Selbst gemachte ungezuckerte und gewürzte Kompotte sind ein herrliches Frühstück. Wichtig ist, diese Kompotte selber zu kochen, denn das Würzen und Zubereiten ist Teil des meditativen Weges zu einem leichteren Körper. Bei guter Milchverträglichkeit kann das Kompott mit einem Löffel Joghurt und etwas frischer Minze (leicht am Küchenfenster zu ziehen) gemischt werden. Die Minze ist nicht nur schön fürs Auge, sie schmeckt auch gut und ist ein herrliches Antioxidans.
- Natürlich kann man im Sommer auf frisches Obst zurückgreifen, etwa einen Apfel, aufgeschnitten und mit Zitrone beträufelt, Beeren mit Joghurt. All das sind herrlich schmeckende Reinigungsspeisen.
- Gemüse sollten Sie möglichst aus der Region und den Jahreszeiten entsprechend einkaufen. Nehmen Sie sich Zeit, die Gerichte gut zu würzen. Verwenden Sie dafür möglichst frische klein gehackte Kräuter, die nicht mitgegart werden sollten. Benutzen Sie unbedingt nur kaltgepresste Öle zum Kochen. Und denken Sie daran: kein Weißmehl, das gilt auch für Pasta!
- Eines meiner Lieblingsgerichte sind im Rohr gegarte Folienkartoffeln mit Quark (Topfen), darauf einen halben Löffel Kernöl, klein gehackten Dill, Koriander, Petersilie, gemischte Kräuter.
- Abends rate ich zu warmen passierten Gemüsesuppen. Möglichst nicht zu spät. Für die erfolgreiche Entschlackung ist es sehr wichtig, abends nichts zu essen, deshalb erinnere ich noch einmal an die Notwendigkeit, sich für diese Tageszeit mit guten Büchern einzudecken.

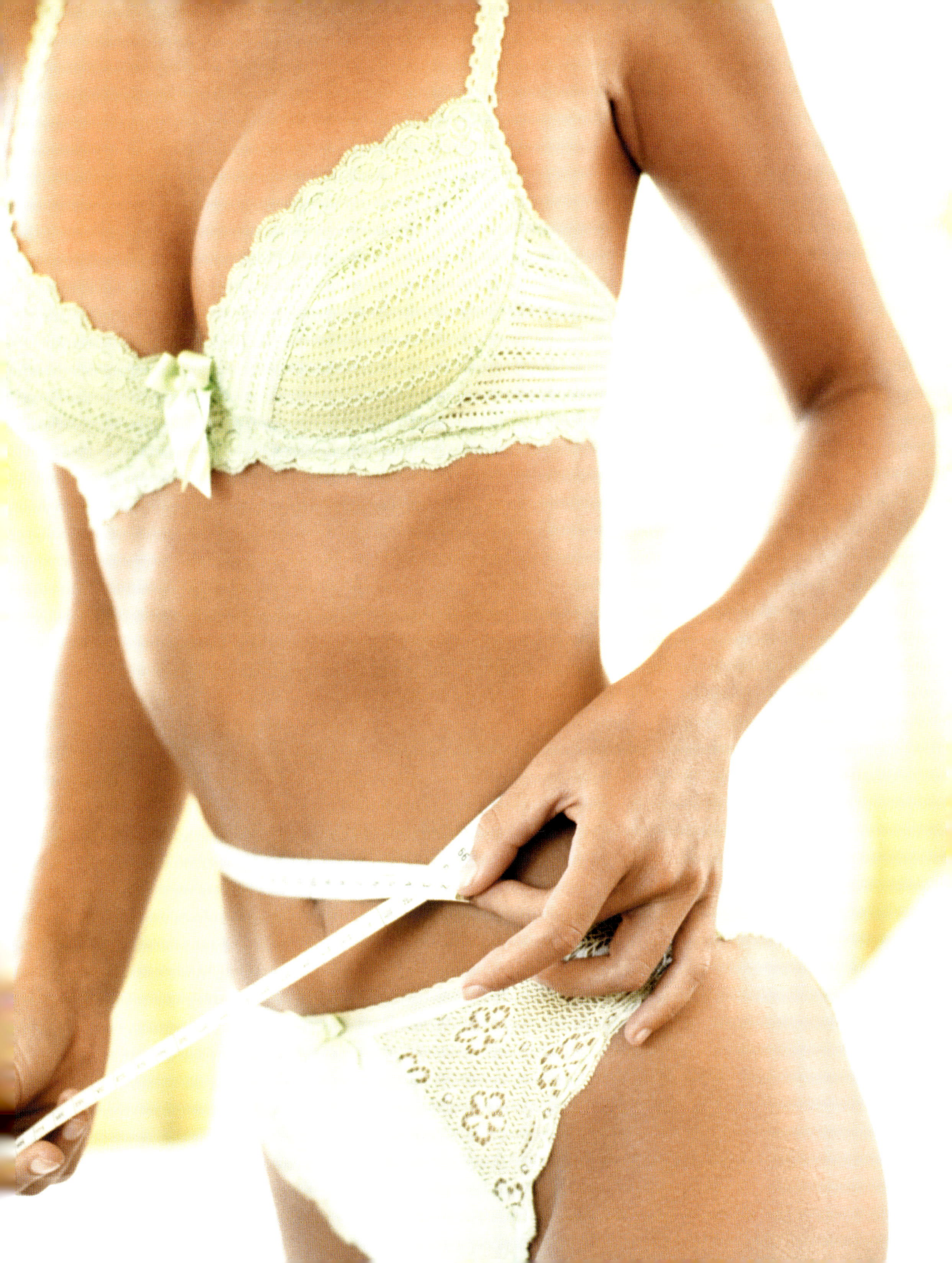

Turnen

Jeden Morgen in lockerer, atmungsaktiver Kleidung in einem gut gelüfteten, eventuell mit Aromaessenzen besprühten Raum mindestens 15 Minuten tanzen und turnen.

Das Tanzen ist, darüber sind sich viele Wellnessexperten einig, eine der elementarsten Aktivitäten. Allerdings funktioniert hier im »Westen« kaum eine Sportart derart feindlich für die ältere Hälfte der Gesellschaft wie das Tanzen. Gerade diejenigen, denen man Wohlstand und Freiheit verdankt, werden im Widerspruch zu jeder »primitiven« Kultur, wo Jung und Alt selbstverständlich am gleichen Ort tanzt, häufig ausgegrenzt. Natürlich würde man, so geht es mir jedenfalls, und ich bin gut trainiert, nach einer Love Parade auf einer Bahre landen. Aber grundsätzlich plädiere ich dafür, Tanzklassen zu besuchen, denn beim Tanzen in der Gruppe wird viel positive Energie freigesetzt und eine große atmosphärische Dichte erreicht. Unsere Zellen schwingen, und eine positive Schwingung beschwingt, wie es das Wort schon sagt, unseren Geist und unseren Körper. Durch das Tanzen wird der Körper auf jeden Fall harmonisiert. Ich bin gegen die so genannte Fitness, weil sie selten ausgewogen und harmonisierend wirkt. Es gibt jedoch fast in allen Schulen immer mehr Body-and-Soul-Klassen. Suchen Sie so etwas. Yoga ist allerdings nicht geeignet, diese lockere Schwingung zu erreichen.

Meine Empfehlungen für Ihr Sechs-Wochen-Programm decken sich im Wesentlichen mit denen im Kapitel über »Emotion Dance« (S. 80 ff). Sie brauchen

Verursachen Sie sich keinen Stress mit der ständigen Beobachtung der Waage und heftiger Selbstkritik. Konzentrieren Sie sich auf das Visualisieren Ihrer Ziele. Ganz wesentlich für eine solche Phase ist es, die Beschäftigung mit Ihrem Körper nicht als Last, sondern als Luxus zu betrachten. Führen Sie Ihr tägliches Waschritual mit noch mehr Hingabe und ganz bewusst aus. Das gilt auch für alle anderen Anwendungen, die Sie Ihrem Körper angedeihen lassen. Betrachten Sie auch die Nahrungsaufnahme als etwas Rituelles, Wohltuendes, und nehmen Sie sich die Zeit zur sorgfältigen Zubereitung der Speisen. Eine andere wunderbare Variante dieses Sechs-Wochen-Programms ist im Kreis Ihres SPA-Circles oder gemeinsam mit zwei Freundinnen denkbar. Verbinden Sie Ihre ganz persönlichen Ziele mit gemeinschaftlichen Erlebnissen. Erleben und gestalten Sie gemeinsam, am besten im Frühjahr, diese Phase der bewussten Regeneration. Denn zusammen kochen, sich gegenseitig vorlesen, zusammen bügeln mit Aromaessenz, sich gegenseitig massieren, nackte Luftbäder, gemeinsam tanzen – all dies sind Vergnügungen, die schneller als alles andere ein fühlbares und sichtbares *young again* bringen.

zumindest in der ersten Woche noch nicht alle empfohlenen Übungen zu machen. Schwingen Sie einfach, wie auf den Zeichnungen, denken Sie an nichts, überlassen Sie sich der Musik – möglichst etwas ohne Worte. Ihr Ziel ist, alle Spannung raus- und die Beweglichkeit reinzulassen.

Trocken bürsten – entschlacken

Eine der wichtigsten und am wenigsten geschätzten Behandlungen, die quasi nichts kostet, ist, den Körper zu bürsten. Am besten eignet sich dafür ein Handschuh.

Mit dieser Handschuhmassage wecken wir den Körper jeden Morgen liebevoll auf. Die alte Haut wird dadurch entfernt, das Gewebe entschlackt, weil es gut durchblutet wird. Das Ergebnis ist eine phantastisch weiche Babyhaut. Die in der Folge aufgetragene Lotion oder das Öl kann so besser wirken.

Als weitere tägliche Anwendung empfehle ich eine große Dosis Sauerstoff, das kann zwischen Sauerstoffbad, ausgiebigem Spaziergang und ähnlichen Methoden variieren. Einmal in der Woche sollten Sie Ihre Entschlackungskur mit einem basischen Bad oder einem Solebad unterstützen.

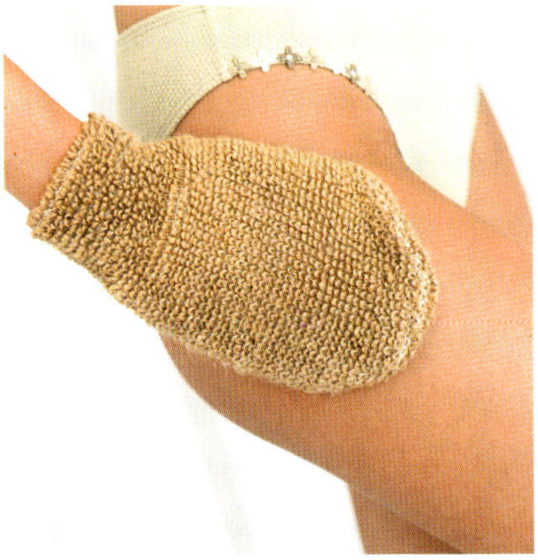

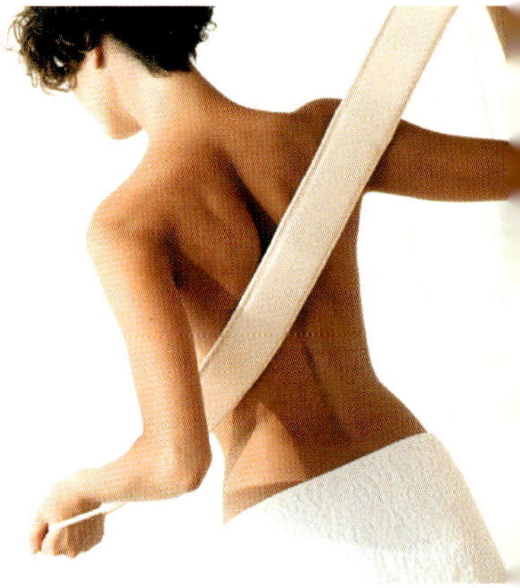

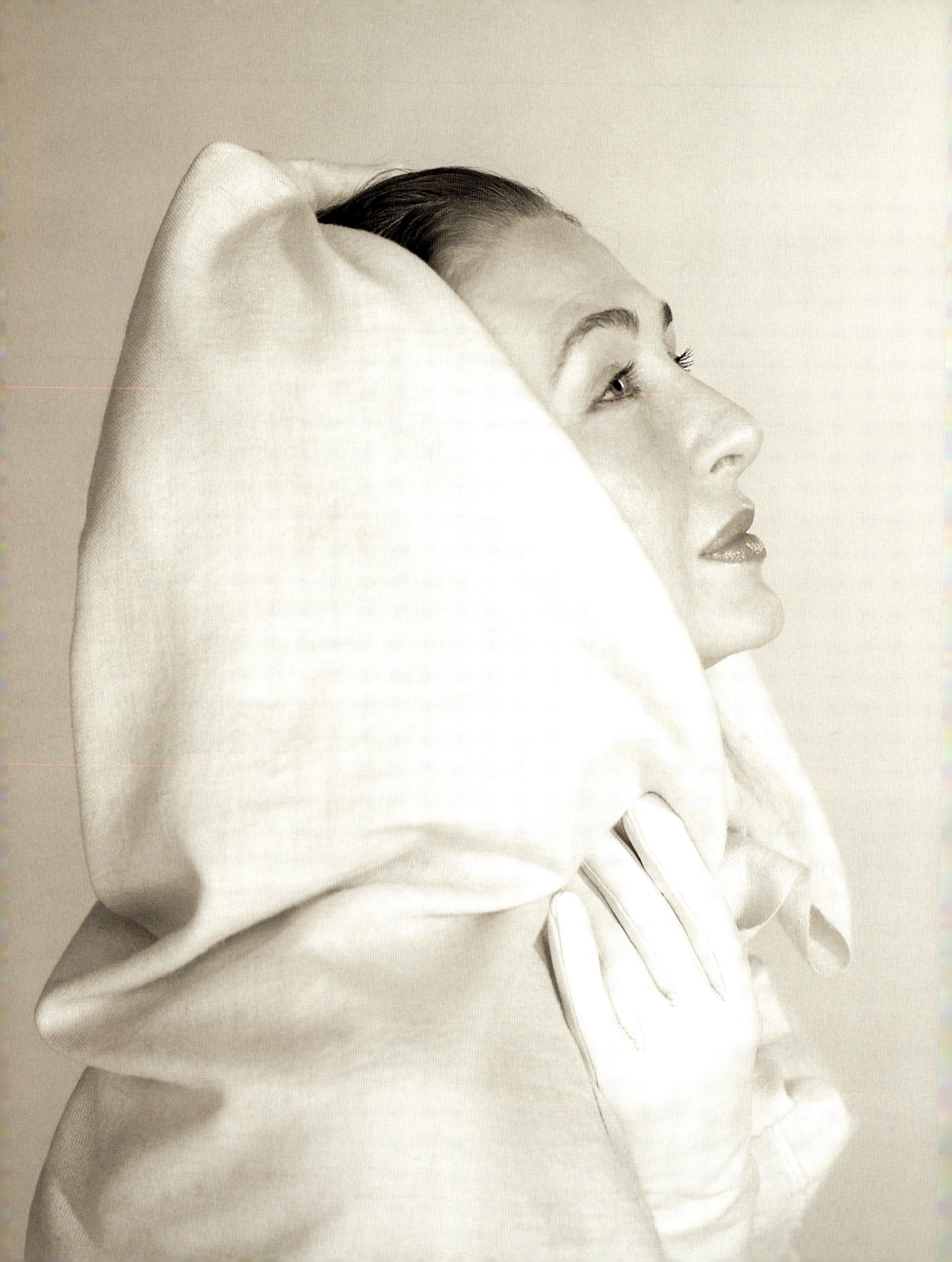

Die erwachsene Schönheit

»Alter schützt vor Liebe nicht, aber Liebe schützt bis zu einem gewissen Grad vor dem Alter.«

JEANNE MOREAU

Irgendwann in den siebziger Jahren saß ich in einem Restaurant in San Franciscos Chinatown. Wie dort üblich gab es zum Abschluss der Mahlzeit ein Fortune Cookie (einen hohlen Keks mit einem prophetischen Spruch darin). Auf meinem Zettel stand: »To some you're handsome, to others not« (für manche bist Du schön, für andere nicht). Kurz hielt ich dies für eine persönliche Nachricht, doch nein, jeder Gast hatte ein Cookie, und dieser Spruch hatte mich nur zufällig erreicht, doch ich nahm ihn mit: ein wunderbar lakonisches Lebensmotto.

War mir doch die Wechselhaftigkeit des Schönheitsideals von Kindesbeinen an vertraut. Mit zwölf Jahren erfuhr ich am eigenen Leib, wie das Schwellen der Brüste mich aus dem Status des Kinderstars hinauskatapultierte und damit auch das Geld, von dem wir uns ernährten, knapp wurde. Durch einen natürlichen Alterungsprozess wurde unsere Lebensgrundlage gefährdet.

Dank meiner couragierten Mutter, die mich nach Italien verfrachtete, konnte ich bald auch in dieser Lebensphase Geld verdienen und eine Einstellung entwickeln, die sich für die späteren natürlichen Veränderungen als äußerst hilfreich erweisen sollte: *Mach dein Selbstwertgefühl niemals vom Urteil anderer abhängig. Elementar ist nur, bei sich selbst zu sein.*

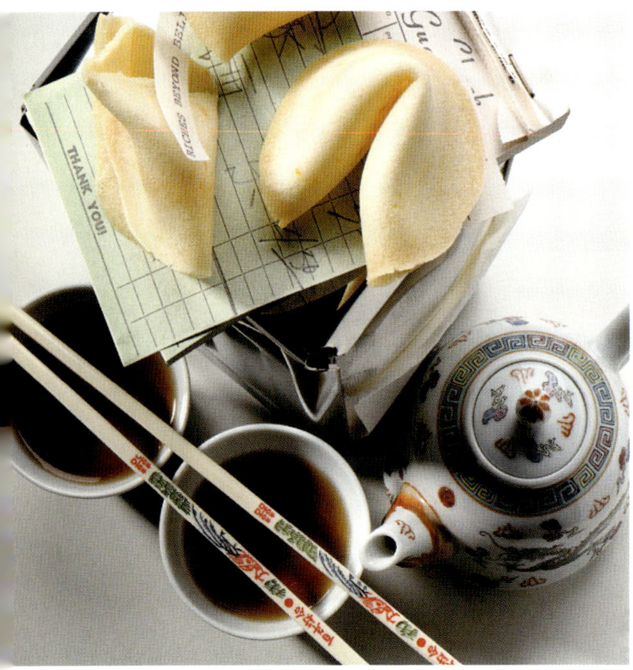

Diese frühe Erfahrung des Verstoßenwerdens ist etwas, das viele Frauen auf ihrem eigenen Wege irgendwann einmal kennen lernen. Wer sich dem nicht stellt, tritt auf der Stelle, statt zur erwachsenen Schönheit zu reifen.

Was heute eindeutig fehlt, ist ein vernünftiger Standard für die »erwachsene Schönheit«. Denn es gibt jetzt eine Generation von gestandenen Frauen – moderne, attraktive Großmütter – die, was Bekleidung und Make-up angeht, praktisch in einer Wüste steht.

Bevor man auf der Suche nach einem »Zustand der Schönheit« Unsummen ausgibt, sollte man sich die folgenden Fragen stellen: Setze ich das Wohlbefinden über das Schönsein? Warum fühle ich mich nicht schön? Wann fühle ich mich geliebt? Wen liebe ich? Wie sehen meine geliebten Menschen aus? Löst das, was ich als schön empfinde, Wohlbefinden bei mir aus? Verschmelzen »schön anfühlen« und »schön aussehen« bei mir? Schwierige Fragen? Schon. Aber wichtige.

Das ist schon aus wirtschaftlichen Gründen schwer zu verstehen, ist doch die Phase der »erwachsenen Schönheit« eine, die sich über Jahrzehnte strecken lässt.

Voraussetzung für den gekonnten Umgang mit sich selbst ist es, dass man sich nicht im Dickicht des »Girlie Looks« verheddert. Unter uns gesagt: Nichts lässt sich mit der Schönheit der Jugend vergleichen. Kleidung kann vieles erfrischen, beleben usw., aber nicht aus einer Vierzigjährigen eine Zwanzigjährige machen. Gleiches gilt übrigens auch für Make-up, Haarstyling und Schmuck. In den letzten Jahren hat sich zunehmend eine Mode durchgesetzt, die nur von einem jungen, makellosen Körper getragen werden kann. Häufig scheint sogar gerade das Unfertige der kindhaften Form Voraussetzung zu sein.

Wenn man keine Kleidung für die Menschen macht, müssen sich die Menschen eben nach den Kleidern machen, so sieht es irgendwie aus. Dass die Jugend Kleider trägt, mit denen sie sich eindeutig von ihren Eltern abheben kann, ist verständlich. Doch die schmale Auswahl, die sich der erwachsenen, noch erotischen Frau bietet, ist irgendwie grotesk. Jedenfalls gibt es heutzutage keinen Standard, der den Geist des großen Couturiers Cristobal Balenciaga spiegelt: »Eine Frau muss nicht schön sein, um meine Mode zu tragen – das erledigen meine Kleider für sie.« Balenciagas Mode ist heute nur noch im Museum zu bestaunen. Früher hatten Frauen zumindest die Möglichkeit, von ihrer Schneiderin ein Balenciaga-Kostüm kopieren zu lassen. Auch die Kopie so eines ausgeklügelten Models war noch sehr reizvoll. Sicher werden auch heute Balenciagas würdige Nachfolger von Armani bis Valentino häufig kopiert, das Resultat ist jedoch nur Massenware, die eben nie den persönlichen Maßen entspricht.

Es bedarf einer gewissen Strategie, sich als erwachsene Frau jene Bekleidung auszusuchen, in der sie ihr Leben richtig gespiegelt sieht. Wo aber findet man die Kleider, die das »Schön-sein für uns erledigen«? Wie kleidet man Lebensklugheit, Humor und Warmherzigkeit ein?

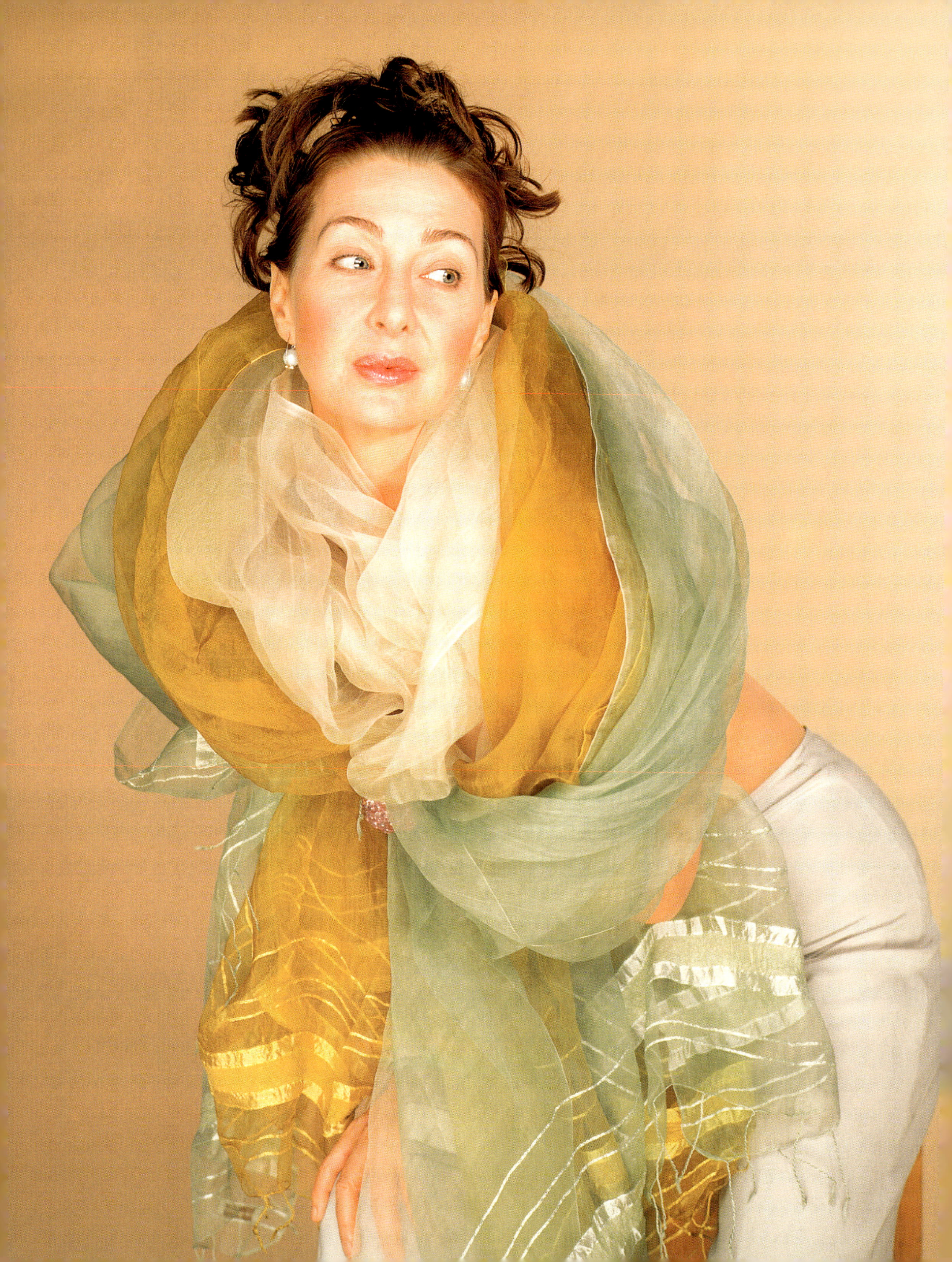

Es gilt einige ganz pragmatische Schritte zu unternehmen, um den Weg zu sich selbst zu finden. Zunächst ist es wichtig, die Eigenwahrnehmung aufzupolieren. Mehr als drei Viertel aller Frauen sehen im Spiegel nur Fehler. So ist man durch Erziehung gepolt. Es ist der Blick des sinnlosen ängstlichen Vergleichs ...

Wer sich neu entdecken und neu gestalten will, sollte mit ausgiebigen Streifzügen durch Museen anfangen und sich die Zeit nehmen, in Kunstbüchern zu schmökern. Es gibt keine Frau, die sich nicht in irgendeinem Gemälde oder einer Statue als Schönheitsideal wiedererkennen könnte. Von der Venus von Willendorf bis Cranach, von Rubens bis Schiele, von Gaugin bis Christian Schaad: Alles wurde im Laufe der Zeit als schön empfunden und gefeiert.

Zu sich selber finden über ein Bild aus einer anderen Zeit bietet die Möglichkeit, praktisch aus der Ferne das Besondere an sich selbst zu entdecken. Und um das Besondere geht es ja. Eins zu sein mit sich selbst und seiner Besonderheit erfordert Bildung und Mut. Eines meiner Lieblingszitate lautet: »Man muss viel Geschmack haben, um dem seines Zeitalters zu entgehen« (Simon-Theodore Jouffroy). Deshalb rate ich zum Besuch im Museum fürs *personal styling*, das ist besser, als sich etwas andrehen zu lassen, worin man sich fremd fühlt.

Um schön zu sein, muss man leben. Die Essenz des Lebens ist der Wandel, und daher ist es unmöglich, immer jung zu bleiben. Das Wunder der sich immer wieder verjüngenden Zelle, und wie man ihm am besten auf den Sprung hilft, war Thema des ersten Teils dieses Buches. Wir müssen uns darüber im Klaren sein: Gerade die in unserer Gesellschaft fast schon panische Angst vor dem Altern ist es, die verhindert, dass wir Lebensfreude empfinden und ein klares Bewusstsein bei der täglichen und langfristigen Körperpflege entwickeln – beides grundlegende Voraussetzungen für unsere Attraktivität. Seien Sie mutig und genießen Sie Ihr Leben – als erwachsene Schönheit.

In diesem zweiten Teil des Buches möchte ich Empfehlungen geben, wie Ihr durch Pflege und Behandlungen gestärktes inneres Wohlbefinden auf Ihre äußere Erscheinung und Ihre Aufmachung zu übertragen sind. Auch hier ist das Gefühl des Wohlbefindens der oberste Gradmesser für den Erfolg, denn es ist immer dieses Gefühl, die Ausstrahlung von Harmonie und Stimmigkeit, die Sie liebenswert und – in einem ganz neuen Sinne – schön macht.

Auch wenn Schönheit häufig von der Perspektive des Betrachters abhängen mag – Attraktivität ist immer auch eine Frage des Durchsetzungsvermögens. Und Durchsetzungsvermögen hat sehr viel mit der Fähigkeit zu tun, Dinge richtig einschätzen zu können. Dabei spielen zurückliegende Erfahrungen und verfolgte Absichten eine große Rolle. Selbst beim banalen Kauf einer Creme. Wann ist Arnikasalbe angebracht, wann eine Ampulle mit hochmodernen Wirkstoffen? Wann ist Wolle besser als Synthetik und umgekehrt?

Ich möchte Frauen nahe bringen, dass sie etwas Kostbares besitzen: ihr eigenes Leben. Oft sind es nur die Ängste, die eine Frau davon abhalten, ein Höchstmaß an Lebendigkeit zu erreichen. Oft lebt sie an ihrer eigenen Schönheit vorbei, nur weil ihr Typ gerade nicht dem Modetrend entspricht. Und andererseits ist immer wieder festzustellen, dass Mode- und Kosmetikfirmen ja nur dann das große Geld verdienen, wenn man der Frau einredet, ohne dieses und jenes Produkt wäre sie nicht frisch, schön und so weiter.

Was sich aber letztlich hinter dem Problem der weiblichen Schönheit verbirgt, ist die Angst, nicht liebenswert zu sein. Und da wird die sinnvolle Pflege und Gestaltung wichtig. Haben Sie sich lieb genug, um sich als Ausgangspunkt des Erlebens optimal zu pflegen? Dazu muss man zu sich finden und die Würze der eigenen Persönlichkeit entdecken. Manchmal brauchen wir ja nur eine Bestätigung unserer Gefühle. Manchmal ist die Mode richtig für die Eigenart, dann sollte man sich ihrer beherzt bedienen, auch wenn es an die Geldreserven geht, denn sonst gibt man beim nächsten Modetrend Unsummen für Dinge aus, die einem überhaupt nicht stehen! Die Mode spiegelt sowohl die Freiheit als auch die Orientierungslosigkeit innerhalb dieser Freiheit.

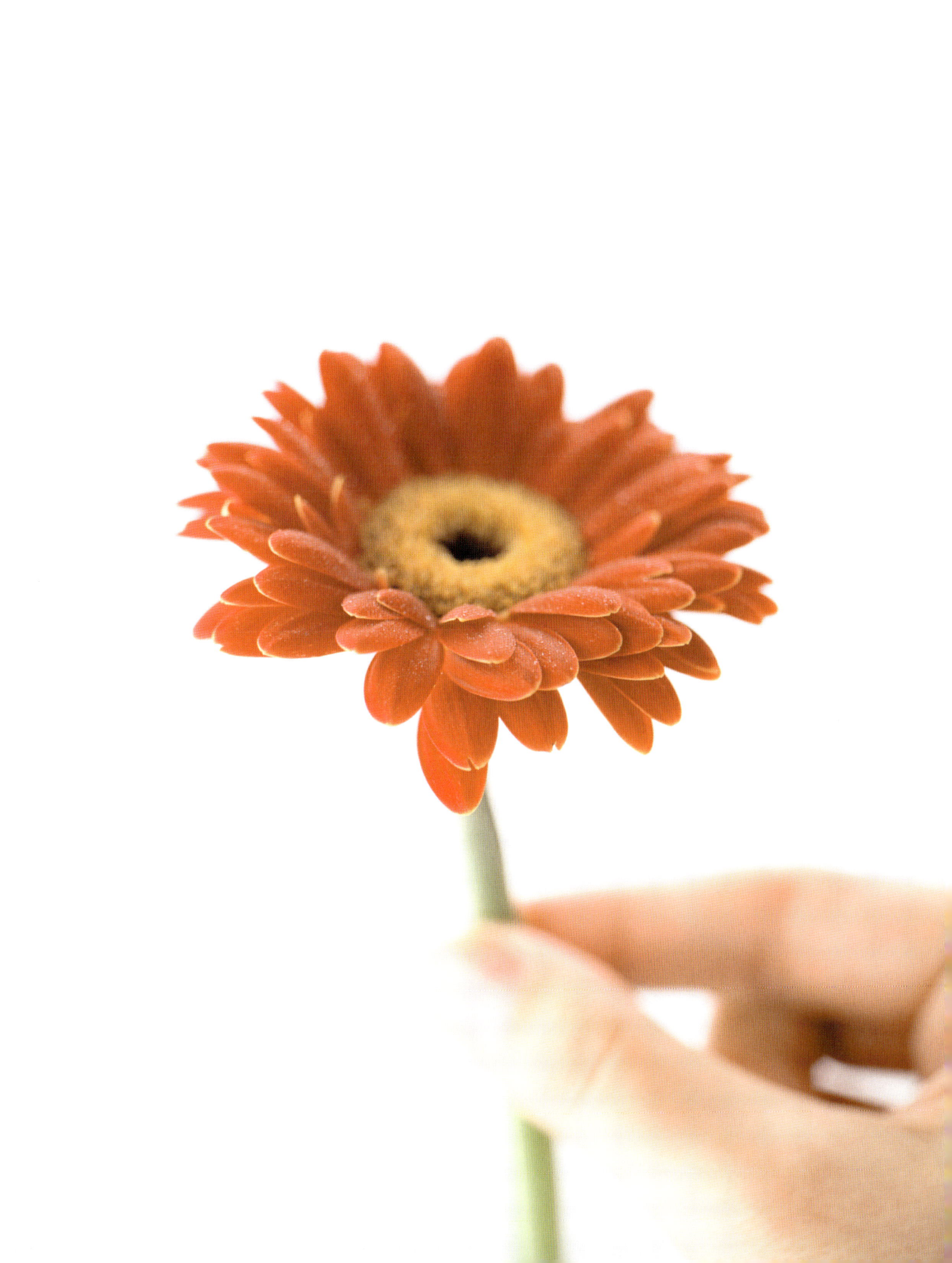

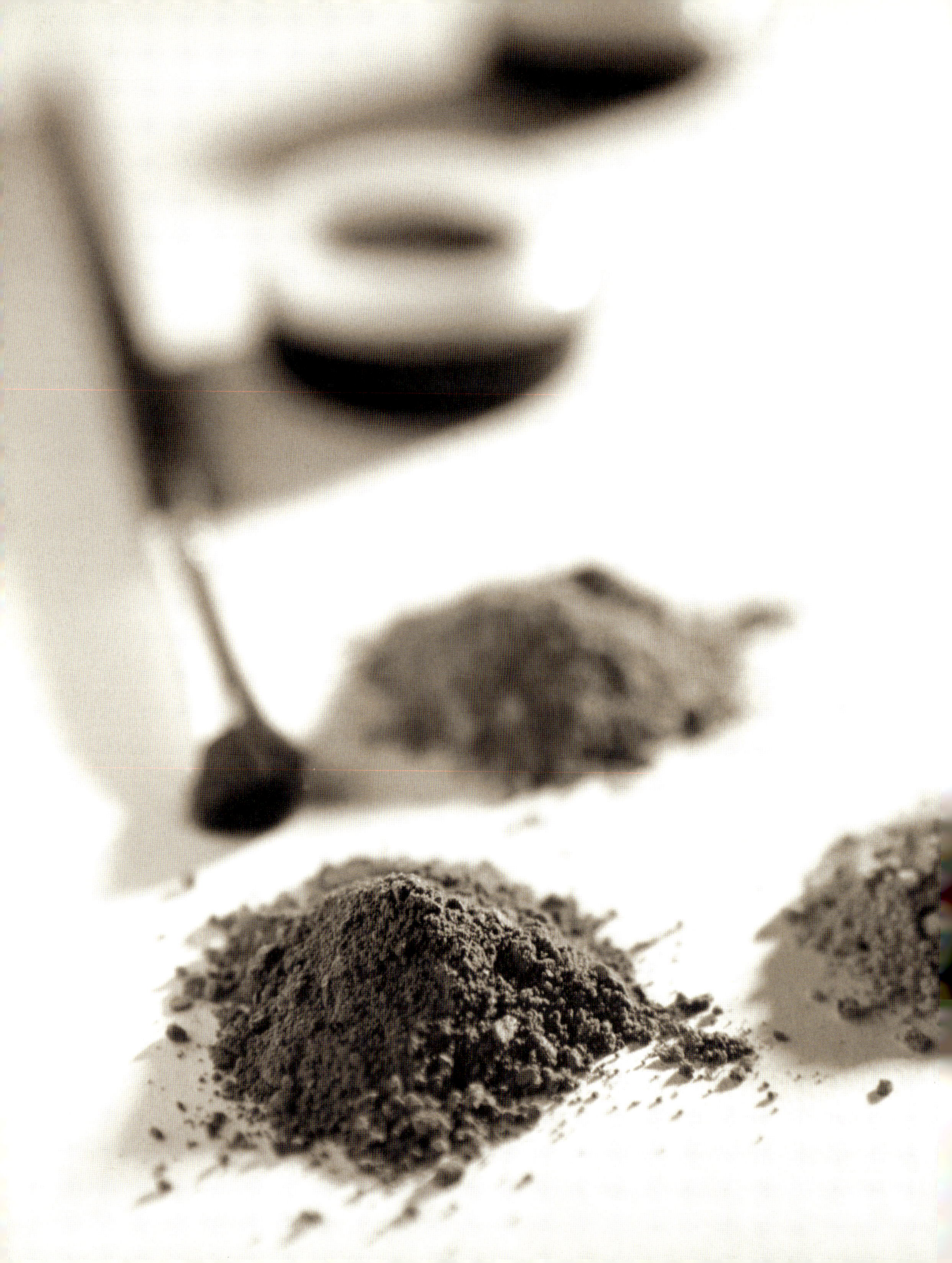

Make-up: Die »Aufmachung«

»Eine Frau kann tagelang von nichts anderem leben als von einem wunderbaren Kompliment.«

MICHÈLE MORGAN

Nicht »Schminke«, sondern »Aufmachung«: Die eigentliche Übersetzung des englischen Wortes »make-up« ins Deutsche ist ein gedanklicher Volltreffer. Dem Begriff »Aufmachung« haftet die ganze Philosophie an, die der optimalen Auswahl und Verwendung der vielen teuren Make-ups zugrunde liegt (beziehungsweise zugrunde liegen sollte). Natürlich darf man ruhig alles, was man sich ins Gesicht pinselt, schmiert und tupft, als Schminke bezeichnen, wissend allerdings, dass »Schminke« dem Fundus der Theatertradition entstammt und dort als Hilfsmittel benutzt wird, um sich zu verstellen, eine Person zu verkörpern, die man nicht ist. Einen krasseren Widerspruch zum Selbstverständnis der erwachsenen Schönheit vermag ich mir nicht vorzustellen.

Ganz andere Inhalte transportiert das Wort »Aufmachung«. Darin steckt etwas Spielerisches, Leichtes, Schönes. »Aufmachung« assoziiert das »sich aufmachen« im Sinne von sich öffnen und zugleich das »sich aufmachen«, um ein Ziel zu erreichen.

Wir kennen es doch alle aus dem Märchen: Der Held macht sich auf, einen Schatz zu suchen. Und weil er das Prinzip des Schönen und Guten repräsentiert, findet er ihn auch. Wird Make-up so verstanden und angewendet, verbinden sich zwei Kräfte zu einem unschlagbaren Zaubermittel: Wahrhaftigkeit und Zielstrebigkeit. Moderner ausgedrückt: Die kluge Frau verwendet die Produkte der Kosmetikindustrie so, dass sie ihre Wesensart optimal unterstreichen und sich sinnvoll für ihre Ziele einsetzen lassen. Das hört sich leichter an, als es ist.

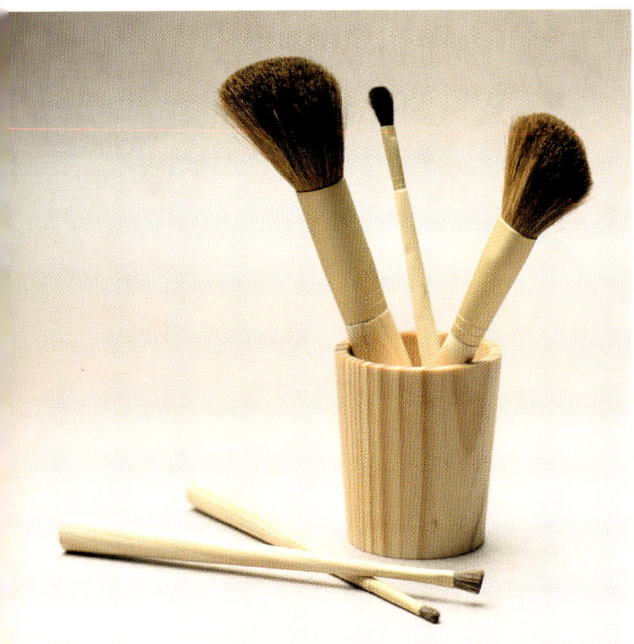

Wir alle wissen, wie viele Stolpersteine unseren Weg zur optimalen Aufmachung pflastern. Je größer das Angebot, desto mehr Steine. Und trotzdem: Wenn das Gesamtkunstwerk gelingt, ist es ein Vergnügen, es zu betrachten – oder zu verkörpern. Die optimale

Aufmachung ist immer ein vollendet gestaltetes schöpferisches Werk.

Es ist ein Trauerspiel, dass die Frau von dem Moment an, in dem sie gelernt hat, selbstbewusst und individuell mit Make-up umzugehen, in der Werbung ausgespart wird. Ich bedauerte es ja schon einmal: Was die Nähe zur Wirklichkeit angeht, sieht es in der Reklame für pflegende und speziell dekorative Kosmetik ausgesprochen schlecht aus.

Umso wichtiger ist es, in sich selbst nach einem Idealbild zu forschen, das der individuell ausgeprägten Lebendigkeit Ausdruck verleiht. Kosmetisch kann man unsere Zukunft jeden Tag neu gestalten. Wir können den Sommer des Lebens verlängern. Die erwachsene Schönheit umschifft die Klippe von Fehlkäufen, unterstreicht ihre kreatürliche, gewachsene menschliche Schönheit und setzt sie gegen werbende Attrappen durch. So. Angstfreie Schönheitspflege ist schon lange überfällig.

Man sieht leider immer noch viel zu selten Frauen, die ihre Aufmachung, ihre Persönlichkeit und ihren Lebensstil sinn- und lustvoll zu gestalten vermögen. Deshalb sollten Sie sich, bevor Sie Make-up kaufen oder sich schminken, folgende Fragen stellen:

- Welches Ziel will ich mit meiner Gestaltung erreichen?
- Für wen schminke ich mich?
- Sind mir die Menschen, für die ich mich schminke, den Aufwand wert?
- Wie viel Aufwand möchte ich treiben?
- Kann ich einen schlechten Tag mit meinem Make-up optisch aufhellen?
- Hält mein Make-up dem Alltag stand?
- Ist meine Frisur als Bestandteil meiner Aufmachung optimal gewählt?
- Welcher Schmuck lässt sich als Farbtupfer, als Teil des Make-ups, tragen?
- Ist mir bewusst, dass Accessoires zu meiner Aufmachung ebenso gehören wie Lippenstift?
- Nehme ich das alles mit genügend Humor?

Und zuletzt die Frage aller Fragen:

- Bin ich eigentlich in der Lage, mich realistisch und liebevoll zu betrachten?

Bei ihrem vergeblichen Streben nach verlorenem Jugendschmelz gehen so viele Frauen an ihren liebenswerten, attraktiven Eigenarten vorbei, dass es eine Schande ist. Sie verschwenden ihr Geld, statt es zum Kauf vernünftiger, ihrer Persönlichkeit angemessener Produkte zu verwenden. (Sehen Sie doch mal im hintersten Teil Ihres Kosmetikschrankes nach, wie viele unbenutzte Produkte aus Frust- und Fehlkäufen sich dort über die Jahre angesammelt haben – dies gilt es unter finanziellen wie ökologischen Gesichtspunkten zu vermeiden.)

Aufmachung ist, wenn man so will, die nach außen sichtbare innere Einstellung sich selbst und dem Leben gegenüber.

Die gelungene Aufmachung ist ein entscheidender Baustein persönlicher Lebenslust. Vermeiden Sie deshalb folgende Fehler, auch wenn sie noch so beliebt sind:

- Mund und Augen gleich stark zu schminken wirkt immer maskenartig. Das ist einer der gröbsten Fehler, die immer wieder gern gemacht werden.
- Benutzen Sie kein fetthaltiges Make-up. Es macht Fältchen sichtbar und verstopft die Poren.
- Dunkles Rouge gräbt optische Höhlen und Krater und zerstört die sanften Linien des Gesichts.
- Finger weg von fetten Lippenstiften. Sie kriechen auch noch in die letzte Falte.
- Gleiches gilt für Glitzerfarben. Sie lassen das Gesicht speckig glänzen und haben darin absolut nichts zu suchen.
- Meiden Sie schillernde Lidschatten. Der Schillereffekt wirkt wie der schönste Vergrößerungsspiegel.
- Miss-Piggy-Look gefällig? Helle Augen, schwarz am Unterlid akzentuiert, kommen in des Wortes wahrster Bedeutung »her-vor-ragend« heraus.

Besonders traurig wirkt Make-up, wenn es eine längst vergangene Mode spiegelt – und damit Erinnerungen an längst vergangene Tage. Ebenso lächerlich ist es, wenn eine erwachsene Frau jeden »Trend« unbedacht mitmacht, das heißt, ohne die Wirkung der jeweiligen Modeströmung auf ihre eigene Person zu überprüfen. Gleichgültig, in welcher Verfassung wir uns gerade befinden und welcher Zeitgeist über unseren Köpfen toben mag: Die erwachsene Schönheit bleibt immer im Einklang mit sich selbst.

Das Gesicht auf »ideales« Aussehen trimmen zu wollen ist ein dummes, unreifes und undankbares Vergehen wider die Natur. Make-up ist ausschließlich dafür da, das Schöne und Besondere Ihres Gesichts hervorzuheben. Akzeptieren Sie Ihr Gesicht, ob es nun rund oder spitz oder lang oder eckig ist. Es ist ein Natur- oder, ganz wie Sie wollen, Gottesgeschenk. Genau so, wie es ist.

Ich werde gelegentlich um meine hohen Wangenknochen beneidet. Schön, ich lebe gern mit ihnen. Trotzdem finde ich runde Gesichter wunderbar und kann überhaupt in jeder Gesichtsform etwas Schönes entdecken. Denn immer passt das Gesicht zum Körper. Es ist die Harmonie, die besticht. Wer ein eckiges Gesicht hat, verfügt meistens auch über einen Körper mit Ecken und Kanten. Was soll darauf ein künstlich angepinseltes Puppenantlitz?

Goldene Make-up-Regel Nummer eins: Das Gesicht ist kein Schlachtfeld rivalisierender Schminktöpfe, sondern der als Erstes ins Auge fallende Teil unserer Gesamterscheinung. Die Visitenkarte Ihrer Persönlichkeit. An Ihrem Gesicht wird man Sie erkennen – mit Haut und Haar.

Es ist eine Binsenweisheit: Wir stellen vierzig Frauen nebeneinander, und jede will anders sein. Bedarf es wirklich noch einer anderen Begründung, um die Behauptung aufzustellen, dass jede für sich ihre Farbe, gleich ob für Haar oder dekorative Kosmetik, selbst finden muss? Trotzdem lassen sich für viele Bereiche allgemeine Richtlinien aufstellen, die für alle Frauen Gültigkeit haben.

Gutes Make-up ist wie gutes Essen, leicht und bekömmlich. Auch in der Anwendung. Merke: Wenn schon alles versalzen ist, macht es nicht den geringsten Sinn, mit zu viel Pfeffer nachzuwürzen.

Foundation und Puder

In der Kindheit verfügt das Gesicht über die Anmut einer frisch beschneiten Landschaft. Das Älterwerden hat auf die Haut eine ähnliche Wirkung wie das Frühjahr auf den Schnee. Die weiche Oberfläche der Haut zerklüftet und bekommt Flecken, sie wird uneben.

Die Weichheit der Oberfläche lässt sich am besten mit Puder wieder herstellen. Nach den Waschritualen, die ich im Kapitel über Pflege mit Wasser beschrieben habe (S. 35 f), benutze ich persönlich tagsüber immer meine Schüttellotion, die Schutz vor schädigenden Lichtstrahlen bietet und eine feine pudrige Schicht auf den Teint zaubert. (Vorsicht: Die Augenpartie muss dabei immer ausgespart bleiben.)

Die Schüttellotion, von der ich hier spreche, ist einzigartig. Oft imitiert, aber nie erreicht ... Viele meiner Kolleginnen, denen ich sie einmal empfohlen habe, benutzen sie seit geraumer Zeit. Alle sind zufrieden.

Eine Schüttellotion bieten auch andere Firmen an. Meiner Meinung nach sind sie jedoch nicht annähernd so gut. Das gleiche gilt für fettfreie Make-ups, die von zahlreichen Firmen hergestellt werden.

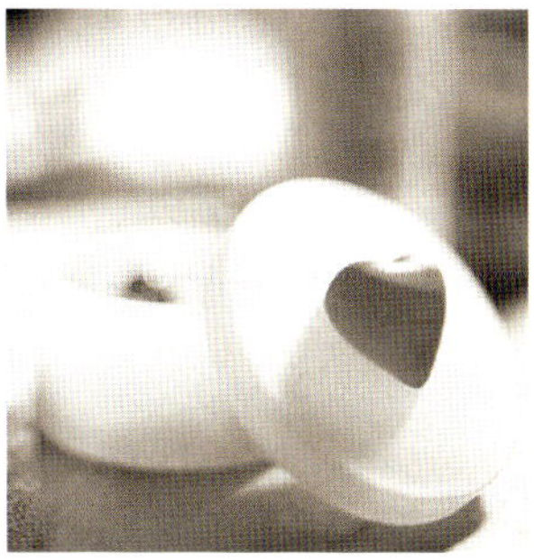

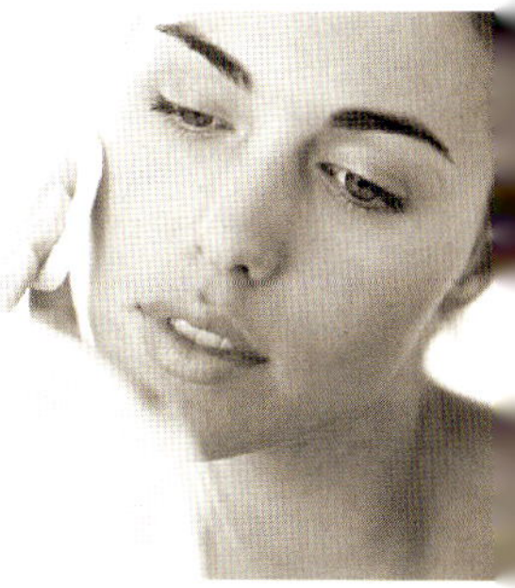

Wenn es schon sein muß, sollten Sie lieber an anderen Dingen sparen. Ihre Haut wird es Ihnen danken.

Wenn Sie es sich trotzdem nicht leisten können oder wollen, sehen Sie jedenfalls zu, dass Sie eine Feuchtigkeitscreme mit Lichtschutzfaktor benutzen. Obwohl die ozonbedingte Schädigung unserer Umwelt erst in den vergangenen Jahren begonnen hat, erschreckende Sumpfblüten zu treiben, haben sich die Frauen schon zu allen Zeiten vor der Sonne geschützt. Warum hätten sie sonst diese herrlichen Sonnenhüte tragen sollen? Glücklicherweise ist ein Ende der Unvernunft in Sicht. Die kurze Phase von Geistesgestörtheit scheint der Vergangenheit anzugehören, in der sich die Frauen stundenlang der prallen Sonne preisgaben – nur um dreimal so schnell zu altern. Lichtschutzfaktor also nicht vergessen. Und dann eine hauchdünne Schicht Puder darauf.

Früher, als die Entwicklung des Kosmetikmarkts noch nicht so weit gediehen war, nahm ich nur losen Puder. Heute gibt es Besseres, und ich verstäube losen Puder nur noch aufs Dekolleté. Ich gebe jetzt der kompakten Cream-to-Powder-Variante den Vor-

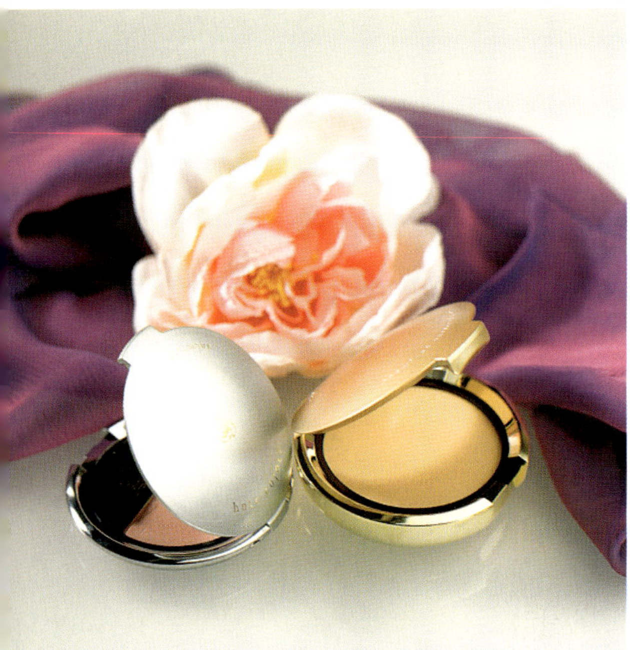

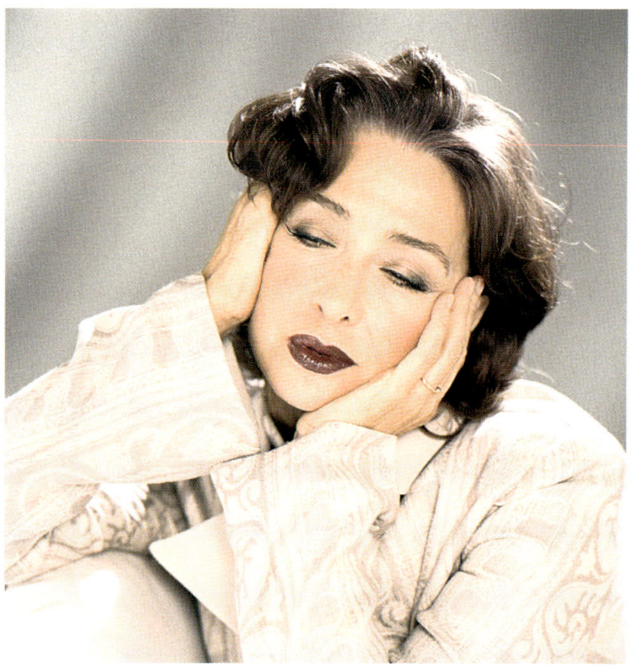

ANWENDUNG:
Mit Puder »arbeiten« Sie immer von innen nach außen. Im Prinzip gehen Sie von der Nase aus und werkeln sich nach oben und unten hin vor.
Vergessen Sie nicht, sich das Dekolleté abzupudern, mit sanften, großzügigen Pinselstrichen – auch wenn Sie nicht vorhaben, allzu viel von sich preiszugeben.
Immer nur ein Hauch! Puder muss hingehaucht sein, sonst verliert es seinen Sinn.
Auch hier gilt: Zu viel verfehlt die Wirkung.
Schauen Sie sich bei den Franzosen und Japanern um. Nicht umsonst gelten sie unangefochten als Fachleute auf diesem Gebiet.

zug. Es gibt viele Firmen, die empfehlenswerte Cream-to-Powder-Produkte anbieten, testen Sie es selbst. In einer handlichen Dose gibt es diesen Kompaktpuder; er ist nicht ganz billig, reicht aber für mindestens zwei Monate.

Puder zeigt nicht nur ästhetische Wirkung, sondern bietet auch einen nicht zu unterschätzenden Schutzfilm gegen Umweltschmutz. Eine hauchdünne Barriere, die den kleinen Dreckpartikeln das Eindringen verwehrt. Nicht einmal sportliche Frauen sollten der Versuchung anheimfallen, fetthaltiges Make-up zu verwenden. Als »Weichzeichner« eignet sich Puder unter allen Umständen besser.

Und denken Sie immer daran: Ihr Gesicht hört nicht am Hals auf. Wenn Sie ein ausgeschnittenes Kleid tragen, tragen Sie den Puder auch auf die Schultern auf. Sie werden sehen, wie raffiniert das wirkt.

Wenn Sie breite Wangenknochen haben und dadurch optische Kuhlen entstehen, mit denen Sie sich nicht anfreunden mögen – nicht jeder mag den hohlwangigen Typus an sich selbst leiden –, tragen Sie auf alle diejenigen Stellen, die »dellig“ wirken, mit einem kleinen Pinsel hellen Puder auf. Eine optische Täuschung, die sehr viel ausmacht. Wenn ich mal schlechte Laune habe oder zu wenig an die frische Luft komme, greife ich immer zu diesem Trick, der auch älteren Frauen mühelos über müde Momente hinweghelfen wird.

Leiden Sie unter Pigmentstörungen über der Brust? Dann sollten Sie losen hellen Puder verwenden, der sanft leuchtet und den Effekt der »frisch beschneiten Landschaft« ausmacht. Sie merken schon: Ich bin ein absoluter Fan von Puder – von einem Hauch von Puder!

Um das Gesicht farblich in einem Ton zu halten, sollten Sie unter dem Auge bis zum Wimpernrand einen Abdeckstift cremiger Konsistenz benutzen. Tragen Sie die

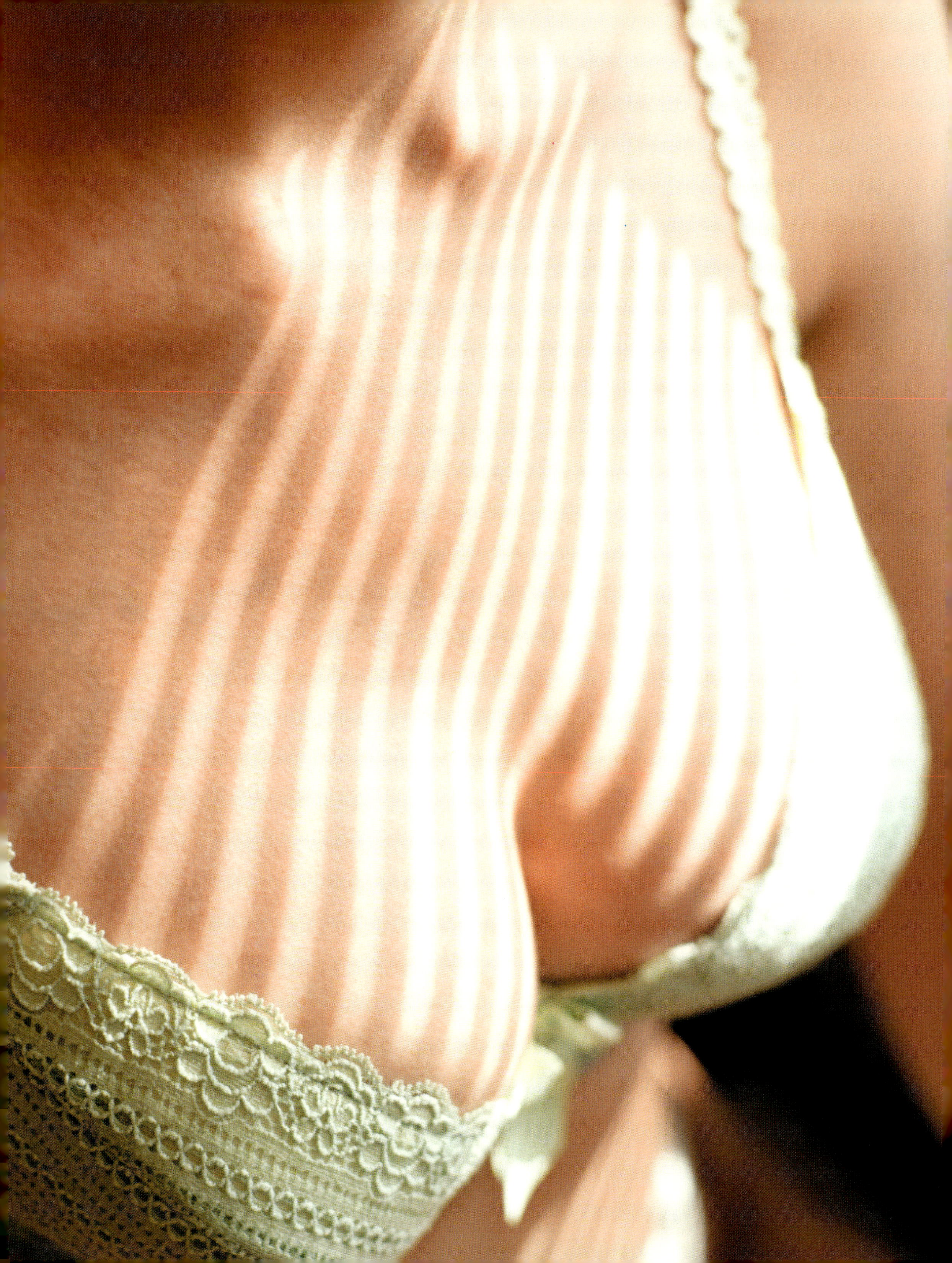

Farbe auf einen kleinen Tupfer Augencreme auf, wenn Ihre Haut sehr trocken ist. Dabei geht es nicht allein um Augenringe. Mit dem Abdeckstift schaffen Sie eine optische Fläche, die eine glättende Wirkung erzielt, dadurch kommen Mund und Augen am besten zur Geltung. Das Ergebnis: Bis ins hohe Alter werden Sie dadurch sehr weich und sehr strahlend aussehen. Ich reibe den Abdeckstift zwischen Daumen und Mittelfinger. Dann »drücke« ich die Farbe mit dem Finger ein. Bei der Wahl Ihres Abdeckstiftes sollten Sie sehr sorgfältig vorgehen. Machen Sie bloß nicht den Fehler, das gesamte Auge abzudecken. Das ist gar nicht nötig. Helfen Sie nur an den dunklen Stellen nach. Hauch, hauchdünn, gut einklopfen und niemals an der Haut zerren.

Das Auge

Viele Kosmetikerinnen empfehlen schillerndes Augen-Make-up. Warum, wird mir ewig ein Rätsel bleiben. Ich halte Glanzpartikel auf dem Lid für wenig zuträglich, weil ich denke: Das Einzige, was im Gesicht glänzen soll, sind die Augen selbst. Jeder künstliche Glitzer entwertet diesen Glanz. Anders ist es mit matten Farben und sanften Highlights. Theoretisch kann man nicht sagen, was einem stehen wird. Es kann im Extremfall ein zurückhaltendes oder sogar ein schreiendes Pink sein. Lassen Sie sich nicht von der Verkäuferin zur Eile anhalten. Probieren Sie nach Lust und Laune aus. Ein bisschen Zeit werden Sie dafür schon brauchen. Sie ist es wert! Denn Farbe kann, optimal abgestimmt, die Augenfarbe wunderbar hervorheben. Grüne Augen zum Beispiel lassen sich sehr effektvoll mit Rouge betonen.

Gekonntes Make-up pflegt, schützt und verschönt. Es kann optisch über kleine Gesundheitsprobleme oder psychische Schwierigkeiten hinweghelfen und Schönheitsfehler ausgleichen. Es verbirgt Schwächen und betont Stärken. Auch wenn Sie im Laufe der Jahre Ihren persönlichen Schminkstil gefunden haben und ihn »wie im Schlaf« beherrschen, sollten Sie sich immer wieder kritisch betrachten. Mit etwas Routine ist es möglich, das Make-up (ohne Frisur allerdings) in etwa zwanzig Minuten zu erledigen. Machen Sie sich einen Plan. Bevor ich mich zurechtmache, hake ich im Geist immer Punkt für Punkt eine kleine Liste ab:

- Wo gehe ich hin?
- Wie sieht es dort aus?
- Wie ist das Licht?
- Welche Bekleidung ist angemessen?
- Welche Form gebe ich den Haaren?
- Welche Farben empfehlen sich?

Auf diese Weise vermeiden Sie den Horror, den jede von uns aus schlechten Tagen kennt: dreißigmal angezogen, dreißigmal ausgezogen, immer noch alles daneben. Beziehen Sie in Ihren Plan von vornherein auch alle Accessoires mit ein.

Was den Farbverlauf angeht, so gibt es im Prinzip zwei Möglichkeiten. Entweder man zentriert sie auf dem Lid oder lässt sie zum Jochbein hin auslaufen. Oder Sie tragen sie nur auf dem Lidbogen auf und belassen den Rest des Lides in seiner natürlichen Trennung. Ich will Ihnen das am Beispiel des Augenlides erläutern. Wenn Sie alles in einer Farbe zuschminken, sieht es unmöglich aus – jedenfalls sobald Sie in dem Alter sind, in dem sich die ersten Fältchen gebildet haben. Wenn Sie allerdings das unstillbare Verlangen empfinden, einem mißlungenen Vorhang zu gleichen ... nur zu!

Für den Tag sollten Sie nur Naturtöne verwenden. Aber lassen Sie uns jetzt vom Abend sprechen. Auch wenn Sie nicht den Mund, sondern die Augen betonen wollen, kann es durchaus reichen, wenn Sie sich auf einen kleinen Tupfer Farbe beschränken. Es muß nicht gleich der ganze Topf sein. Und bedenken Sie immer das Licht, in dem Sie die Farbe zu tragen gedenken.

Für die effektvolle Umrandung des Auges gibt es zwei Techniken. Sie können scharf und weich konturieren. Probieren Sie beide Methoden an je einem Auge aus – und vergleichen Sie. Nur Sie selbst können entscheiden, was Ihnen am besten entspricht. Gute Stifte gibt es mit Pinsel oder in der Form eines Filzstiftes (diese nach Gebrauch unbedingt wieder gut verschließen). Die Farbe gibt es oft in Nachfüllpatronen zu kaufen. Reicht hundert Jahre, wenn man den Stift nicht gleichzeitig zum Verfassen von Liebesbriefen oder Steuererklärungen verwendet.

Ein »langes« Auge erzeugt beim Betrachter diese gewisse Spannung, macht erwachsen-weiblich, interessant. Wenn Ihnen danach ist, können Sie das Auge durch einen kleinen Strich an der Außenseite optisch verlängern. (Ich zum Beispiel sehe mit meinen Augen, rund wie sie sind, im Naturzustand aus wie Minnie Mouse. Wenn ich mich nicht gerade wie diese fühle, mache ich mir diese Möglichkeit der Täuschung zu Eigen.) Wenn Ihre Augenpartie bereits sehr faltig ist, sollten Sie dafür einen scharf gespitzten Fettstift verwenden. Und übertreiben Sie nicht. Zeich-

Hände weg von falschen Wimpern. Ich gebe es ja zu: Auch ich habe in den sechziger Jahren diese Mode mitgemacht – obwohl ich lange Wimpern habe. Zu dämlich! Man klebt falsche zwischen die eigenen Wimpern, reißt sich diese dabei aus ... Und der Effekt: Im wirklichen Leben sieht es aus wie ein Kranz aus halbgelähmten Fliegenbeinen. Anders natürlich im Film und auf Fotos. Da wirkt es wunderbar dicht.

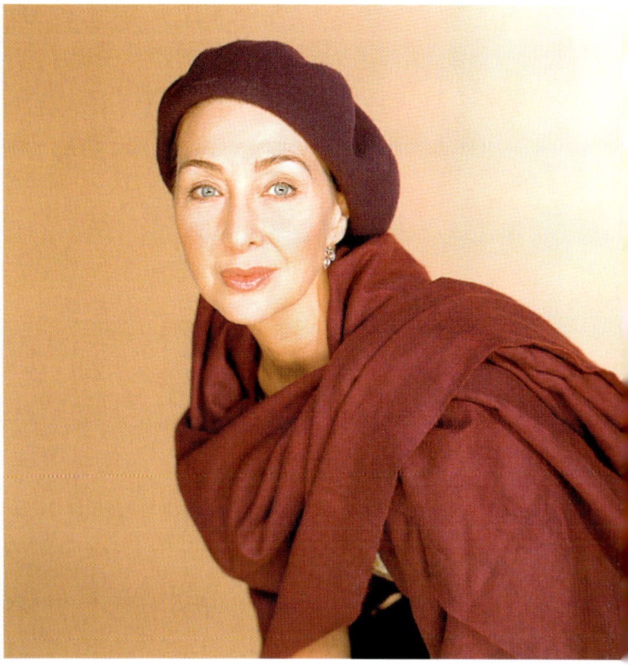

nen Sie also immer nur den Augenwinkel nach. Wie weit zur Mitte hin Sie das Auge zeichnen sollten, hängt sehr von der Augenform ab. Die Technik ist denkbar einfach: zeichnen, außen festhalten, zeichnen – unten auch. Mit einem flachen Extrapinsel können Sie Linien, die zu scharf geraten sind, verwischen. Es wirkt besser, weicher. Die dritte Möglichkeit gilt nur für den Abend – und für ausgesprochen »gute« Tage. (An schlechten Tagen ist weniger immer mehr.) Wählen Sie eine Farbe, die das Auge hervorhebt, und tragen Sie sie mit dem Finger auf das Lid auf. Das Wichtigste hierbei ist, dass Sie die Farbe einheitlich nach außen auslaufen lassen, wodurch ein sehr dramatischer Effekt entsteht.

Was die Wimpern betrifft, sollten Sie hauptsächlich den oberen Härchenkranz tuschen. Unten lieber etwas Zurückhaltung, sonst droht ein Kuhblick. Je nach Augenform tuschen Sie nach oben oder seitlich.

Dunkle Augen vertragen mehr Farbe als helle. Das Blau eines Auges ist schon von Natur aus ein echter Farbtupfer, den Sie nicht zunichte machen sollten, indem Sie es mit künstlich Buntem allzu gut meinen.

Lassen Sie sich die Augenbrauen färben, das gibt Ihrem Gesicht Kontur. Vor allem wenn Sie fein gezeichnete Augenbrauen haben, gilt dasselbe für die Wimpern: Lassen Sie sie sich färben. Man muss es zwar alle zwei, drei Wochen wiederholen, aber es zahlt sich voll aus. Besonders wenn Sie abgeschminkt sind, werden Sie dann immer noch die frischen Farben um sich haben, die einst Ihre Jugend zierten – und nie ganz »verblassen«. Den meisten erwachsenen Schönheiten verhilft die gefärbte Braue zu einem völlig unschädlichen optischen Lifting. (Frauen, die sich durch einen extrem zierlichen Knochenbau auszeichnen, sehen allerdings auch mit ganz zarten, wie hingehauchten Brauen wunderschön aus.)

Üppige Augenbrauen unterstreichen Ihre Jugendlichkeit. Generell kann man sagen, dass ungezupfte Brauen jenes rassig-ungezähmte Aussehen erzeugen, das so reizvoll wirkt. Übrigens können auch blonde Frauen rassig sein. Es ist ein Märchen zu behaupten, dieser Bonus sei allein den Schwarzhaarigen vorbehalten. Im Gegenteil: Gerade bei Blondinen sehen dicke, undressierte Augenbrauen ungewöhnlich schön und schmelzig aus.

Den Chinesen ist das Tätowieren der Augenbrauen von alters her vertraut. Ich habe es zum erstenmal bei einer sehr schönen Chinesin gesehen, die über siebzig Jahre alt war. Bereits in den dreißiger Jahren hatte sie sich ihre unvergleichliche Bogenform tätowieren lassen. Warum sie das getan hatte? Ihre Antwort war umwerfend: Sie sei zu faul, sich täglich zu überlegen, wie sie den Strich ziehen sollte. Deshalb hatte sie sich die Tupfer setzen lassen und fand so jeden Morgen leicht ihre Ideallinie – die sie einfach nachzog.

Bei den Tätowierungen, die heute gemacht werden, werden Naturpigmente verwendet; um Ihre Gesundheit brauchen Sie sich deshalb keine Sorgen zu machen. Nur gilt leider auch hier wieder: Es ist schwer, die wirklichen Künstler ihres Fachgebiets ausfindig zu machen. Wenn's ins Auge geht ... Sehr gut und sehr sensibel tätowieren Sonja Benda in Wien und Horst Kirchberger in München. Ich selbst habe mich tätowieren lassen, um ein paar »Löcher« auszugleichen, die ich wie jede andere Frau habe. Seither geht mir das Schminken leichter von der Hand. Es flutscht einfach schneller. Denn Make-up, sich aufmachen, ist ja toll, und manchmal liebe ich es, Stunden damit zu verbringen – aber im Regelfall möchte ich möglichst wenig Zeit damit beschäftigt sein.

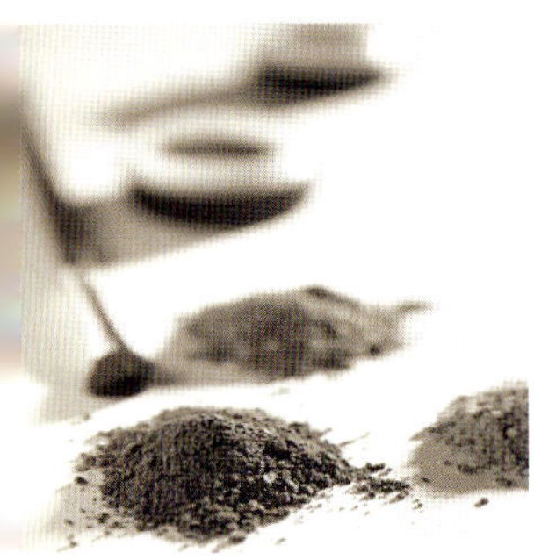

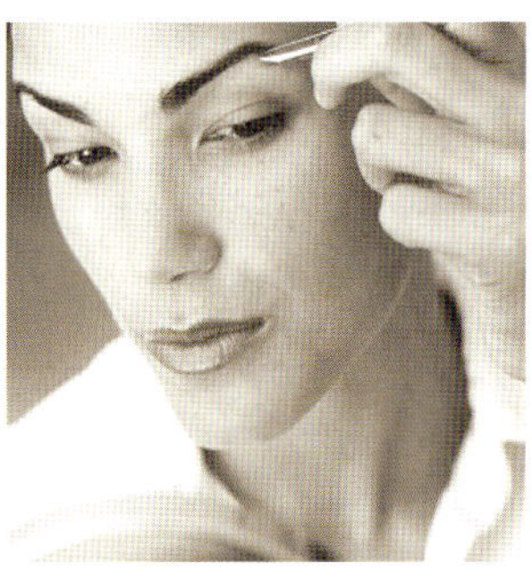

Rouge

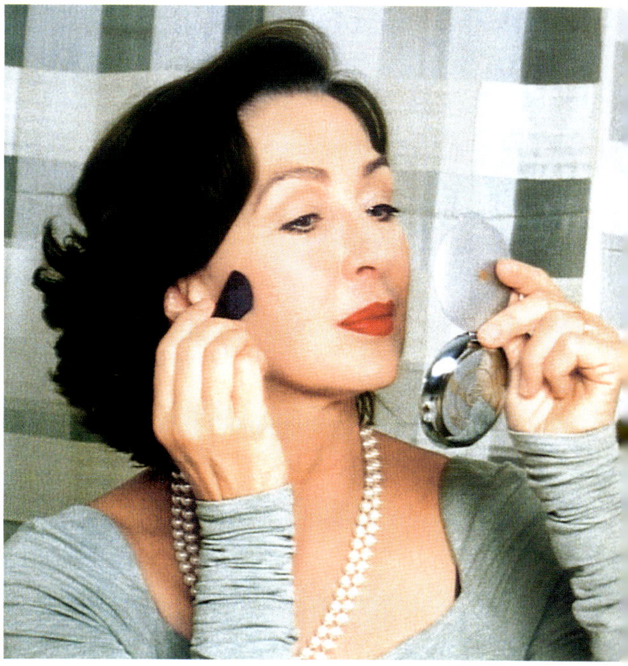

Für Rouge gilt im Grunde – als goldene Regel – dasselbe wie für Puder: Es muss hingehaucht sein. Vor allem wir Frauen über vierzig neigen gelegentlich dazu, wahllos mit dunklen Farbtönen an unserer Gesichtsform herumzudoktern. Eine Angewohnheit, die aus Zeiten herrührt, in denen uns ein sehr rigider Schönheitsbegriff fest in der Hand hatte, der ein für allemal der Vergangenheit angehören sollte.

Es ist schlichtweg Undankbarkeit wider die Natur, wenn wir unsere Bäckchen wegschminken, nur weil irgendein Trend allgegenwärtig Hungersnot ausruft. Modeströmungen dieser Art wollen uns erpressen und münden bei vielen Frauen in himmelschreienden Selbsthass. Und damit werden wir manipulierbar. Versündigen wir uns also nicht. Mit achtzig werden wir noch einmal froh sein, wenn wir überhaupt noch Bäckchen haben. Machen Sie nicht den Fehler, derart ungestalt mit Rouge umzugehen. (Es sieht ohnehin nur so aus, als hätten Sie sich ein heißes Bügeleisen ans Gesicht gehalten.) Natürlich sollten Sie auf Rouge nicht verzichten. Im Gegenteil: Ein freizügiger Umgang mit Rouge sei sogar ausdrücklich empfohlen. Rouge hat tatsächlich optisch verjüngende Wirkung. Mit sonst keinem Mittelchen zu vergleichen, mit Lippenstift nicht und nicht mit Wimperntusche. Es kann an viel mehr Stellen sinnvoll verwendet werden, als sich bislang herumgesprochen hat.

Möchten Sie vielleicht Ihr Dekolleté herrlich üppig erscheinen lassen? Nehmen Sie Rouge. Es wirkt. Auch bei kleinen Busen. Wenn Sie mehr zeigen wollen, als Sie haben, so applizieren Sie etwas Rouge zwischen die Brüste. (Dieser Trick bietet seit dem Rokoko die perfekte Illusion.)

Vermeiden Sie bei Rouge jegliche Experimente, egal, was der Trend gerade verlangt. Gerade auf diesem Gebiet sollten Sie sehr genau auf die individuelle Bekömmlichkeit achten. Bedenken Sie die Jahreszeit, wenn Sie den Farbton Ihres Rouges aussuchen. Dabei spielen nicht nur die unterschiedlichen Lichtverhältnisse eine Rolle. Selbst eine nur ganz sanfte sonnenbedingte Bräunung Ihres Teints wird die Wirkung Ihrer Rouge-Farbe beeinflussen. Ihre eigene Hautfarbe wird immer durchschimmern – sollte jedenfalls, wenn Sie die oberste Regel beherzigen: nur ein Hauch. Mein Rouge kombiniert sowohl etwas Blau als auch Orange, dadurch passt es sowohl im Winter als auch im Sommer.

Wiederholen wir es also wiederum lieber einmal zuviel: Wie bei allen Farben richten Sie sich bei der Wahl Ihrer Rouge-Nuance nach dem eigenen Hautton. Alle Trendfarben, die die Industrie so anbietet, sollten Sie sorgfältig daraufhin prüfen. Auch hier bin ich gegen jeglichen Glitzereffekt. Glitzer wirkt speckig und macht alt. Von ganz seltenen Ausnahmen abgesehen ist es – zumindest für den Tag – kategorisch abzulehnen. Dies gilt allerdings nur für das Gesicht. Schön hingegen sind sowohl Glitzerrouge als auch Glitzerpuder im Dekolleté. Aber wirklich nur dort.

Abends, zu einem Kleid, das farblich natürlich genauso perfekt ausgesucht und auf Sie abgestimmt sein muss, wirkt Rouge auf den besagten Stellen einfach umwerfend und wird Ihrer Aufmachung zu ungeahnter Optimierung verhelfen. Letztlich müssen Sie selbst abschätzen lernen, wann Sie welche Körperpartien mit Rouge akzentuieren möchten und wann nicht. Ein Tipp: Je blasser die Farbe, desto mehr kommt das Rouge zur Geltung.

Rouge wird am besten mit einem weichen Pinsel aufgetragen, der aber für nichts anderes verwendet werden soll, also nicht etwa auch für die Augen oder für Ihren losen Gesichtspuder. Sie können ihn noch so gut auswaschen, es bleibt immer etwas Farbe hängen. Nehmen Sie also grundsätzlich mehrere Pinsel. Der Rouge-Pinsel darf ruhig üppig sein. In der Regel mindestens zwei bis drei Zentimeter breit. Bloß nicht zu klein, sonst wird das Ergebnis fipsig. Ob Sie Kunst- oder Naturborsten verwenden, spielt keine Rolle. Auch wenn Sie den Pinsel nur für Rouge verwenden, sollten Sie ihn regelmäßig waschen. Hinterher föhne ich ihn immer noch, damit er wieder richtig schön flauschig wird.

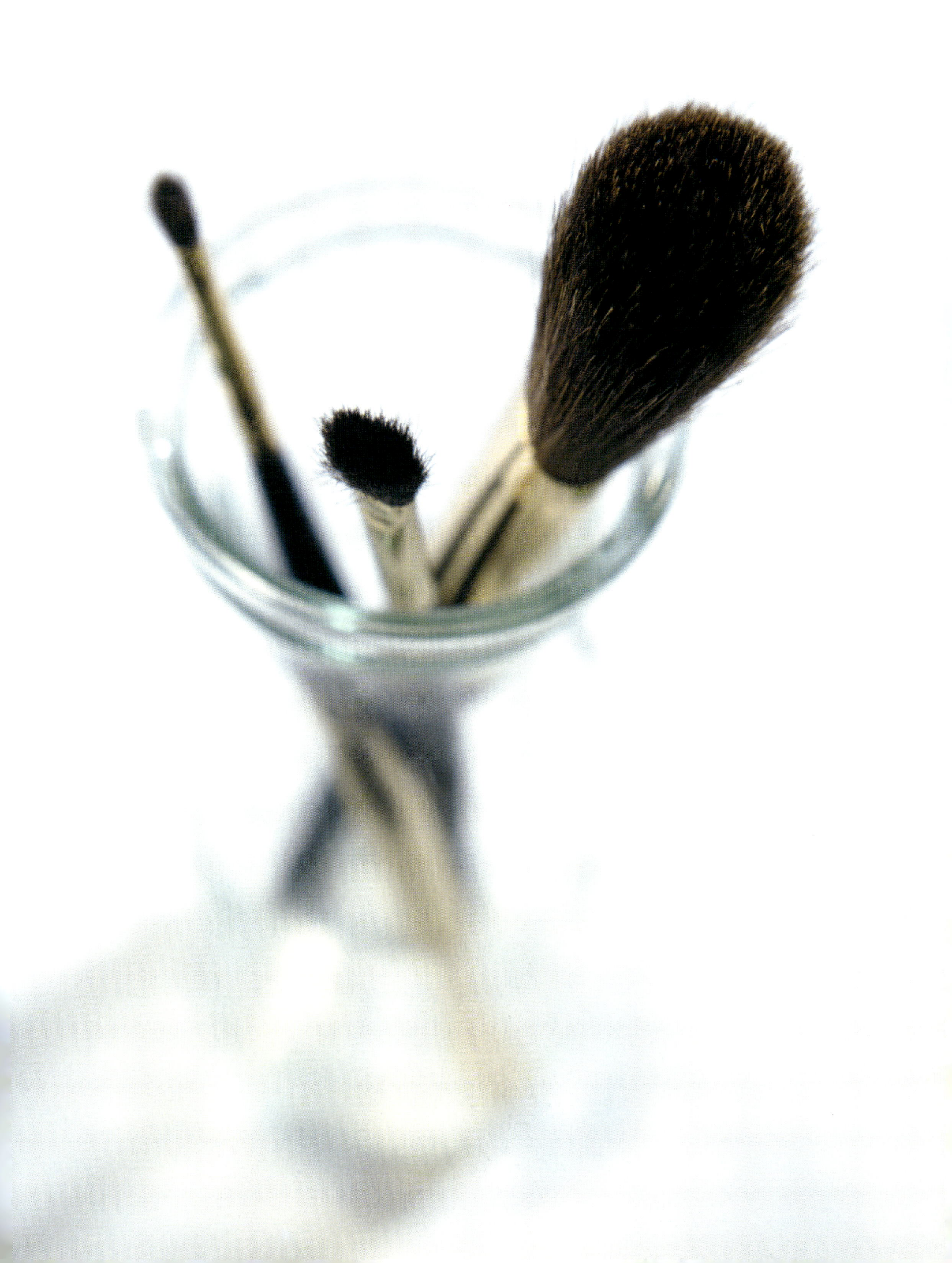

Der Mund

Als optischer Anziehungspunkt ist der Mund von ebensolcher Bedeutung wie das Auge. Und deshalb gilt auch hier: Falsches Make-up kann unliebsame Alterserscheinungen hervorheben. Deshalb also Vorsicht!

Regelmäßig nach dem Zähneputzen sollten Sie sich mit einer Zahnbürste trocken die Lippen so lange massieren, bis sie schön durchblutet sind. Tragen Sie danach dick eine nährreiche Augencreme auf und lassen Sie sie einziehen, bevor Sie den Lippenstift benutzen. Es sind auch einige Lippengels auf dem Markt, die ich sehr empfehlen kann, weil sie zusätzlich den Vorteil haben, dass sie den Lippenstift haltbarer machen. Sie können sich auch für eine Nährstoffampulle entscheiden. Tragen Sie sie reichlich auf und lassen Sie sie zehn Minuten einziehen. Ein tolles Ergebnis, das stundenlang anhält, ist Ihnen sicher.

Von einem gewissen Alter an – aber das muss jede Frau für sich entscheiden – sind Sie gut beraten, wenn Sie den Lippenstift folgendermaßen auftragen: Zunächst brauchen Sie einen Konturenstift. Es gibt jede Menge empfehlenswerter Konturenstifte auf dem Markt, wirklich wichtig ist nur, dass Ihrer weich ist, aber nicht zu weich. Das nämlich ist die Krux: Einige Firmen produzieren Stifte, die so leicht nachgeben, dass man sofort »auf dem Holz(weg)« ist.

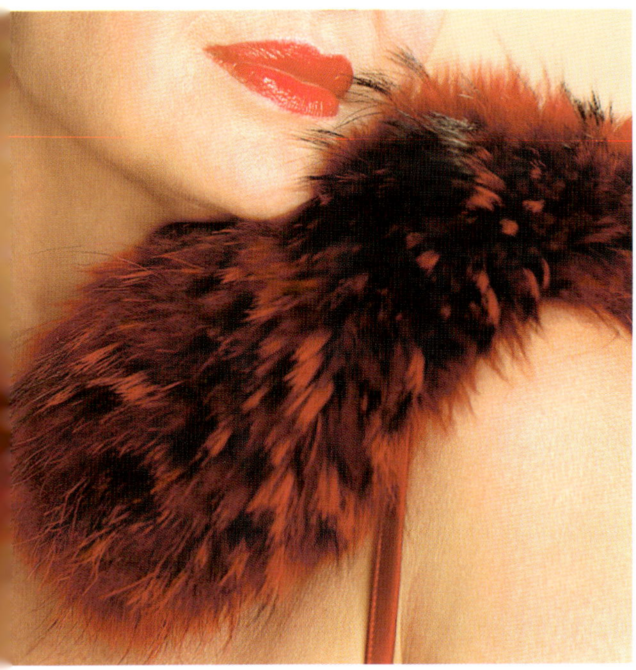

Wählen Sie die Farbe, die Sie am liebsten mögen und die Ihrem Typ am besten entspricht. Ich persönlich habe mich entschieden. Ich benutze nur noch drei verschiedene Farben und schwanke überhaupt nicht mehr: Rosébraun, marokkanisches Rot und – ganz selten – ein Pflaumenblau. Mit der Zeit nämlich habe ich herausgefunden, was mir steht und was nicht. Welchem Ton ich wann den Vorzug gebe, ent-

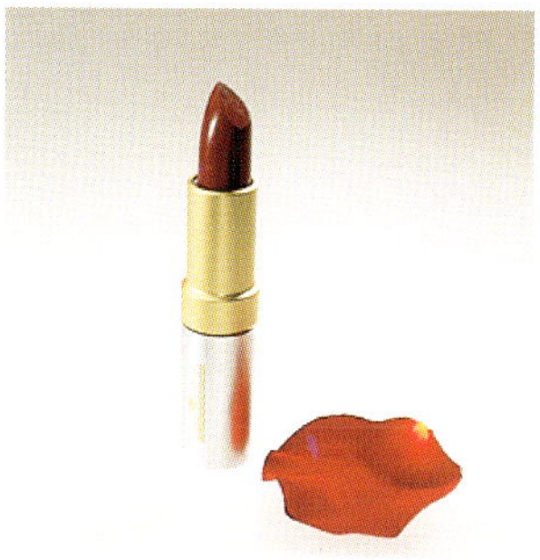 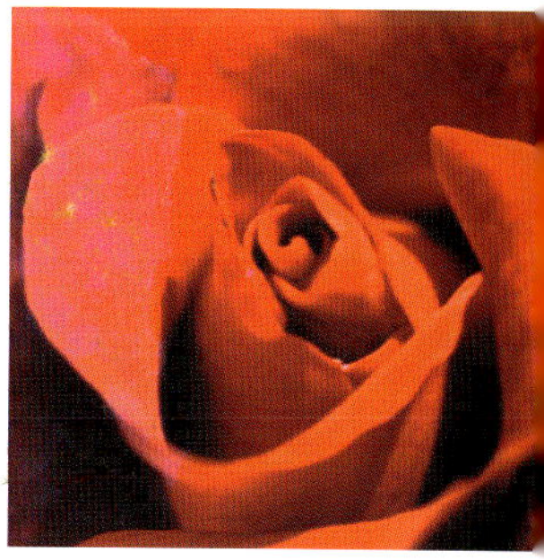

scheide ich nach meiner Tagesverfassung, Kleidung und dem, was ich mit meiner Aufmachung erreichen möchte.

Spitzen Sie nun den Konturenstift gut an und zeichnen Sie den Schwung Ihrer Ober- und Unterlippe nach. Stark vergröbernd kann man behaupten, dass es vage dümmlich wirkt, wenn die Oberlippe überproportional üppig ist. Umgekehrt, wenn also die Unterlippe über die Maßen groß ausfällt, wirkt der Mund leicht brutal. Für den Anfang und um den Effekt kennen zu lernen, können Sie probeweise nur einen Teil schminken. Sie sehen dann selbst, welchen optischen Eingriff Sie vorgenommen haben.

Ich habe über die Jahre beobachtet, dass der volle Mund mit üppigen Lippen immer abwechselnd mit dem Rosenmund im Trend liegt. Was »schöner« ist, vermag ich nicht eindeutig zu sagen. Der Rosenmund hat etwas sehr Zartes, Liebenswertes an sich, während die volle Lippenpracht eher interessant wirkt. Was uns das lehrt? Hüte dich vor der Norm.

Was macht man, wenn sich die ersten Fältchen um die Lippenpartie zeigen? Besonders wichtig ist die Pflege, denn gerade dort kann man mit Hilfe von Schröpfen, Elektroakupunktur und natürlich auch – wer unbedingt möchte – mit Bioimplantaten Falten wegkriegen (siehe S. 90 ff). Doch das einfache Bürsten mit der Zahnbürste, Fettcreme und Masken sind optimale Voraussetzungen.

Grundieren Sie die Region um den Mund leicht mit einem Make-up. Also den Lippenrand dabei leicht anschminken – dadurch wird ein dünner Film gebildet. Die Lippenkontur kann man mit einem S-Stift oder mit einem Pinsel ziehen. Dann die Lippen mit dem Lippenstift ausfüllen und ein paar Minuten einziehen lassen, schließlich Ober- und Unterlippe fest auf ein Papiertaschentuch pressen und so überschüssige Farbe abnehmen. Wer nicht mit Farbe bzw. auf Natur schminken will, nimmt einen rosenholzfarbenen Stift; es gibt sie von vielen Firmen. Damit malt man den Mund ganz aus und gibt dann Lippgloss drauf. Ich habe das bei einer siebzigjährigen Dame gesehen – sehr frisch, gepflegt und modern. Besonders wenn man älter wird, besteht das A und O des Make-ups im sinnvollen Gestalten. Halten Sie sich immer eine sanfte Landschaft vor Augen, das wird Sie lehren, harte Linien zu vermeiden.

Schmuck und Accessoires

Wenn wir älter werden, vergessen wir Frauen häufig, dass wir uns auch mit Ohrringen »schminken« können – mindestens ebenso gut wie mit einem tiefen Griff in bunte Farbtöpfe. Es können Clips sein, aber auch Hänger, deren Länge sich nach der Form des Halses richtet. Über den Daumen gepeilt kann man sagen: Je länger der Hals, desto länger die Ohrringe. Und umgekehrt: Frauen mit gedrungener Halspartie schmückt es ganz enorm, wenn sie sich für kurze, zierliche Ohrringe entscheiden.

Verwenden Sie Schmuck, um geschickte Akzente zu setzen. Es wirkt tausendmal effektiver und raffinierter als vieles, was uns die dekorative Kosmetik zu bieten hat. Dies gilt auch und im Besonderen für Grauhaarige. Nicht allein der gekonnt ausgesuchte Lippenstift tut's – auch der Ohrring mit dem gewissen Pfiff. Möchte Sie zum Beispiel die Farbe Ihrer Augen betonen, so sind Sie gut beraten, sich nach Ohrringen umzuschauen, in denen genau diese Nuance auftaucht.

Davon abgesehen sollten Sie drei Aspekte berücksichtigen:

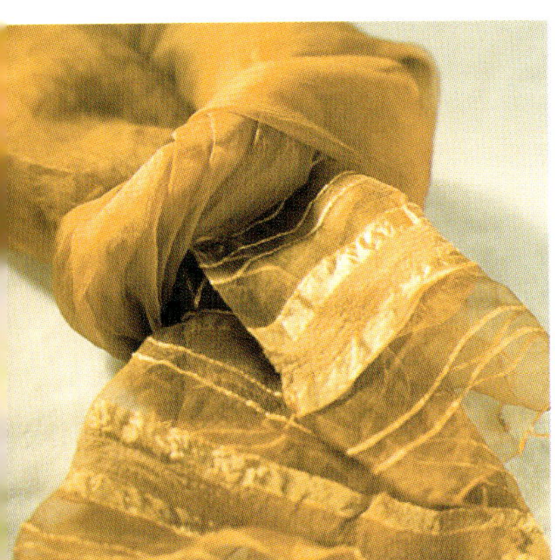

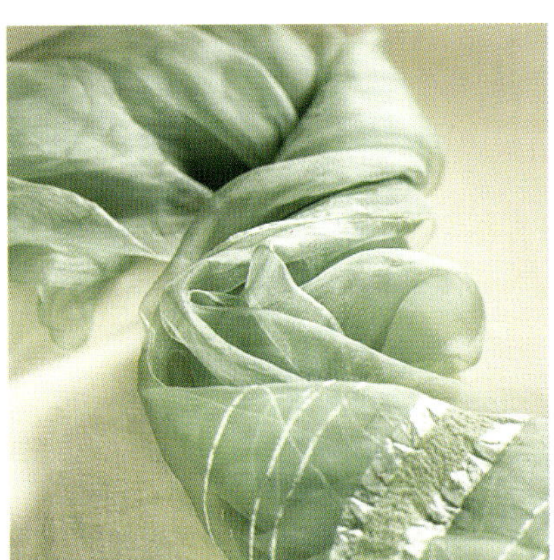

– Einen langen Ohrring sollten Sie nur tragen, wenn Sie einen langen Hals haben. Es sieht immer seltsam gestaucht aus, wenn der Ohrring die Luftigkeit zwischen Schultern und Kopf zerstört. Wer einen weniger langen Hals hat, sieht mit Clips hübscher aus.

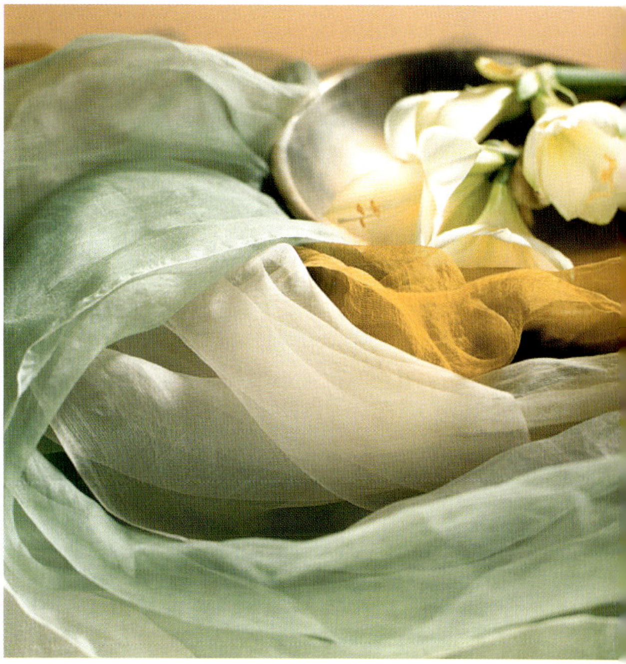

– Natürlich spielt auch die Größe des Ohrrings insgesamt eine Rolle. Ein kleiner Ohrring mag an sich betrachtet hübsch sein, als Farbtupfer macht er jedoch weniger her. Mit anderen Worten: Tragen Sie ein farbenfrohes Kleid, kann der Schmuck beliebig klein ausfallen; geht es Ihnen jedoch darum, mit dem Ohrring einen Farbakzent zu setzen, muss er groß genug sein, um ins Auge fallen zu können.

– Achten Sie auf den Glanz. Eigentlich ist alles dezent Schimmernde dem aufdringlich Glänzenden vorzuziehen. (Echte Diamanten machen hier eine Ausnahme, versteht sich. Strass hingegen kann an der älteren Frau sehr nach Amüsiermeile aussehen.) Milchige Steine sind sehr schmeichelhaft, zumal Sie damit bei der Gesamtgestaltung Ihrer Persönlichkeit dafür sorgen, dass dem Glanz Ihrer Augen im köstlichen Naturstein kein Kontrast erwächst.

Solange Ihr Hals noch weich und glatt ist, dürfen Sie schmale Ketten tragen. Von einem gewissen Alter an lenken sie aber die Aufmerksamkeit auf die kleinen Fältchen. Dann empfehlen sich u. a. breite Schmuckhalsbänder, wie sie im 19. Jahrhundert getragen wurden. Als Schmuckelemente machen sich auch – gerade in höherem Alter – Schals gut, die eng um den Hals geschlungen werden.

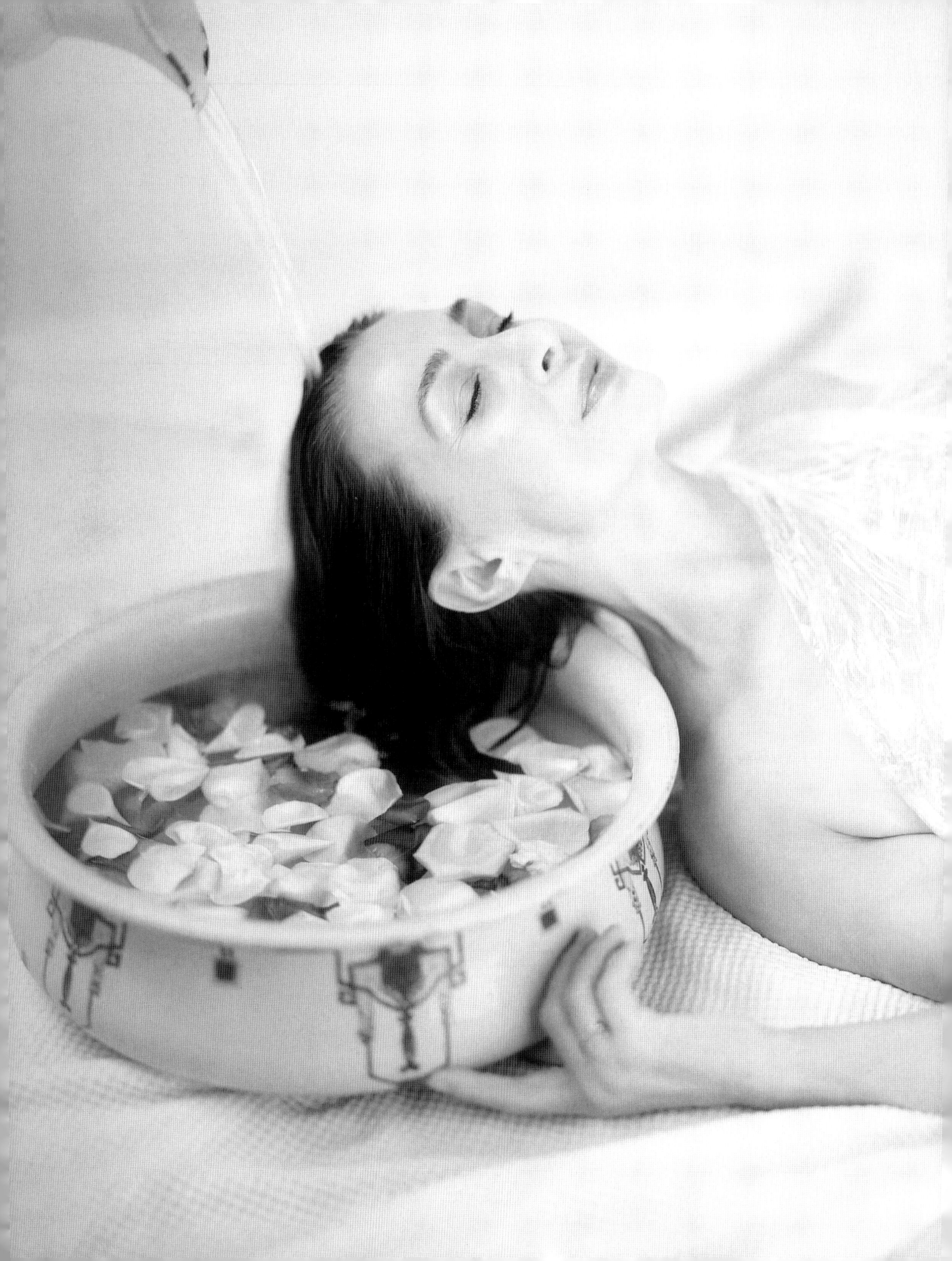

Haarpracht und Haartracht

»Es gibt keine hässlichen Frauen, es gibt nur gleichgültige.«

HELENA RUBINSTEIN

An kaum einem anderen Teil unseres Körpers wirkt sich vermeintliche Freiheit so fesselnd aus wie bei den Haaren: Zwischen der Frisur und ihrer Trägerin entspinnt sich ein lebenslänglicher Wettlauf zumeist skurriler Komik.

Gerade am hochmodischen Kurzhaarschnitt unserer Tage zeigt sich am schnellsten, wie die Fremdbestimmung à la longue die Oberhand gewinnt. Denn schnell trumpft der Wildwuchs auf, und je weiter man sich mit seiner Frisur von seiner Haarnatur entfernt hat, desto mehr wird man zum Friseur-Junkie. Ob Dauerwelle, Farbe oder strenger Schnitt – wir sind ewig an den Figaro gebunden.

Das gesunde, entspannte Verhältnis der modernen Frau zu ihren Haaren wird wesentlich aber auch von einer zweiten Tatsache getrübt: Frisur ist nicht allein Frisur, sondern in erster Linie Signal der Lebensart – mehr, bedeutend mehr, als uns dies bewusst und lieb sein mag. Sie können es drehen und wenden, wie Sie wollen: Mit dem Haar treffen Sie eine Aussage – auch und gerade, wenn Sie ihm nicht die Sorgfalt angedeihen lassen, die es verdient. Entscheiden Sie sich nur für eine Frisur – und schon gehören Sie einer Gruppe an.

Am augenfälligsten kann man dieses Phänomen unter Jugendlichen beobachten. Denken wir zum Beispiel an amerikanische Highschools. Gleichgültig, welcher ethnischer Herkunft, werden die Backfische alles daransetzen, vor keiner chemischen Waffe zurückschrecken, um sich in den Look »ihrer Gruppe« einbeziehungsweise ihm unterzuordnen. Das hat etwas Archaisches, und es ist wichtig, dass man sich dessen bewusst ist, denn selbst die moderne erwachsene Frau ist nicht frei von derlei Anfechtungen.

Haben Sie nicht auch schon einmal miterlebt, wie

Über viele Jahre hatte ich sehr lange Haare, das wurde moniert, dann schnitt ich sie ab, auch das wurde moniert. Was mich allerdings von vielen Frauen unterscheidet, ist die Tatsache, dass ich schon immer Pläne für mein Aussehen schmiedete, um im Alter nicht unvorbereitet zu sein. Dazu gehört ein altes Vorhaben, das ich jetzt umsetze. Ich will mit sechzig relativ langes graues Haar haben, mit dem ich Knoten, Zopf und Hochfrisur stecken kann. Viele Frauen denken nicht daran, dass eben ab einem gewissen Alter langes Haar weich macht. Es ermöglicht auch witzige Frisuren, wenn man so will, bunte Samtbänder passend zum Schmuck beispielsweise. Sicher ist die Qualität des Haares wichtig für solche Spiele. Doch gerade feines Haar, kurz und stufig geschnitten, ist unvorteilhaft. Also, eigentlich siegt wieder das Klassische, nur modern aufgemacht. Dazu passende Ohrringe – und man sieht immer gut und »aufgeräumt" aus.

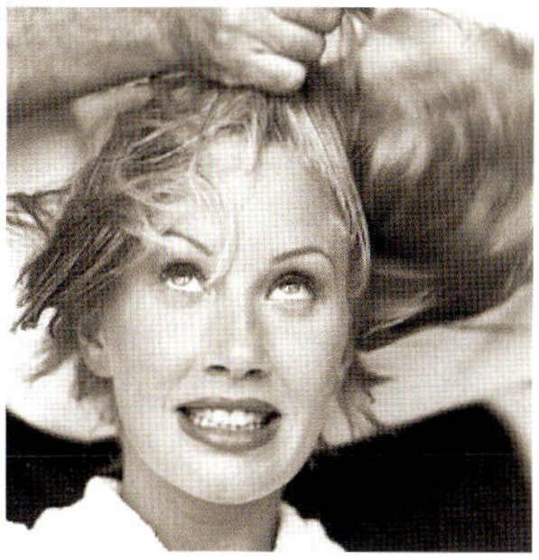

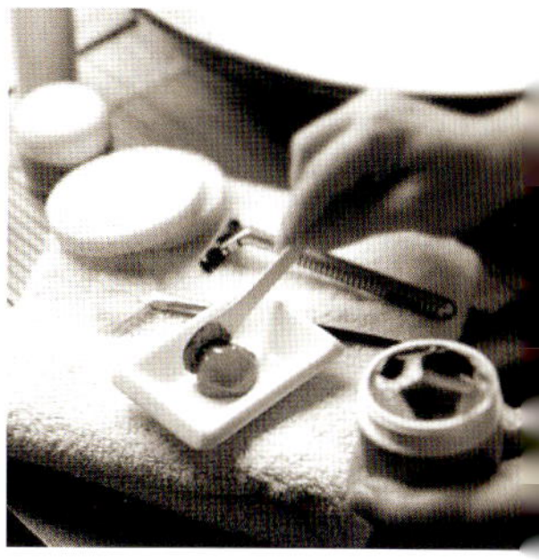

unmäßig sich Frauen über eine »unmögliche« Frisur zu echauffieren vermögen – auch wenn sie deren Trägerin nur am Fernsehschirm begegnen?

Meinen Beobachtungen nach spricht man mit gewissen Frisuren immer gewisse Altersgruppen an. Manchmal habe ich den Verdacht, dass man allein durch die Haartracht spezifische Ängste und Sehnsüchte wecken kann. Bevor Sie sich also den Ihnen gemäßen Look für die Spätsommerschönheit aussuchen, müssen Sie sich unbedingt des äußeren Drucks, dem Sie unterliegen, bewusst sein.

– Dürfen die Haare nun lang sein oder nicht?

– Färben: ja oder nein?

Hört sich banal an – ist es aber nicht. Denn für das persönliche Wohlbefinden spielt die Haartracht eine empfindliche Rolle. Nicht zuletzt ist das Haar ein besonders erotischer »Körperteil«. Es kann glänzen und verlocken. Es hat schon seinen Grund, dass viele Religionen verheirateten Frauen verbieten, ihr Haar herzuzeigen. Es signalisiert Stärke und irritiert manche Menschen so sehr, dass sie sich nicht entblöden, Frauen mit langen Haaren zu bedrohen: »Der gehören die Haare abgeschnitten.« Sie meinen, den Bann damit zu brechen. Das kommt doch einer Art faschistoider Tendenz im Volkskörper gleich, wenn man so will.

Haar ist Schmuck, den man nicht ablegt. Und dennoch, wahrscheinlich behandeln wir nichts anderes mit vergleichbarer Undankbarkeit. Bleichen, wellen und misshandeln sind an der Tagesordnung. Sätze wie »Ich hab' nur ein Leben und will es als Blondine leben!« oder »Bist du grau, wasch es weg« sprechen für sich.

Seinen absoluten Höhepunkt hatte der lieblose Umgang mit unseren Haaren gewiss in der Werbung der sechziger Jahre. Seither hat sich glücklicherweise viel bewegt. Weibliche Freiheit – am Kopf beginnend. Wir müssen unser Haar nicht mehr blondieren, um in dieser Gesellschaft Lebensrecht genießen zu dürfen. Wir müssen das Grau nicht mehr unbedingt vernichten, um als ansehnliches Mitglied zu gelten.

Ganz folgenlos ist diese Freiheit nicht. Nur um im Trend zu liegen, den uns das Frisurenwunderland unserer heutigen Zeit – zugegebenermaßen weniger unbarmherzig – vorgibt, verpassen immer noch viele von uns die Chance, ihr eigenes harmonisches Gesamtbild selbst zu schaffen. Da mag die Frisur gerade eben noch zum Gesicht passen – zum Rücken schon nicht mehr. Wie denn auch? Im Salon wird einem das Ergebnis der Friseurbemühungen höchstens in einem winzigen Spiegel gezeigt. Oder haben Sie schon einmal erlebt, dass eine Frau aufstand, um sich in voller Länge vom Effekt eines neuen Schnittes zu überzeugen? Dabei ist die Haarlänge in erster Linie eine Frage der Gesamterscheinung. Das Leben besteht nämlich nicht nur aus Großaufnahmen.

Wir alle haben sie im Kopf, diese merkwürdigen Klischees: Ab dreißig keine langen Haare. Kurzhaar ist leichter zu pflegen. Das eine ist so falsch wie das andere. Eine gut geschnittene Kurzhaarfrisur macht uns endgültig zum Sklaven unseres Friseurs – ganz abgesehen davon, dass nur ein schöner runder Kopf eine kurze Frisur verträgt. Perfektion auf diesem Gebiet verlangt nach einem monatlichen Schnitt. Ebenso unbedacht ist die Behauptung, kurzes Haar mache jünger. Denn was »hebt«, ist nicht nur das kurze Haar, sondern auch eine weiche Hochfrisur. Im Alter verliert das Gesicht der erwachsenen Frau an Weichheit, und längeres Haar macht es auf jeden Fall sanfter, gefälliger – vorausgesetzt, es ist perfekt gepflegt.

Natürlich gibt es Frauen, denen kurzes Haar phantastisch steht. Aber machen wir uns nichts vor, es sind die berühmten Ausnahmen von der Regel. Ich denke da zum Beispiel an Frau Missoni, eine wunderschöne Frau. Überhaupt scheint gerade vielen Italienerinnen, die sich oft einer schönen, großzügigen, runden Kopfform erfreuen, ein Kurzhaarschnitt sehr gut zu stehen.

Viele Frauen färben sich die Haare guten Gewissens mit Henna, weil es sich dabei um ein Naturprodukt handelt. Meine Erfahrung, die der Starfriseur Ulrich Graf nach seinem Kenntnisstand bestätigte, ist jedoch die, dass das Haar unmittelbar nach einer Behandlung mit Henna tatsächlich wunderschön glänzt. Einige Zeit später sieht es allerdings aus wie ein Mop, nachdem man die Stube mit ihm gekehrt hat. Denn à la longue trocknet Henna das Haar aus. Wenn man sich für einen Abend einmal in anderer Haarfarbe sehen möchte, empfehle ich unschädliche Effekttonfarben. Es gibt sie von vielen Firmen. Sie lassen sich wieder herauswaschen und ich finde sie deshalb besser als Henna. Aber generell sollte man mit Färben und Tönen ausgesprochen vorsichtig sein. Denn letzten Endes ist der eigentliche Farbton immer noch der, der am besten zur eigenen Haut passt.

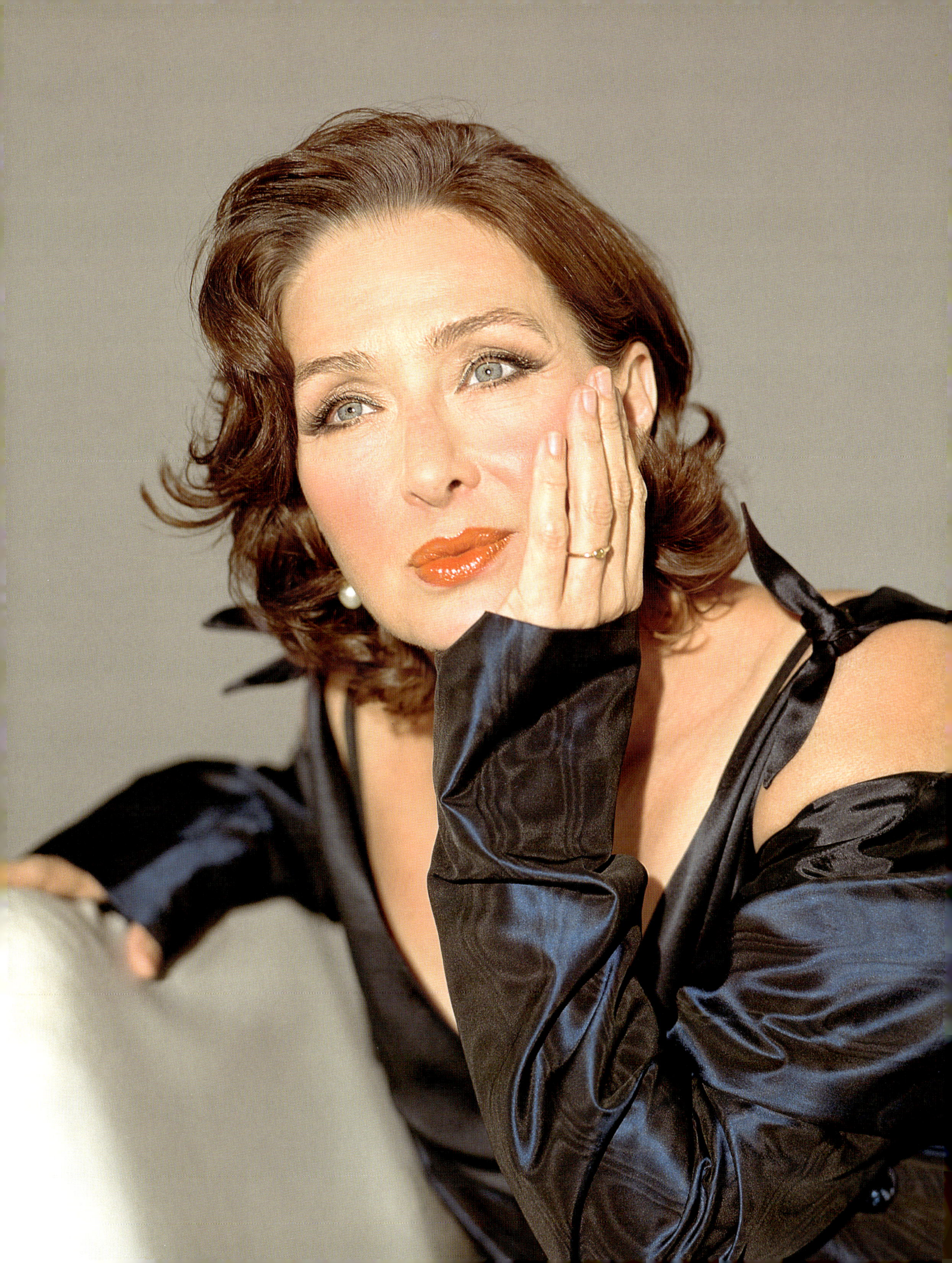

Merkwürdigerweise handelt es sich dabei zumeist um Frauen mit einem leichten Hang zum Androgynen, wie es überhaupt eine köstliche Art der Weiblichkeit gibt, die erst im Androgynen ganz zu sich findet.

Und wie ist es nun mit dem Grau im Schopf? Lieber grau als eintönig gefärbt, ganz klar. Denn nichts macht älter als stumpf gefärbtes Haar. Allerdings erfordern graue Haare insgesamt eine Umstellung des Erscheinungsbildes. Bei den meisten. Aber schauen Sie sich nur Barbara Bush an, die ehemalige First Lady und Mutter des heutigen US-amerikanischen Präsidenten. Auf Bildern, die sie in ihrer Jugendzeit zeigen, sieht sie lange nicht so ausdrucksvoll attraktiv aus wie heute. Es gibt eben auch Menschen, die erst mit grauen Haaren so richtig schön aussehen. Vielleicht weil sie zu sich gekommen sind?

Wenn Sie nicht unbedingt ganz weiß sein wollen, sollten Sie sich überlegen, ob Sie sich so genannte Low-lights einfärben lassen. Low-lights sind wie helle Strähnen – nur dunkel. Mir gefällt das sehr. Vorne über der Stirn habe ich eine hochdramatische weiße Strähne. Wenn sie beim Filmen nicht zu meiner Rolle passt, lasse ich sie nie ganz überfärben, sondern immer Low-lights einkämmen. Mit dem Erfolg bin ich sehr zufrieden.

Generell finde ich, dass es längst überfällig ist, über die natürliche, altersbedingte Veränderung der Haarfarbe einmal grundsätzlich nachzudenken. Dass Männer mit grauen Schläfen »interessant« werden, ist von jeher akzeptiert worden. Warum sollte es bei Frauen anders sein? Wer A sagt, muss auch B sagen, oder nicht? Wenn diese Gesellschaft ohne uns Frauen im reifen Alter nicht auskommt, sollte sie uns zu guter Letzt nicht noch mit an den Haaren herbeigezogenen Scheinargumenten kommen. Eines allerdings müssen wir uns selbst hinter die Ohren schreiben: Wenn die Haare ergrauen, sind noch längst nicht alle Frauen so

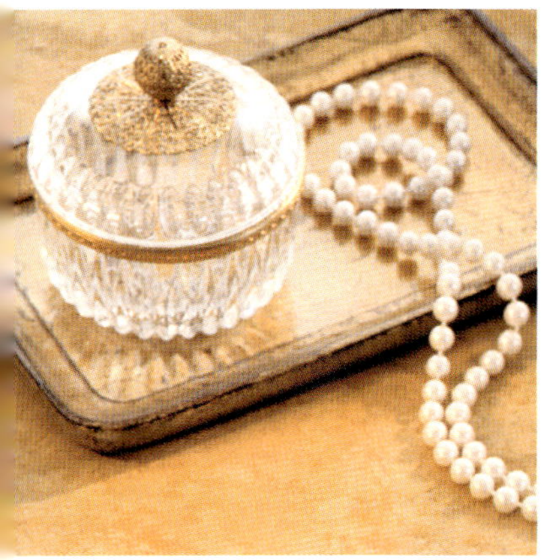

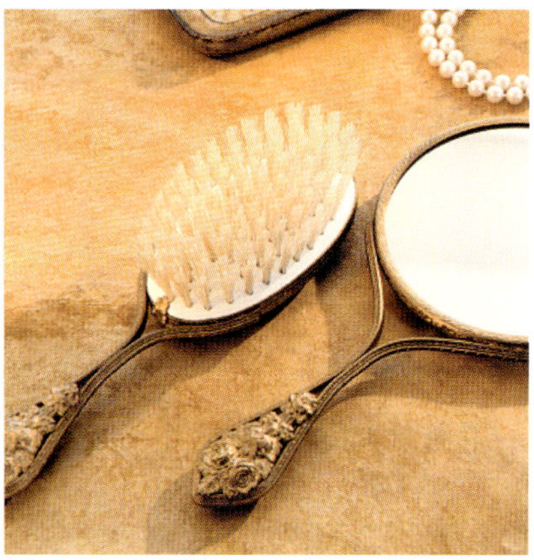

stark, ihre erotische Anziehungskraft voll auszuschöpfen oder sie auch nur wahrzunehmen. Anders mag es bei denjenigen sein, die sehr früh grau geworden sind. Aber denken wir nur ans Filmgeschäft: Welcher grauhaarige weibliche Kinostar fällt Ihnen auf Anhieb ein? Na sehen Sie! Dabei sind selbstbewusste Grauhaarige im wirklichen Leben hocherotisch. Ja, hocherotisch! Graues Haar bringt Licht ins Gesicht. Ja, Grau hellt auf und macht weich. Allerdings, und das dürfen Sie nie vergessen: Sie müssen Ihre Gesamterscheinung danach ausrichten. Sehr schön und sehr dramatisch wirken zum Beispiel Frauen mit grauen oder weißen Haaren, wenn sie roten Lippenstift benutzen. Egal wie alt die Damen sind, es macht unheimlich viel her. Wenn Sie nicht bereits in der Jugend grau geworden sind, sondern erst zu einem Zeitpunkt, als Ihre Haut an Spannkraft verloren hat, so um die fünfzig oder später, sollten Sie eines beherzigen: Besser mit wenigen kleinen Hilfen viel erreichen als mit vielen »großen« gar nichts.

Eine Zeit lang habe ich häufig beobachtet, dass sich Frauen eine graue Strähne stehenlassen und den Rest schwarz einfärben. Das sieht aus wie bei Stinktieren. Sorry, nichts gegen Stinktiere. Aber es ist nicht sehr subtil. Es geht doch vielmehr darum, dass die Nuancen ganz sanft ineinander übergehen.

Deshalb noch einmal zum Grau zurück. Warum es also nicht annehmen und sich zum Vorteil gereichen lassen? Es liegt in Ihrer Hand, das Blatt zu wenden. Denken Sie nur an Karin Brandauer mit ihren wunderschönen grauen Strähnen. Oder an Erika Pluhar. Sie brauchen nur Mut – und gar nicht mal allzu viel. Denn »echtes Grau« ist der Look der Zukunft. Allerdings hat graues Haar aufgrund des Pigmentverlustes eine andere Struktur. Nicht zuletzt deshalb kommt seine Eigenheit häufig in gewellter Form besser zum Tragen, als wenn es glatt ist.

Bestes Beispiel ist das Färben. Frauen, die den Zwang verspüren, mit Hilfe blauschwarz gefärbter Haare »rassig« auszusehen, entkleiden sich jeder Würde. Vor allem aber nehmen sie sich selbst jegliche Möglichkeit, mit dem hausgemachten Weichzeichner der Natur spielerisch umzugehen: dem grauen Haar. Deshalb lieber Low-lights. Sie können sich die farbliche Nuance der ganz feinen Strähnchen aus einer ganzen Palette dunkler Töne aussuchen. Aber nehmen Sie nicht nur eine. Versuchen Sie es mit drei, vier verschiedenen gleichzeitig. Einem wirklich guten Friseur machen Sie damit sogar eine Freude. (Weniger freuen wird er sich, dass er sie in Zukunft seltener sehen wird, denn die Low-light-Technik zwingt Sie nicht, jede Woche zum Friseur zu rennen. Alle paar Monate reicht völlig.)

Normierte Ratschläge werden Sie in diesem Buch vergebens suchen. Das Einzige, was ich möchte, ist, den in Ihnen schlummernden Mut, sich zu sich und Ihrer individuellen Schönheit zu bekennen, zu erwecken und Sie darin zu bestärken. Also nichts von wegen: »Rot trägt Blau« oder »Vollbusig braucht Kurzhaar«. Dogmen hatten wir genug, und das Ziel muss jede von uns selbst bestimmen. Es gibt nur eines: Wege – und die kann man beschreiben. So auch den Weg zur individuell angemessenen Frisur.

Am besten stellen Sie sich zu Hause nackt und mit feuchten Haaren vor einen großen Spiegel. Nehmen Sie sich Zeit, machen Sie schöne Musik an und wuscheln Sie sich die Haare. Erleben Sie sich selbst dabei, wuscheln Sie sich und lassen Sie Ihr Haar dabei in die verschiedensten Richtungen fallen. Im nackten Zustand sehen Sie, wie das Haar als Vollendung der Gesamterscheinung am besten wirkt. Und diese Möglichkeit hat Ihre Wohnung auch dem teuersten Schickimicki-Friseursalon voraus. Wenn das Haar so gefallen ist, wie es Ihnen »gefällt«, stecken Sie es mit ein paar Clips fest. Oft erreicht man spielerisch das lang Gesuchte am schnellsten. Jedenfalls können Sie sich auf eine verblüffende Überraschung gefasst machen. Sie werden selbst sehen, was Ihrer Silhouette alles gut tut, woran Sie nie gedacht hätten. Und Ihr Friseur natürlich auch nicht. Was Ihnen gefällt, halten Sie mit einem Polaroid fest. Oder Sie machen sich eine Strichfräulein-Skizze, anhand deren Sie sich mit Ihren Proportionen vertraut machen. Tja, leider, leider ... Der Friseur hat im Regelfall keine Chance, Sie nackt zu erleben. Und wird deshalb vielleicht nie ganz dazu kommen, seine volle Kunstfertigkeit an Ihnen zu erproben.

Trotzdem ist die Suche nach einem wirklich guten Friseur die Mühe wert. Ich habe nur einen, der mir voll entspricht, und um zu ihm zu kommen, nehme ich auch weite Strecken in Kauf. Manchmal sehe ich ihn nur alle zwei Jahre. Aber immer schneidet er mir die Haare so, dass ich sie mit aller Ruhe und Gottvertrauen ihrem Wildwuchs überlassen kann. Und den Pony mach' ich mir selbst. Nach dem Prinzip: Wenn ich nichts mehr sehe, greife ich zur Schere.

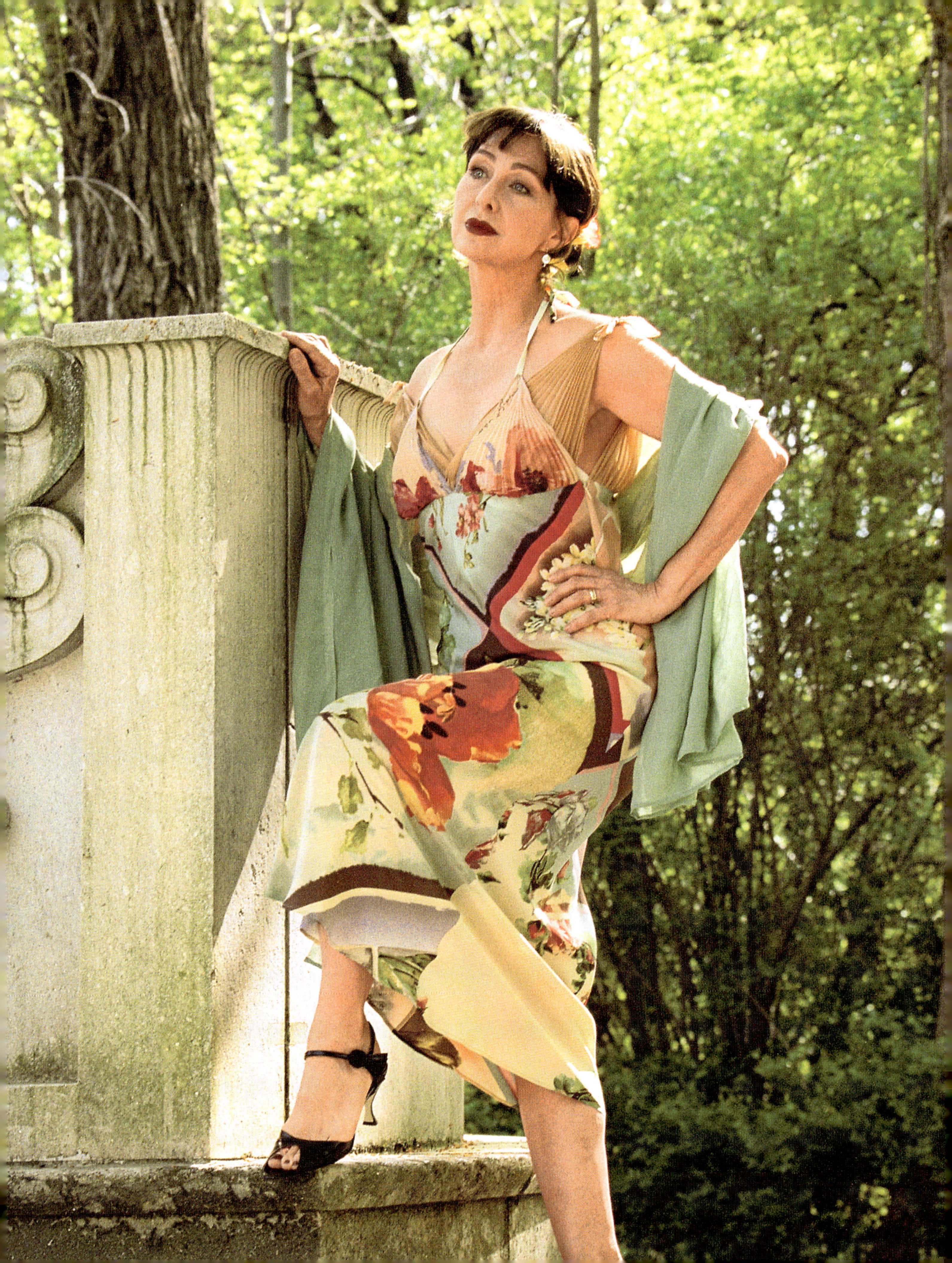

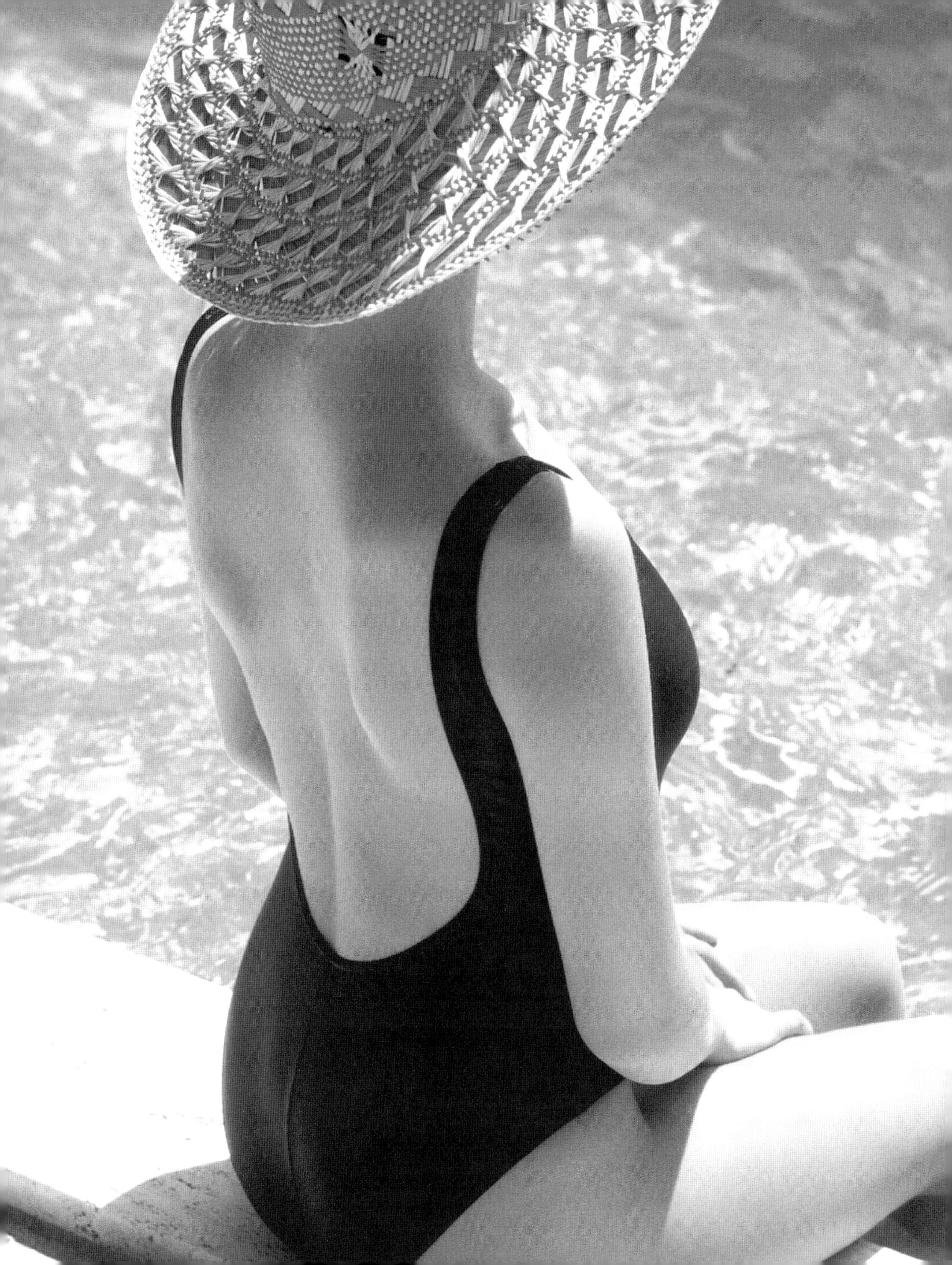

Form, Farbe und Licht

»Eine Frau ist nie dieselbe in zwei verschiedenen Kleidern.«

KARIN MICHAELIS

Bekleidung bzw. Mode hat viele verschiedene Aspekte: so etwa Form, Farbe und Licht, aber auch Haltbarkeit, Erschwinglichkeit und Originalität. Für die erwachsene Schönheit ist es bei der Zusammenstellung ihrer Kleidung wichtig, auf ihr ganz persönliches Empfinden zu achten. Deshalb empfehle ich, sich zunächst grundsätzlich einer Reihe von Fragen (siehe linke Spalte) zu unterziehen, um festzustellen, was Sie eigentlich mit Kleidung beabsichtigen, wie sich Ihre bisherige Garderobe zusammensetzt und was Ihnen möglicherweise fehlt.

Was mir im Vergleich zu Indien und Afrika auffiel, ist im Westen der Hang zur Einengung, sobald etwas »schön“ sein soll: Stöckelschuhe und Wurstpellenkleider zum Beispiel, beides Dinge, die anmutige Bewegungen verhindern. Dabei ist doch der Weg das Ziel, vor allem bei der Bekleidung. Eine sinnvolle Vereinbarung der Modeindustrie würde uns allen das Leben erleichtern. Ganz gewiss wäre das auch ein wichtiger Schritt zur Erhaltung unseres Planeten als Lebensraum, denn die Verschmutzung der Gewässer soll fast zur Hälfte aus den Textilanlagen kommen. Die vermeintliche Freiheit bedeutet nur, dass Menschen ohne ein selbstbewusstes Empfinden für das, was ihnen steht, mit vielen, vielen Fehlkäufen für eine ständige Bereicherung der Hersteller sorgen.

Im Laufe der Zeit habe ich meine Strategien entwickelt, um an schöne, qualitativ hochwertige und erschwingliche Kleidung zu kommen. Meiner Ansicht nach lohnt es sich zum Beispiel heutzutage wieder, bei der eigenen Schneiderin Kostüme oder Kleider nähen zu lassen. Wenigstens sitzen sie gut, man unterstützt lokale Handarbeit, und es ist immer noch günstiger als von einem unerschwinglichen Designer.

- Wie sehr verlassen Sie sich beim Kauf Ihrer Kleidung aufs Gefühl?
- Für wen machen Sie sich schön? (Wird es geschätzt?)
- Was für ein Ziel verfolgen Sie mit der Aufmachung?
- Verschmilzt schön anfühlen und schön aussehen zu einem einheitlichen Ganzen?
- Tragen Sie Kleidung, die Sie spiegelt, oder wollen Sie jemand anderes sein und warum?
- Bringt Ihre Kleidung Ihre individuelle Schönheit zur Geltung?
- Sind Sie im Stande, alte und neue Sachen zu kombinieren? Wenn ja, deutet dies auf ein gefestigtes stilistisches Selbstbewusstsein hin.
- Kommt durch Ihre Kleidung auch Ihre Lebensart zur Geltung? Das muss ja nicht heißen, dass Sie mit einem Kaktus auf dem Kopf herumlaufen. Doch der Grad an Lebensfreude und Neugier und auch der Selbstbehauptung sollte in jedem einzelnen Kleidungsstück zu sehen sein.

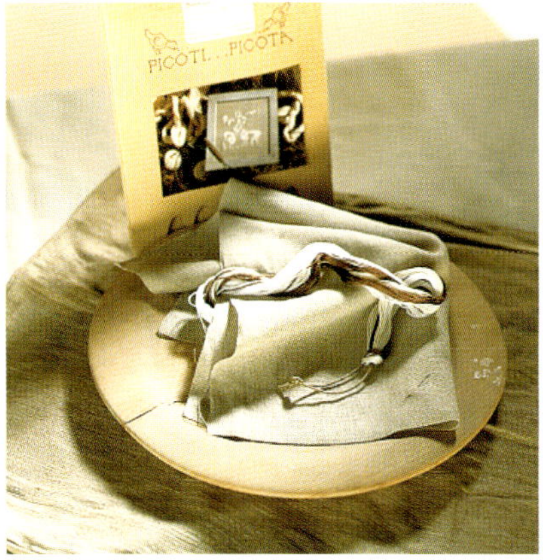

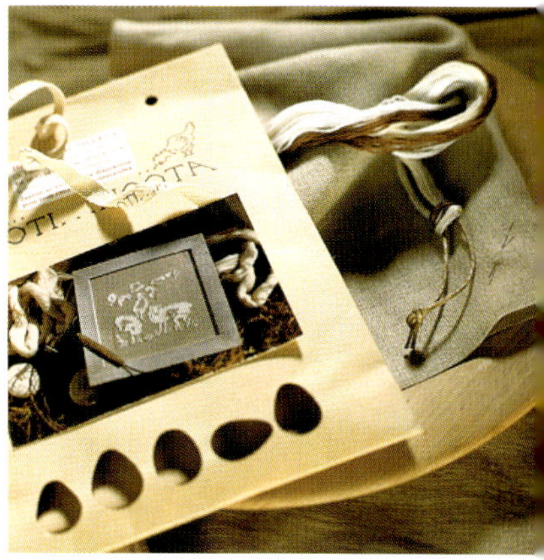

Ein großer Spaß und wunderbar zur Unterstützung kreativer Freundschaft ist es übrigens, gemeinsam zu nähen und zu schneidern. Ich habe in Zeiten mit wenig Geld nähen gelernt. (Man kann aus alten Stoffen herrlich witzige Röcke nähen, Handtaschen usw.) Außerdem ist es ist ein gutes Training für die Vorstellungskraft, und Zielstrebigkeit und Beharrlichkeit sind ebenfalls gefordert.

Auch Secondhand-Läden sind eine gute Möglichkeit, zu schönen Sachen zu kommen. Sie wissen ja, die ganz Reichen tragen nichts zweimal, sind aber zu geizig, um die Sachen zu verschenken.

Für Schuhe gilt grundsätzlich: Nur ein teurer Schuh ist ein guter Schuh. Wenn man bedenkt, dass unsere Füße, wie die Fingerspitzen und Lippen, hochempfindliche Körperteile sind, so darf man sich nicht darüber wundern, dass schlechte Schuhe krank, schief und alt machen. Es gibt jetzt eine Menge Firmen, die gute Schuhe anbieten. Von Hogans zu Arche, über Salamander und Tod's. Sie sind allesamt nicht billig, doch Schuhe sind tatsächlich eine Investition in die Zukunft. Sicher gibt es jede Menge Marken, die ich nicht kenne. Mein Plädoyer bezieht sich auf den gesunden Schuh für den Alltag und den erotischen Stöckelschuh für die besondere Gelegenheit. Sandalen im Sommer mit gepflegten Füßen und Nägeln sind übrigens immer eine Augenweide, und der beherzte Gang, dank eines gesunden Rückens, ist wirklich das Markenzeichen der Jugendlichkeit. Dafür müssen die Schuhe gut sitzen.

Nur wenige Frauen sind sich der Tatsache bewusst, dass sie mit der Farbe ihrer Kleidung auch das Licht einkaufen. Die Farbe Ihres Kleides ist Ihre ganz persönliche Lichtlandschaft. Ihr Schneckenhaus. Sichtbarer Ausdruck Ihrer Stimmung, mit dessen Hilfe Sie sich, wenn es sein muss, erfolgreich Ihrer Haut wehren können. Oder Ihrer Umwelt auf den Pelz rücken, sofern Ihnen danach ist. Ein fehlendes Bewusstsein für

Vor Fehlkäufen ist fast niemand gefeit. Zur Orientierung hier zwei Faustregeln, die ich im Lauf der Zeit von klugen Frauen übernommen habe:

- »Ich bin viel zu arm, um billige Kleidung zu kaufen ...« (sächsische Großmutter)
- »Wenn Dir etwas steht, behalte es; in spätestens zehn Jahren ist es wieder Mode ...« (Katharine Hepburn)

ganzheitliche Wirkung hat verheerende Folgen. Wie viele Frauen hüllen sich in Farben, die – an sich betrachtet – durchaus hübsch sind. Doch das Licht, das sie im Gesicht schaffen, verwandelt ein ansprechendes Antlitz allzu häufig in ein Gruselkabinett gehobener Güteklasse. Dabei ist es so leicht, Abhilfe zu schaffen. Man muss einfach nur richtig hingucken. Denken Sie an das hübsche Türkis, das gerade im Sommer so gerne getragen wird – aber bitte nicht an afrikanische Frauen, deren Farbe anderen Lichtgesetzen unterliegt; und auch nicht an die glatten Gesichter von Zwanzigjährigen, die im Prinzip alles tragen können. Nein, denken Sie an die vielen Frauen von dreißig an aufwärts, die sich im Sommerurlaub oder auf dem heimischen Balkon eine Spur von Bräune zugelegt haben. Und dann Türkis! Grün, grün, grün wird jedes meiner Fältchen ...

Gut, nie wieder, nehmen Sie sich vor, und suchen jetzt Hilfe bei tausenderlei einfältigen Büchern, die Sie einer bestimmten Farbgruppe zuordnen. Je nach Haar- oder Augenfarbe werden Sie in die lila, gelbe oder blaue Schublade geschoben. Das Ganze ist einfach lächerlich. Schauen Sie sich doch nur in der Natur um. Dann sehen Sie, wie armselig die Auswahl ist, die Ihnen diese »Ratgeber« zu bieten haben.

Für die Farbwahl sind nur zwei Dinge wichtig: Ihr eigener Hautton und das Empfinden, das eine Farbe in Ihrer Seele auslöst. Letztlich ist es gerade die scheinbare Freiheit, die die Konsumentin zu farblichen Fehlkäufen verleitet – »scheinbar«, weil ohnehin immer nur angeboten wird, was der Markt, dieses nimmersatte, novitätengierige Monstrum, zu verkraften verspricht. Natürlich wird ausgerechnet in dem Jahr, in dem Sie einen neuen Wintermantel brauchen, Erbsgrün der letzte Schrei der Mode sein. Und genau den stoßen Sie aus, wenn Sie sich damit im Spiegel sehen. Wetten? Es sei denn, Sie haben das ausgesprochen seltene Glück, dass gerade Ihr spezieller Typus nach Erbsgrün verlangt, um voll zur Geltung zu kommen.

Früher, als die Welt – individuell erlebt – noch kleiner war, als Reisen noch nicht zum Alltag gehörte, gab es Probleme dieser Art weniger. Die Menschen trugen regional unterschiedliche Trachten, deren Farbgebung sich in Übereinstimmung mit der sie umgebenden Landschaft und ihrem speziellen Licht im Laufe der Jahre organisch entwickelt hatte. Das beste Beispiel dafür sind die bayerischen Trachten. Ob das traditionelle Dirndl oder die wunderschönen Wildlederhosen: Beides steht den Bayern mit ihrem meist goldenen Teint hervorragend. Die deftige Bayerin füllt das Dirndl wunderbar aus – nicht allein figürlich. Stecken Sie nun aber eine helle nordische Schönheit in solch ein farbenfrohes Gewand, so wird ihr ganz spezifisches Strahlen durch den falschen Rahmen zerstört.

Ich bin mit meiner Hautfarbe eigentlich geographisch und modisch völlig fehl am Platz. Das habe ich aber nur durch den puren Zufall herausgefunden. Obwohl ich doch seit über dreißig Jahren in einer Branche arbeite, die das segensreiche Berufsbild des Kostümbildners hervorgebracht hat, bin ich immer wieder überrascht, wie wenige es unter den Vertretern dieser Zunft gibt, die wirklich wissen, was einem steht. Bevor ich mich mit meinem mühsam angeeigneten Erfahrungswissen gegen gewisse Kostümbildner durchsetzen konnte, hatten sie mich oft wie einen gelbsüchtigen Knödel im Faltenrock präsentiert. Meine Augen sind graublau, meine Haare rötlichbraun, meine Haut ist wie die von Mao Tse-tung. Ich muß schon sagen, ich bin extrem gelb. Das liegt an einer tscherkessischen Urgroßmutter, die mir dies vererbt hat. Erst in Amerika, wo es viele Farbtöne für Asiaten zu kaufen gibt, ist mir richtig klargeworden, warum ich mich bei mir zu Hause mit der Farbwahl immer so schwertue. Es hat mit meiner Urgroßmutter zu tun. Bestimmt würden mir deshalb mongolische Trachten und Farben besser stehen als bayerische Dirndl.

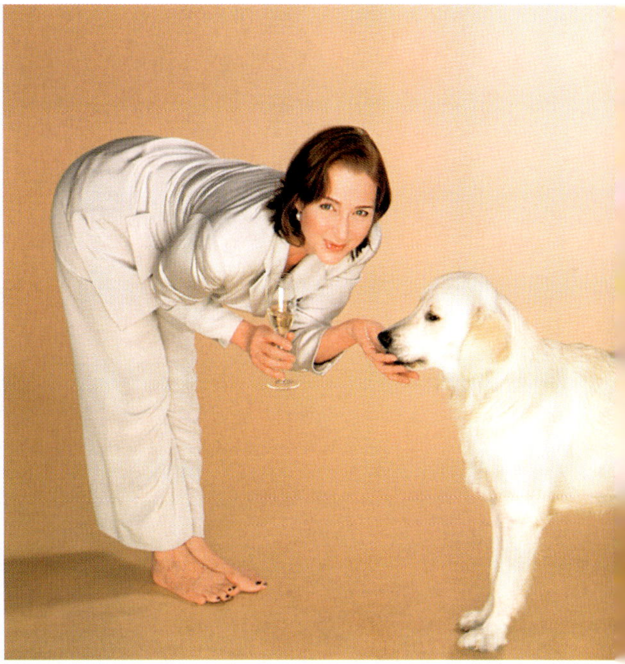

Warum einem so oft empfohlen wird, sich bei der Farbwahl nach Haar- und Augenfarbe zu richten,

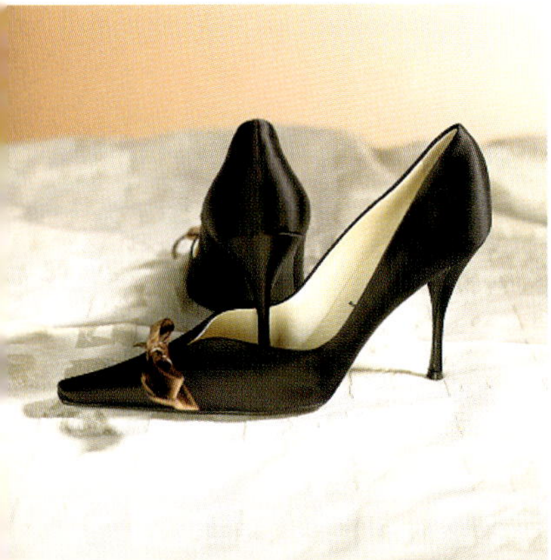 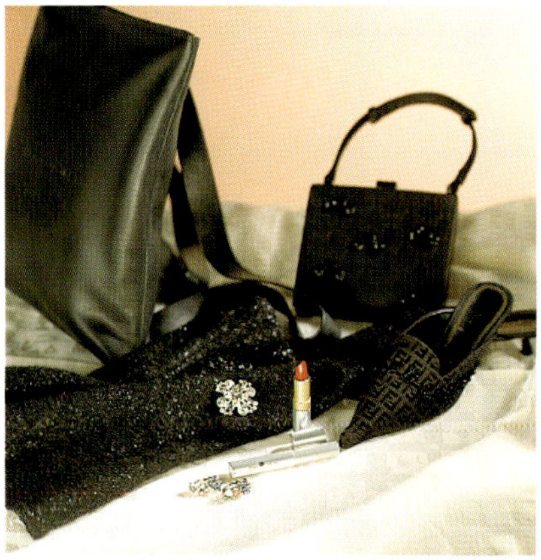

ist mir bis heute nicht recht klar. Den Hautton als Ausgangspunkt zu nehmen scheint mir allein schon aufgrund der größeren Fläche sinnvoller. Allerdings stehen Tönungen der Haut und Augenbeziehungsweise Haarfarbe zumeist in einem harmonischen Verhältnis zueinander. Es sei denn, man hat sich extremer Sonneneinwirkung ausgesetzt. Oder die Haare sind gefärbt. Einer der Gründe dafür, warum die meisten Rothaarigen bei der Farbwahl eine so verblüffende Treffsicherheit an den Tag legen, besteht darin, dass sie zumeist vor der Versuchung gefeit sind, sich die Haare zu färben.

Ob rot, ob blond, ob brünett: Der einzige Mensch auf dieser Welt, der Ihnen mit absoluter Sicherheit sagen kann, welche Farben zu Ihnen passen und Ihre Stimmung heben, sind Sie selbst. Aber das ist nichts, was einem in die Wiege gelegt wird – wenigstens heutzutage nicht mehr. Farbsicherheit müssen Sie sich selbst aneignen. Zur Not nach dem Prinzip »Versuch und Irrtum«. Es lohnt sich. Denn in dem Maße, in dem der natürliche altersbedingte Farbverlust auch Sie ereilt, können Sie mit ein bisschen Geschick einen hohen optischen Ausgleich schaffen.

Ich weiß von einer berühmten Schönheit aus den Dreißigerjahren, die sich, als sie allmählich grauhaarig wurde, wodurch das Blau ihrer Augen immer mehr zur Geltung kam, kurzerhand ihr Wohnzimmer auf »ihre« Farbe umdekorieren ließ. Das Ergebnis? Jeder, der kein graues Haar hatte, verblasste neben ihr. So rigoros wird nicht jede von uns vorgehen wollen. Das ändert jedoch nichts an der objektiven Feststellung, dass graue Haare besonders prächtig wirken können, wenn sie mit bestimmten anderen Farben kombiniert werden. Sie werden dann nicht automatisch jünger aussehen. Besser aber in jedem Fall.

Wie findet man nun aber am besten und ohne größere Geldausgaben zu seinen eigenen Farben? Der einfachste Weg ist schwierig. Er erfordert Selbstvertrauen und

Willenskraft. Machen Sie den Härtetest in einem Stoffgeschäft. Dort, wo zumeist das scheußlichste Neonlicht herrscht. Mit etwas Glück finden Sie eine Verkäuferin, die sich über eine Kundin freut, die sich nicht manipulieren lässt, sondern genau weiß, was sie sich zu suchen anschickt.

Natürlich gibt es auch die professionelle Colouring-Beratung. Übertrieben viel halte ich davon offen gestanden nicht. Möchten Sie wirklich den Rest Ihres Lebens mit dem Ratschlag anderer Leute auf der Haut durchs Leben tappen? Besser wäre es, sich selber kennen zu lernen. Nur in diesem Sinne – über das Gespräch etwas über sich selbst zu erfahren versuchen – lohnt sich die Beratung; ein solcher Farbtest nimmt höchstens ein paar Stunden in Anspruch. Wichtig ist nur, dass Sie sich keinesfalls bedrängt oder von außen beeinflusst fühlen. Und sehen Sie sich vor mit der besten Freundin. Sie meint's bestimmt gut. Aber wenn es sich bei ihr nicht gerade um Ihre Zwillingsschwester handelt, wird das Farbrepertoire, das sie Ihnen vorschlägt, immer den eigenen Empfindungen entstammen.

Doch zurück in das Stoffgeschäft, das ich nach wie vor favorisiere. Ordnen Sie die Stoffballen, die man Ihnen vorlegt, zunächst einmal ganz nach Ihrem Gefühl, nach der Intuition. Damit liegen Sie bestimmt auf Anhieb richtig. Lassen Sie dann die Farben auf sich wirken. Spüren Sie genau, welche Farbe Ihre Seele anspricht. Nur so nämlich funktioniert's: Sie müssen erfahren lernen, welche Farbe via Gesichtssinn Wohlbehagen bei Ihnen auslöst. Oder sollte ich wirklich der einzige Mensch sein, bei dem es sich so verhält? Farben, die mir gefallen, stehen mir auch. Und umgekehrt. Ich mag zum Beispiel grelle Farben nicht. Sie stehen Afrikanerinnen oder Inderinnen. Aber an weißen Frauen? Selten, dass so eine

Und nun noch etwas zu den Kosten. Sollten Sie zu dem Ergebnis gekommen sein, daß Sie farblich nur Missglücktes im Schrank haben, empfehle ich Ihnen, Ihre Garderobe nicht gleich wegzugeben, sondern sie zu färben oder umfärben zu lassen. Wählen Sie einen dunklen Ton Ihrer persönlichen Farbskala. Ich mache es mir meistens leicht: Wenn ich etwas gefunden habe, was meine Formen gut zur Geltung bringt, lasse ich es mir einfach schwarz einfärben.
Überhaupt gibt es nichts, was für weniger Geld mehr Wirkung zeitigt als das kleine schwarze Kostüm und die weiße Bluse. Ich verreise manchmal nur mit vier weißen Blusen, einem schwarzen Anzug mit einer schwarzen Hose und einem kurzen Rock. Wenn ich abends Lust auf eine gewisse Dramatik habe, trage ich einen roten Lippenstift und rote Granatohrringe. Tagsüber blasseren Lippenstift und die Augen dezent geschminkt.

Farbe nicht stört. Ich gehöre zu den Menschen, die diejenigen Farben mögen, in denen sich ihre eigene Körperlandschaft spiegelt. Deshalb bevorzuge ich Rotbraun- sowie Olivtöne und das vermuschelte Grüngraublau, das sich in meinen Augen wieder findet. Diese Farben fühlen sich für mich optisch gut an. Und sie stehen mir auch: die Brauntöne zu Haut und Haar, Grau und Oliv zu den Augen. Unter allen Rottönen, die sich in meiner persönlichen Körperlandschaft nicht finden, steht mir nur ein einziger: das dunkle Ochsenblut, in dem kein Gelb enthalten ist. Das Empfindungsvermögen für die eigenen Farben können Sie so weit kultivieren, dass Sie garantiert nie wieder einen Fehlkauf tätigen.

Farbgestaltung kann man übrigens auch im Museum lernen. Der Farbreichtum, den Sie dort antreffen, stellt jedes Buch in den Schatten, das sich als Farbberater empfiehlt. Ich bin dankbar dafür, dass ich über die Fähigkeit verfüge, mir Farben zu merken. Nicht jedem scheint dieses Vermögen gegeben, aber ich habe es schon fertig gebracht, mir die Schuhe in Los Angeles zu kaufen und das Kleid in Paris – einfach, weil ich genau im Kopf hatte, was wozu passte. Man kann das trainieren. Tatsächlich: Man kann üben, sich Farben zu merken. Vor allem die »eigenen«, die ja nicht Legion sind, sondern vielleicht an die zehn Nuancen umfassen. So wie jeder Mensch von ganz eigener Zusammensetzung ist, stellen auch seine Farben in ihrem Zusammenspiel eine ganz individuelle Komposition dar. Deshalb gibt es eben Leute, bei denen sich Orange und Gelb gut vertragen – und ein bißchen Lila und Grau oder Schwarz noch dazu. Bei anderen »beißen« sie sich. Das muss man selbst herausfinden, da hilft alles nichts.

Wenn Sie sich die Farben nun im Museum »gemerkt« haben, sollten Sie trotzdem als Nächstes das Stoffgeschäft ansteuern – von wegen Härtetest im Ne-

Im Folgenden einige meiner persönlichen Favoriten der Bekleidungsindustrie, bei denen die Leistung im guten Verhältnis zum Preis steht – keine Werbung, auch ich bin nur Kundin bei diesen Firmen:

- DONNA KARAN bzw. DKNY, vor allem für Frauen mit Taille und Po (manche Pullover habe ich schon sechs Jahre.)
- MANGO, eigentlich eher für junge Frauen, aber auch Omis wie ich finden dort gute Waren mit relativ hohem Anteil an Naturfasern.
- ZARA, vorausgesetzt die Qualität der Stoffe stimmt; ich habe hier einmal zwei sehr schöne lange Seidenröcke sehr günstig erstanden.
- GAP ist spitze; die Kleidungsstücke lassen sich gut mit alten Sachen kombinieren, zum Beispiel Khaki-Hosen mit schönen Jacken aus den Vierzigerjahren.
- MARINA RINALDI ist toll, wenn man, wie ich, einen dicken Po hat und trotzdem eine schmale Taille.

onlicht. Viele von uns müssen bei erbarmungsloser künstlicher Beleuchtung arbeiten, und dagegen kann man sich nur wehren, wenn man sich seine eigene Lichtlandschaft schafft. Natürlich wäre es ideal, die Harmonie der einzelnen

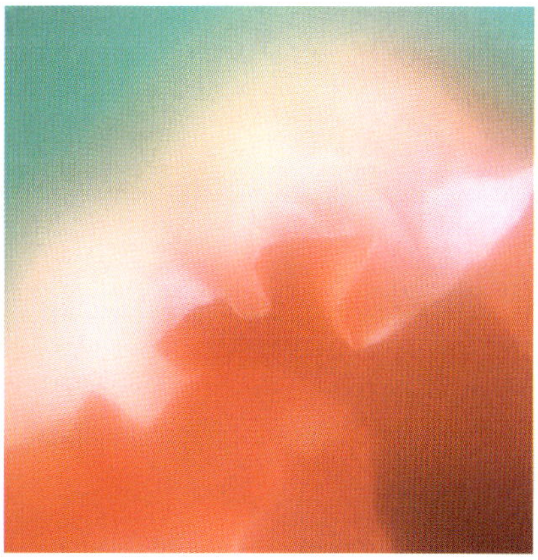

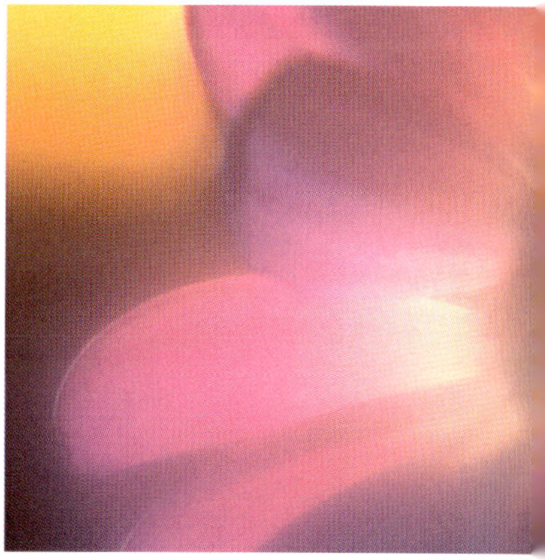

Farbtöne auf dem Hintergrund von möglichst viel nackter Haut zu überprüfen. Aber leider ist sie bei vielen von uns im Sommer oft so gebräunt, dass ein falscher Gesamteindruck entsteht.

Ganz wichtig, und deshalb sei es noch einmal an dieser Stelle wiederholt: Sehen Sie selbst, was sich gut anfühlt. Es sei denn, Sie sind mit einer Farbberaterin verheiratet. Aber erstens sind das die wenigsten Frauen, und zweitens: Entscheiden sollten sowieso immer Sie selbst. Die Farbwahl ist der erste Schritt zur Schaffung Ihres persönlichen Farbschutzschildes, den Sie gerade in der Großstadt im Winter am dringendsten benötigen. Bestimmt ist es Ihnen doch auch schon einmal passiert, dass Sie in der Stadt zufällig jemanden getroffen und gedacht haben: »Meine Güte, sieht die (oder der) aber schlecht aus. Im Herbst war sie doch ganz in Ordnung.« Vielleicht, wahrscheinlich sogar, hat Ihre Bekannte genau dasselbe gedacht. Im Winter sieht man infolge des Sauerstoffmangels häufig schlechter aus als zu anderen Jahreszeiten. Klar: Man geht zu wenig spazieren, zieht es vor, in aller Ruhe zu Hause vor der Glotze zu sitzen ... Und so was kommt dann von so was. Fahles Licht und unsere üblichen »Winterfarben« besorgen den Rest. Mit Ihrem Schutzschild werden Sie immer in einem vorteilhaften Licht dastehen.

Abschließen möchte ich mit einigen Überlegungen hinsichtlich der Farbdramaturgie. Als Schauspielerin kann man darüber manchmal etwas von guten Kostümbildnern lernen – wenn man das Glück hat, zufallig einem wirklich guten zu begegnen. Orry Kelly zum Beispiel, der berühmteste Kostümbildner seiner Zeit, behauptete immer, es gebe nur eine Farbe, die allen stünde: Schwarz. Schwarz, dazu ein kleines Chiffontuch in

Mit Ihrem Schutzschild werden Sie immer in einem vorteilhaften Licht dastehen.
Generell gilt:

- Je kälter das Licht, desto sanfter sollte die Farbe sein, die Sie tragen.
- Keine Angst vor normalen Glühbirnen! Sie schmeicheln allen Farben.
- Im Sommer sind die Farben unter dem Aspekt der Reflexion zu wählen.
- Tragen Sie in der Sonne einen Sonnenhut. Er erzeugt ein eigenes, sanftes Licht und beugt darüber hinaus allzu großer Austrocknung der Haut vor.
- Hüte behüten (sie heißen nicht umsonst so) und schaffen Ihnen sommers wie winters ein eigenes Licht. Aber überlegen Sie gut, welcher Hut zu Ihnen passt. Es gilt die Regel: Bei kurzem Hals sollten Sie sich nicht für eine zu große Krempe entscheiden.
- Die optimale Winterkleidung besteht – unter farblichen Aspekten ebenso wie unter gesundheitlichen – aus einem Lammfellmantel. Das sanft getönte Braun passt zu fast allem.
- Dunkle Farben können das Gesicht – speziell bei Blondinen – sehr reizvoll umrahmen. Bei sehr grellem Licht jedoch vertiefen sie optisch kleine Fältchen. Unter solchen Bedingungen empfiehlt sich ein heller Hut.

einer persönlich korrespondierenden Farbe, und schon sei alles klar. Orry Kelly ist Anfang der sechziger Jahre gestorben, aber diese Feststellung von ihm ist ohne Zweifel zeitlos. Die Farbe Schwarz eignet sich zu vielen Anlässen und speziell als schmeichelnde Abendgarderobe. Das »kleine Schwarze« ist aus dem Kanon unserer »Klassiker« nicht mehr wegzudenken. Jede Frau sollte lernen, was zu ihrem persönlichen klassischen Repertoire gehört. Gewiß, auch das gedeckte Kostüm mit der hellen Bluse gehört zu diesem Repertoire – ein Beweis dafür, dass auch das Empfinden für Licht eine (vielleicht unbewusste) Rolle dabei spielt, Kleidungsstücke zum Klassiker werden zu lassen.

Verfügen Sie über wenig Geld, so sollte Ihr Basisprogramm (die sogenannte Grundgarderobe) aus einem dunklen Kostüm (braun, grau, grün, rot, dunkelblau oder schwarz) bestehen, kombiniert mit einer hellen Bluse. Unter allen Aspekten der Farb- und Lichtbestimmung wird diese Kombination nicht zu schlagen sein.

Über die Farbe, die den Körper umhüllt, definiert man sich schneller als mit Worten. Man stärkt seine Position – oder schwächt sie. Farbe ist ebenso wichtig wie Form. Selbst ein Ihnen auf den Leib geschneidertes Kleid wird Ihre Attraktivität schmälern, wenn es in der falschen Farbe daherkommt.

Für Form, Farbe und Licht bei der Bekleidung gilt im gleichen Maße, wählen Sie mit Sorgfalt und Gefühl, was ganz speziell zu Ihnen passt. Es gibt im Leben ein wichtiges Ziel, innere und äußere Erscheinung, seinen Inhalt und seine Form in Einklang zu bringen. Wenn dies in allen Details gelingt, dann ist das immer wieder ein Anlass zur

Freude. Ich erlebe es oft, dass ich mich freue, ein altes Kleidungsstück, etwa eine Jacke, aus einem Koffer zu holen. Alte Stücke werden natürlich in Seidenpapier gewickelt aufbewahrt, dazu lege ich kleine parfümierte Sachets. So ein Kleidungsstück dann zu einem besonderen Anlass zu tragen und, weil die Qualität stimmt, dafür ein Kompliment zu hören, darüber freue ich mich. Es ist ja so, dass der Designer, die Näherin, der Laden, wo das Stück herstammt, alle sozusagen durch meine Fürsorge geehrt werden. Daher meine ich, dass Dinge die man kauft, mit Sorgfalt und Liebe behandelt werden sollten. Als Teil und Spiegelung seiner selbst. Für die erwachsene Schönheit können das keine Saisonprodukte sein. Daher ist es wichtig, ein Statement, das besonders im angelsächsischen Raum geläufig ist, immer wieder an sich zu überprüfen: »It's *so* me« bzw. »it's *not* me« – »das bin ich« bzw. »das bin ich nicht«.

Was ich für mich – auch durch die Theaterarbeit – gelernt habe, ist, dass die Kleidung wie eine Visitenkarte der Befindlichkeit ist. Es ist möglich, sich mit Kleidung in eine gute Stimmung zu bringen. Sie kann etwas Lebensbejahendes, etwas Verführerisches sein. Die Bekleidung ist auch ein Nährmittel, wenn man so will, sie verjüngt, indem sie belebt und signalisiert, wie man erlebt.

Seine eigene individuelle Schönheit gegen Modeströmungen durchzusetzen ist ein Signal des Lebensgefühls. Und es lohnt sich immer darüber nachzudenken. Denn ob Frau ob Mann, einen gut gekleideten Menschen zu sehen ist immer eine Freude, für sich selbst und für andere.

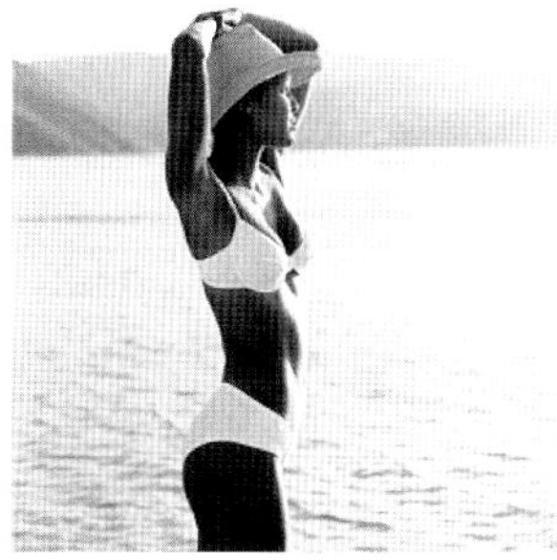

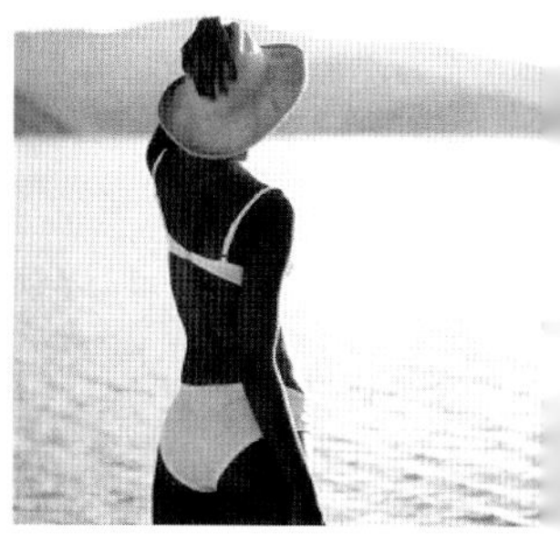

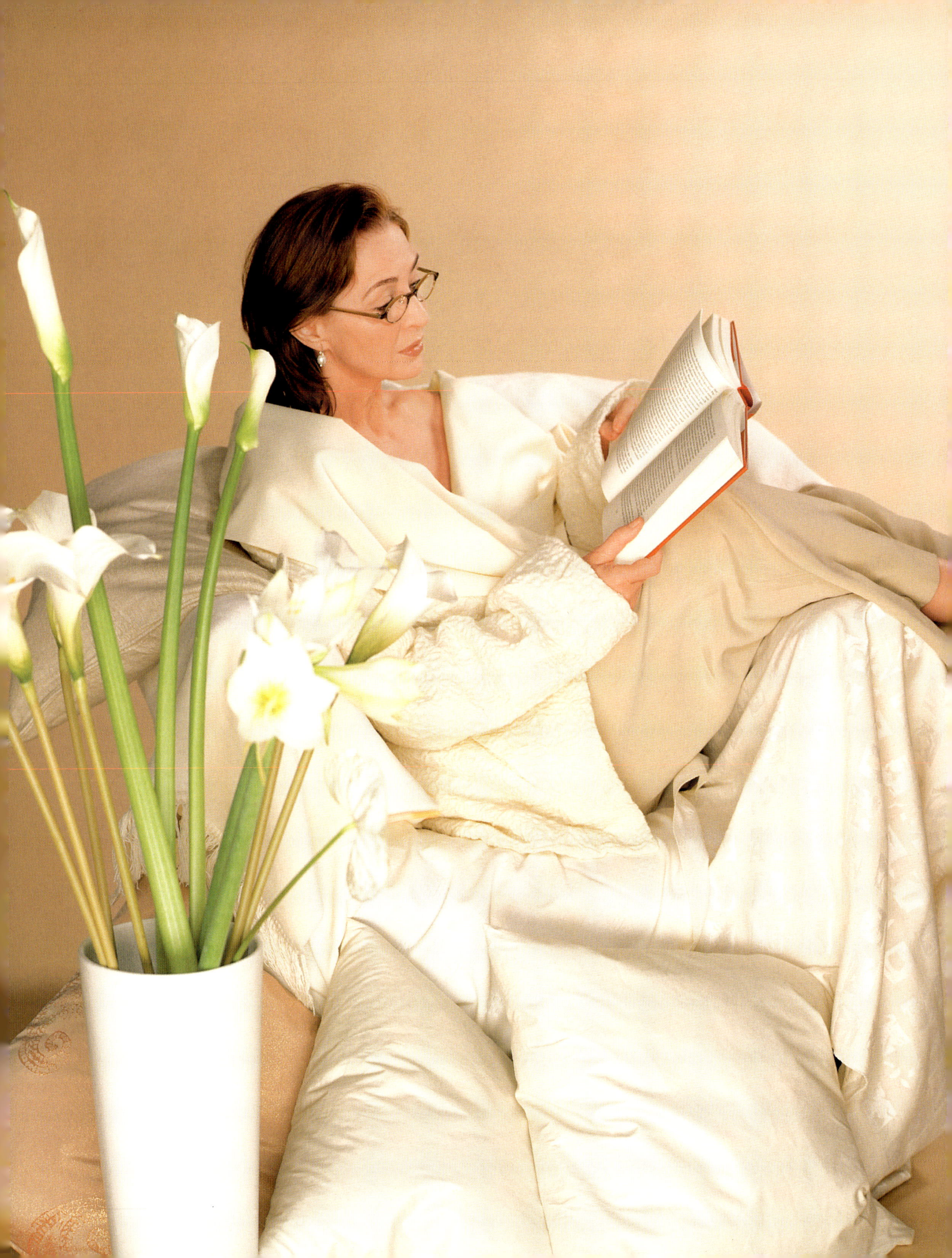

LITERATUR:
- Lothar Burgerstein: Burgersteins Handbuch Nährstoffe. Vorbeugen und heilen durch ausgewogene Ernährung. Stuttgart 2000

- Michèle Markus, Alexander Hoffmann: Heilen mit Sauerstoff. Die Sauerstoff-Mehrschritt-Therapie, München 1998

- Stephen R. Krauss: Oxygen. Natur's Most Important Dietary Supplement, Kearny, N.E. 1999

- Barbara Hendel, Peter Fereira: Wasser & Salz. Urquelle des Lebens

- Michael D. Gershon: The Second Brain. Your Gut Has a Mind of his Own. New York 1998

INFORMATIONEN ÜBER ALLE ALTERNATIVEN BEHANDLUNGS-METHODEN BIETET:
Verband Deutscher Heilpraktiker
Ernst-Grote-Str.13
30916 Isernhagen
Tel. (0511) 616980
www.heilpraktiker-vdh.de

ZU LUFT:
Ärztegesellschaft für Sauerstoff-Mehrschritt-Therapie. e.V.
Dr. Med Rainer Holzhüter
Harburger Ring 10
21073 Hamburg
Tel. (040) 771000

Ärztliche Gesellschaft für Ozontherapie e.V.
Klagenfurterstr. 4
70469 Stuttgart

ZU AKUPUNKTUR:
Traditionelle Chinesische Medizin-Hotline
nur Di-Do 11.00-13.00 Uhr:
Österreich: (0676) 59988911
Deutschland: (030) 64842269

BEZUGSQUELLEN:

SAUERSTOFFBAD:
Schupp's Sauerstoff-Bad,
Schupp GmbH
72238 Freudenstadt

BASISCHE SÄUREBÄDER UND TEES:
Basenprodukte Orgon GmbH
Dülmenerstr. 33
48163 Münster

Wasserfiltersysteme gibt es u.a. von der Firma Royal Body Care; auch das Wasser belebende Mittel *Crystal Energy* kann hier bezogen werden:
Royal Body Care Europe
www.rbceurope.com
Deutschland (0800) 82 66 57
Österreich (0800) 29 32 40

Der Marion von Schröder Verlag ist ein Unternehmen der Ullstein Heyne List Verlagsgesellschaft mbH

ISBN 3-547-75276-0

HINWEIS:
Das vorliegende Buch ist sorgfältig erarbeitet worden. Dennoch erfolgen alle Angaben ohne Gewähr.
Die Autorin des Buches ist keine Medizinerin. Weder Autorin, Verlag noch der Vertreiber können für eventuelle Nachteile oder Schäden, die aus den im Buch gemachten praktischen Hinweisen resultieren, eine Haftung übernehmen.

Auszüge aus diesem Buch sind bereits in *Lebenslust* und *Körperharmonie* erschienen.

Graphische Gestaltung und DTP-Produktion:
Christina Krutz, St.Oswald-Riedlhütte
Redaktion: Anja Freckmann, Bernried
Zeichnungen: Klaus Zey, München
Repro: Franzis print & media GmbH, München
Druck und Bindung: Offizin Andersen Nexo, Leipzig

BILDNACHWEIS:
DigitalVision: 6, 14, 25, 37, 87, 111, 135;
Inge Prader: 10, 17, 19, 20, 34, 35, 36, 38, 67, 69, 80, 83, 84, 88, 90, 94, 102, 105, 112, 114, 116, 117, 122, 126, 136, 141, 146, 147, 148, 149, 150, 163, 165, 166, 172;
PhotoDisc: 5, 9, 22, 27, 30, 32, 40, 41, 43, 45, 47, 52, 60, 63, 65, 73, 79, 106, 107, 108, 109, 110, 124, 129, 130, 132, 142, 145, 153, 156, 169;
PhotoAlto: 4, 29, 55, 57, 59, 75, 77, 93, 119, 121, 138, 142, 160, 171;
Imagesource: 2, 30, 49, 50, 78, 99, 100, 110, 135;
Petra Stadler: 70, 136, 143, 155, 159;
John Foxx Images: 147

»Mit meinen Produkten möchte ich allen Frauen etwas von der Liebe und der Zuneigung wieder geben, die sie mir entgegengebracht haben.«

CHRISTINE KAUFMANN

Pflegeprodukte mit Seele

Christine Kaufmann beschäftigt sich intensiv mit den Geheimnissen von Gesundheit und Wohlbefinden. Sie hat sich der Erforschung eines Phänomens verschrieben, das man heute „Wellness" nennt. Ihre Lebensphilosophie begründet sich auf den vollkommenen Einklang von Körper, Geist und Seele. Natürlichkeit und Reinheit sind der Schlüssel dazu.

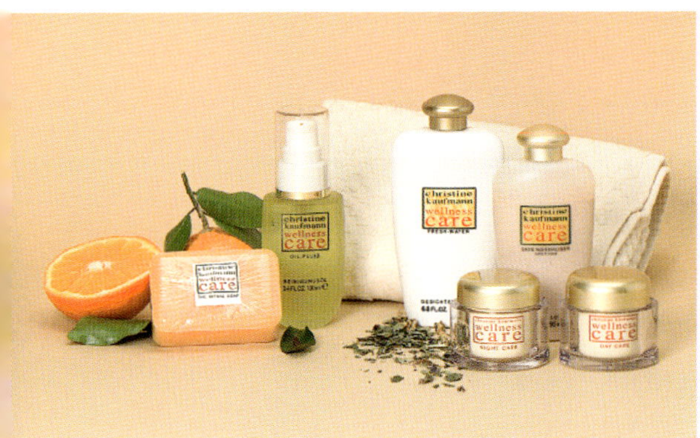

Wellness Care – natürliche Pflege für Gesicht und Körper

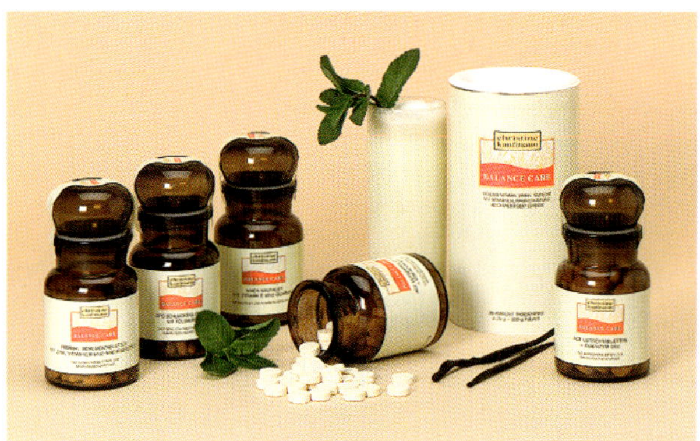

Balance Care – Nahrungsergänzung mit wertvollen Vitalstoffen

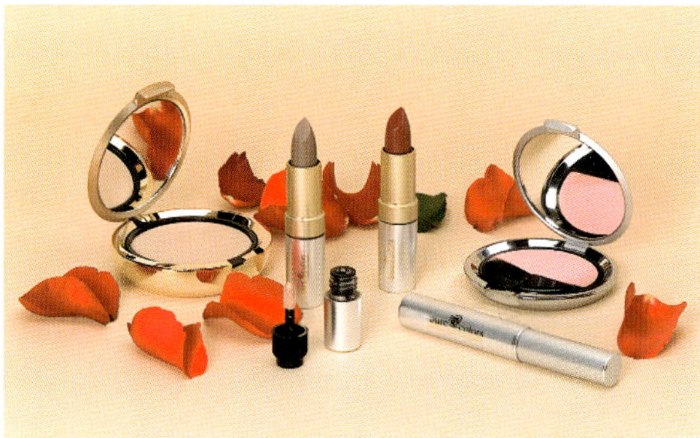

Pure Colors – dekorative Kosmetik basierend auf natürlichen Rohstoffen

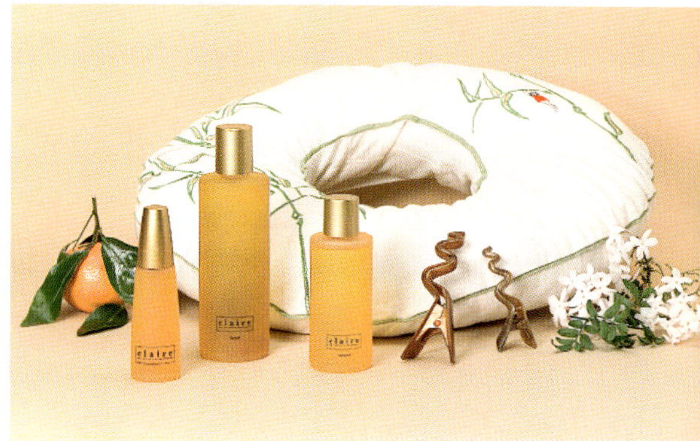

Claire – der sinnliche Duft – & viele stilvolle Accessoires

Zusammen mit Home Shopping Europe hat Christine Kaufmann eine umfassende Pflegelinie für die Frau entwickelt, die auf natürlichen, reinen und innovativen Inhaltsstoffen beruht und einem ganzheitlichen Konzept folgt. Die Wellness-Expertin hat in dem Shoppingsender einen idealen Partner gefunden: Persönlich, live und exklusiv präsentiert Christine Kaufmann ihr Wellness-Konzept einem Millionenpublikum im deutschsprachigen Raum – stets mit vielen Neuheiten und den passenden Anwendungstipps.

Ob Schmuck, Mode oder Kosmetik, ob Heimwerken, Haushalt oder Elektronik – Home Shopping Europe präsentiert bundesweit über Kabel und Satellit ASTRA 1D ein abwechslungsreiches Angebot: 24 Stunden, sieben Tage die Woche bietet das Unternehmen via TV oder Internet ein einzigartiges Shoppingvergnügen. Einkaufen – einfacher geht's nicht: Die Zuschauer lassen sich live zu Hause beraten, können in Ruhe auswählen und gebührenfrei bestellen! Weitere Informationen erhalten Sie unter **Tel. 0800 2345 789** sowie im Internet unter **www.hse24.de.**

bei Home Shopping Europe!

Home Shopping Europe